監修にあたって
マニュアル化の効用と問題点

　本書は現代予防歯科の理論と技術をマニュアル化し，歯科の専門家にわかりやすく示すことを意図して，武内博朗先生（神奈川県開業）が企画したものです．複雑な技術を単純化しマニュアル化することは，技術の精度をいっそう向上させますし，知識の伝達を容易にします．理想的には本書に基づいて予防管理すれば，来院した患者全員に対して歯の健康を維持するという目的を達成できるはずです．マニュアル化については，批判的な声も聞かれますがマニュアルが重要であるのは間違いありません．

　しかし，相手は人間であり，しばしばマニュアルの想定外の行動をとってしまいます．優れたマニュアルがあればすべての問題が解決するわけではありません．マニュアル化に対する批判は，マニュアルそのものよりも，臨床家の『マニュアル型の対応』が引き起こすさまざまな矛盾が非難の的となっているようです．患者の気持ちやリスクの大小を無視した紋切り型の診療スタイルは，医療サービスの供給サイドから見れば効率的ですが，患者にとっては，非人間的，機械的で不快な対応と映りますし，臨床疫学の視点からも問題があります．

　そこで本書は年齢，性別，収入やリスクが異なるさまざまな人びとの多様なニーズに対応するために，レディーメイドからテーラーメイドの予防歯科への移行を意識した斬新な構成をとっています．しかし，多様なニーズに対応するためにマニュアルが限りなく分厚くなることは好ましくありません．医療においてはどうしてもマニュアル化できない部分が残ります．たとえば患者のわずかな息づかいに対する細心の注意や患者の人生に対する思いやりをマニュアルに記載することは誰にもできないでしょう．それは優れた臨床家だけがそなえ持つある種の「英知」と人間に対する深い「洞察力」で解決すべきことです．そこが医療の難しさだと思います．

　読者がマニュアル化の効用と問題点を知った上で本書を活用し，本格的な予防の時代をわが国で切り開くことを願っています．

2006年2月

国立保健医療科学院口腔保健部長
花田信弘

編集にあたって

　予防におけるイメージリーダーのような印象があるPMTCですが，その技術論は優れた成書に紹介されており，すでに多くの診療所で実践導入されています．リスクの改善が最大限得られるように予防歯科処置を組み上げるためには，PMTCなどプロフェッショナルケアの内容選択とセルフケア指導や，食育教育との組み合わせ方，そのタイミングなど未整備な領域の議論が，今後大変重要であるとの思いを強くしました．

　そのような背景を踏まえて，本書は，画一的なPMTCから個人のリスクと場面に応じた目的別テーラーメイドの技術処方を組み上げる参考書マニュアルを目指しました．また本書のタイトルもPMTC単独としてではなく，オーラルケア全般を包括した『目的別PMTCとオーラルケア』とし，幅広い内容を扱うことにしました．ただし，口臭やドライマウスの診断・治療，3DSなどの除菌処置は他書に譲り，あくまで，一般的（特殊ではない）症例での予防内容の選択指針を示す努力をしました．

　近年，定期的なオーラルケアを受けるために歯科診療所を訪れる習慣は，受療者の皆さまのなかに着実に広がり根づきはじめました．

　そんな折，本書は，予防歯科に一通り取り組んできた歯科医師，歯科衛生士が，オーバートリートメントの回避を考えはじめたとき，良きアドバイスの書となるように，第一線で活躍されている研究者，臨床医，歯科衛生士の先生方が各専門分野の視点から執筆されています．

　予防の目的別，症例に応じた実践指針とする性格上，応用的でやや難解な内容になりがちですが，特色としてその章での重要点をポイントボードにまとめてあり，すぐに理解できるように工夫されています．本書が，より効果的でかつ無駄のない予防歯科臨床の参考となることを願っております．

　最後に，監修をいただきました花田信弘部長，ご執筆下さいました諸先生方，企画をいただいた当初から，労をともにしましたクインテッセンス出版の玉手一成氏に謝意を表します．

2006年2月

武内博朗

目的別PMTCとオーラルケア
CONTENTS

CONTENTS

1 セルフケア＆プロフェッショナルケア

1-1 目的別PMTCとオーラルケア　　　　　　武内博朗／日野浦　光

- 良い口腔常在菌叢を獲得するために ……………………………………… 12
- セルフケアとプロフェッショナルケア …………………………………… 13
- PMTCの技術論と考え方 …………………………………………………… 14
  - バイオフィルムの除去（①）／15　着色の除去およびエナメル質表層の滑沢化（②，③）／16　口腔爽快感の認識および予防に対する意識強化（④）／16
- 奥が深い予防歯科 …………………………………………………………… 16
- コメント　脱灰性エナメル質白斑の扱い／飯島洋一 …………………… 16

1-2 定期的なプロフェッショナルケアのエビデンスと，現場の課題　　　　　　豊島義博

- オレオレ詐欺 ………………………………………………………………… 17
- PMTCについての情報の吟味 ……………………………………………… 18
- 英国の医療システムと診療ガイドライン ………………………………… 19
- 定期健診のガイドライン　歯科定期健診の間隔はどれくらいが妥当か？ … 19
- 現場で利用するときの課題 ………………………………………………… 21

1-3 プロフェッショナルケアのメニュー
目的別プロケアの整理　　　　　　内山　茂

- リスクと目的別プロフェッショナルケア ………………………………… 24
- 着色の除去（ポリッシング） ……………………………………………… 24
- う蝕の予防と管理におけるプロケア ……………………………………… 26
- 歯周治療時のプロケア ……………………………………………………… 28
- 重度歯周病の進行抑制・症状緩和としてのプロケア …………………… 30
- 歯周治療後のメインテナンス（SPT）時のプロケア …………………… 31
- 有病者・障害者のプロケア ………………………………………………… 34
- 矯正中・矯正後のプロケア ………………………………………………… 36
- 補綴物のメインテナンス時におけるプロケア …………………………… 38

1-4　セルフケアを大事にした歯科医療　　　丸森英史

歯科医の一方的な治療方針が受け入れられる時代ではない ― 40
急性疾患から慢性疾患時代，何を問題にすべきなのか ― 40
 健康教育／40
自立支援は医療におけるすべての関わりの原点 ― 42
関わる時間軸で遭遇するセルフケアへの隘路 ― 44
 生活で何が問題になるのか／44
行動変容には単純なシステム化では対応できない ― 44
 医療のシステム化への取り組み／44　　行動変容の難しさ／48
システム的アプローチの見直し ― 48
コミュニケーションの綾 ― 49
関係性の解明 ― 50
NBMの視点 ― 50
事例研究 ― 52
稿を終えるにあたり ― 54

2 目的別ショートカットPMTCの臨床応用例／レディーメードからテーラーメードのPMTC

2-1　職域型Routine checkup時のセルフケア支援とクリーニング　　　深川優子

セルフケア能力の向上支援を目指した健診システムの導入 ― 56
従来の疾病発見型検診とRoutine checkupの違い ― 56
職域の患者（職員）の特色 ― 57
職域型Routine checkupの目的と来院のための工夫 ― 57
職域型PMTCの目的 ― 57
私たちが行うPMTC（クリーニング） ― 57
 私たちが使用しているツールの紹介／58　　私たちが使用している薬液，薬剤の紹介／59　　フッ化物／60　　セルフケア用のツール／60
セルフケア能力の向上支援を目指した健診システムの導入 ― 62
症例をとおして考える ― 63

CONTENTS

    症例2-1-1／63　症例2-1-2／65　症例2-1-3　セルフケアではプラークコントロールが困難な症例／68
- セミテーラーメードのPMTC ———————————————————— 70

2-2　口腔内の現状に応じたテーラーメードPMTC
日野浦　光／清水麻理子／園田麻衣子／木藤奈緒

    症例2-2-1　良好な状態を長く現状維持する／71　症例2-2-2　現状に妥協してPMTCで現状維持を図る／73　症例2-2-3　PMTCと3DSの併用／75　若い人のセルフケアを中心として／76
- 小児歯科領域における定期的来院とPTH ———————————————— 77
- オーバートリートメントを避ける ——————————————————— 78

2-3　口腔内のリスク判定に基づくPMTC
山本信一／北垣順子／福西一浩

- ショートカットメインテナンス ————————————————————— 79
- 口腔内リスクを知る ———————————————————————— 79
    リスク判定のための診査項目／79
- オーラルケアメニュー ———————————————————————— 81
    う蝕型ショートカットケアメニュー／81　ペリオ型ショートカットケアメニュー／81
- 当医院におけるPMTCの考え方とその役割 ————————————————— 81
    ペリオ改善のためのPMTC／81　う蝕予防のためのPMTC／81　審美のためのPMTC／81
- 症例をとおして考える ———————————————————————— 82
    症例2-3-1　う蝕型／82　症例2-3-2　ペリオ型／84　症例2-3-3　う蝕とペリオ（矯正治療）の混合型／87
- 稿を終えるにあたり ————————————————————————— 90

2-4　口腔内状況に応じたステイン除去の実際
西田佳史／鹿島長門／浦口昌秀

- 天然歯と補綴物のステイン沈着 ————————————————————— 91
- ステイン除去のゴールドスタンダードを求めて ——————————————— 91

口腔内ステイン除去用各種研磨材による天然歯の表面性状の変化／92　口腔内ステイン除去用各種研磨材による代表的修復材料の表面性状の変化／93　この解析でわかったこと，臨床応用すべきこと／93

症例をとおして考える　　95
症例2-4-1　天然歯のステイン除去／95　症例2-4-2　修復物のステイン除去／98

3　PMTCの技術論

3-1　根面に対するPMTC
MIで考える根面う蝕の予防とPMTCでの研磨材の選択　　吉山昌宏

- 根面う蝕の多発　　102
- 根面う蝕の診断とステージ分類　　102
- 根面う蝕のリスク診断　　103
- 根面う蝕の予防処置　　104
- PMTCにおける注意事項　　106
- 研磨材（ペースト）の選択基準　　108
- PMTCと知覚過敏　　109
- MI的なPMTCこそ患者に求められる　　109

3-2　PMTCペーストの選択ガイド
その理解が予防プログラムを成功させる
奥田健太郎／高見澤俊樹／宇山　聡／武内博朗／宮崎真至／花田信弘

- 適切な予防プログラム　　110
- PMTCペーストの現在　　110
- 研磨性の指標　　112
- エナメル質への影響　　114
- 修復物に及ぼす影響　　115
- PMTCペーストの選択基準　　115
- PMTCペーストは患者とのコミュニケーションツール　　116

CONTENTS

3-3 修復処置とPMTC
田上順次

- う蝕の原因除去療法としてのPMTC ——— 117
- 修復前，修復時の局所環境改善とPMTC ——— 117
- 修復後のPMTC ——— 118
  - コンポジットレジン修復の現在／119　修復物のマージン／120

4 健康を維持するためのオーラルサイエンス

4-1 バイオフィルム制御の考え方と合理的な処方
花田信弘／武内博朗

- 代理エンドポイントと予防治療 ——— 124
- バイオフィルムとは ——— 125
- 浮遊細菌とバイオフィルム細菌 ——— 125
- バイオフィルム成熟までのステージ ——— 125
  - ステージⅠ　ペリクル形成／126　ステージⅡ　初期定着菌群の付着／126　ステージⅢ　後期定着菌群の出現／127　ステージⅣ　プラークからバイオフィルムの成熟へ／128　ステージⅤ　成熟バイオフィルムから歯石の形成へ／128
- バイオフィルム除去の戦略 ——— 129
- 化学療法や殺菌消毒剤　局所塗布の問題点 ——— 129

4-2 食育と健康
全身の健康につながる味覚形成と食生活
丸森英史

- 生活習慣病 ——— 131
- 現代は子どもを砂糖漬け，脂肪漬けにしやすい時代 ——— 133
- 若者を襲う肥満　食育，健康への動機づけ ——— 133
  - 肥満と歯周病／133　2型糖尿病の予防／140
- 味覚形成は食育とう蝕，生活習慣病予防への基礎 ——— 140
- 健康な生活ではう蝕はできない ——— 141

- 索引 ——— 142

1 セルフケア＆プロフェッショナルケア

1-1 目的別PMTCとオーラルケア ─────── 12
武内博朗／日野浦　光

1-2 定期的なプロフェッショナルケアのエビデンスと，現場の課題 ─────── 17
豊島義博

1-3 プロフェッショナルケアのメニュー　目的別プロケアの整理 ─────── 24
内山　茂

1-4 セルフケアを大事にした歯科医療 ─────── 40
丸森英史

1 目的別PMTCとオーラルケア

¹神奈川県綾瀬市開業（武内歯科医院）
²東京都中野区開業（日野浦歯科医院）

武内博朗¹／日野浦　光²

良い口腔常在菌叢を獲得するために

　われわれの口腔には常在菌叢（フローラ）が形成されており，長い進化の過程により相性の良い菌群，免疫系から排除され難い菌群が，今日の健全なデンタルプラークとして生成している．こうした細菌学的バランスは，宿主の健康維持には欠かせないことであるし，それらの崩壊が歯科口腔疾患の主な原因となっている場合が多い．歯科疾患を予防したり，そのリスクを下げるような試みをさらに発展させるためには，健全な口腔常在菌叢の積極的な獲得が欠かせない（図1，4-1参照）．

　本書のタイトルにあるオーラルケア（PMTCを含む）の目標とは，おおむね常在細菌叢を健全に保つことといえなくもない（Point 1）．口腔細菌叢が変動していく数々の要因は，宿主要因から生活習慣など非常に広い領域が関与している（図2）．これらの要因を思い描きながら，それらに対してどのような方法をとるにせよ，口腔バイオフィルムが最大限抑制できるように，多軸的かつ合理的に対策を立て実行するべきであると考える．ここでは，その口腔細菌叢変動要因の一部であるプラークコントロール技術（セルフケア，プロフェッショナルケアの両者を含む）について考えてみる．

　21世紀における国民健康づくり運動（通称：健康日本21）のなかで歯の健康に関する項目に，リスク低減目標として［定期的に歯石除去や歯面清掃を受けている者の割合を30％以上とする］とある．歯科診療所では，3次予防（治療）で対処するばかりでなく，2次予防（プロフェッショナルケア）の実施頻

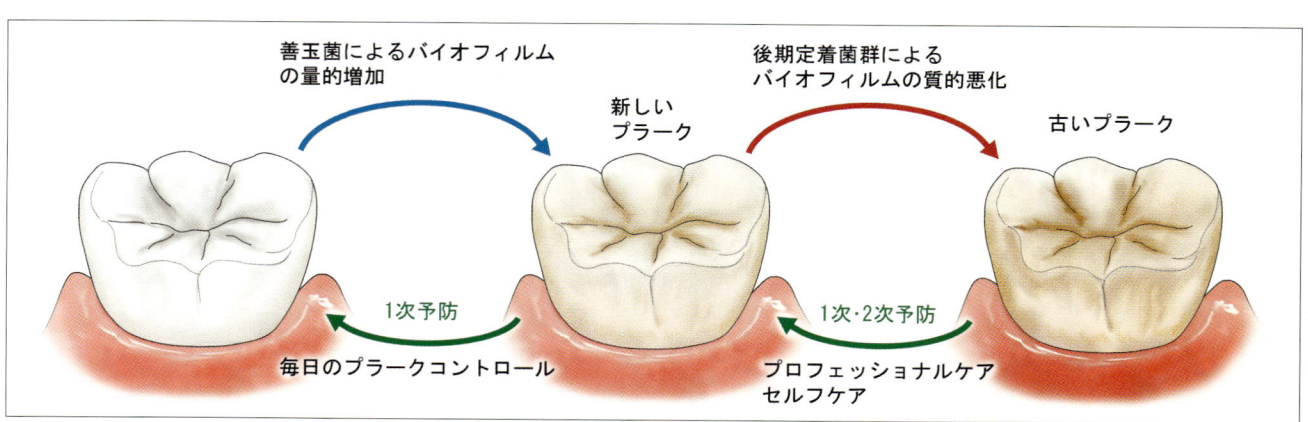

図1　プラークコントロールとバイオフィルム成熟の関係．

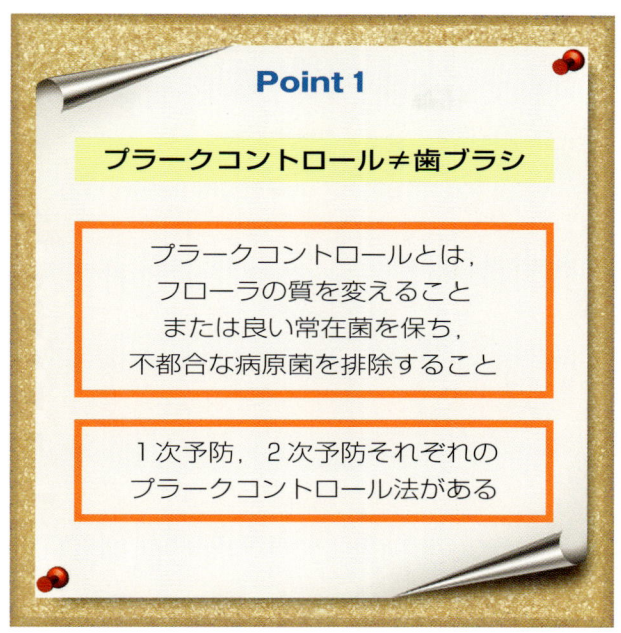
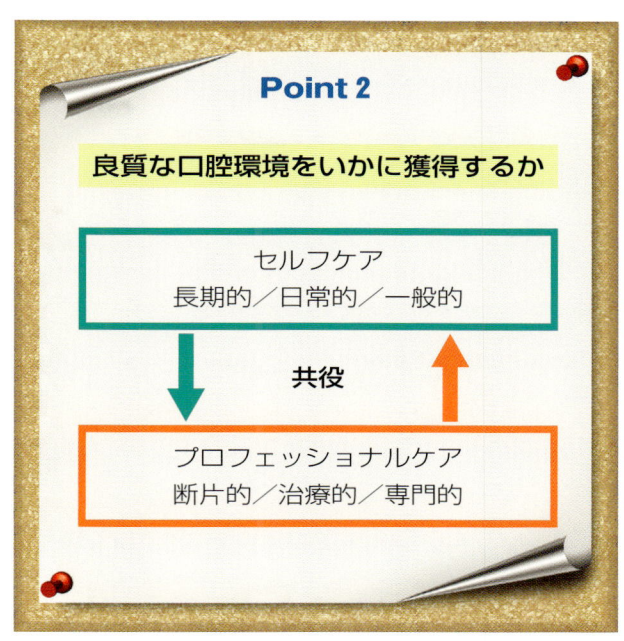

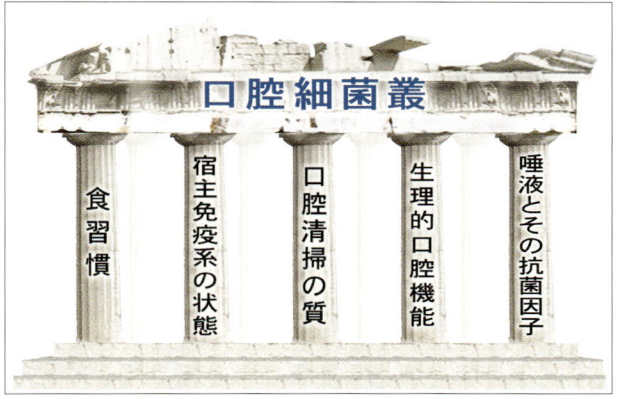

図2　口腔細菌叢の変動は，種々の要因が関与し，規定している．

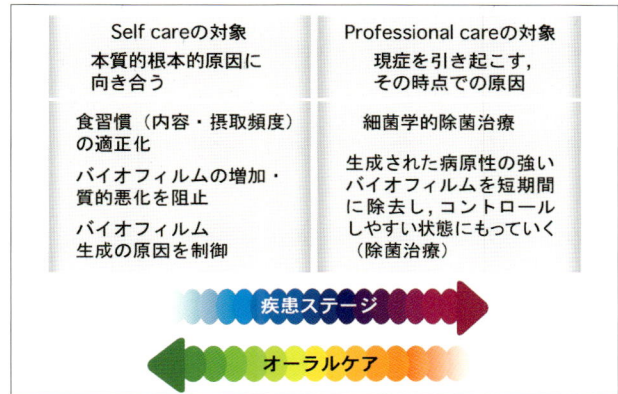

図3　健全なフローラ維持におけるセルフケア／プロフェッショナルケアの作用．

度をさらに高めるような努力が必要である．

一方，生活そのものといえる連続的なセルフケアと，断片的・定期的に実施されるプロフェッショナルケアが，健全な常在菌叢のバランス維持にどのように働きかけているのかについても触れておく（図3）．

セルフケアとプロフェッショナルケア

う蝕・歯周病などの予防にはさまざまなアプローチがあるが，セルフケア，プロフェッショナルケアを有機的に組み合わせることが大切である（表1）．基本的にセルフケアでは，健全で生成して間もないプラークの量的コントロールを担っており，プラークが古くなる（成熟する）のを防いでいる．プロフェッショナルケアの役割は，付着してから時間が経過して，さらに病原性の増加したバイオフィルムを除去し，セルフケアで対処できるステージに戻すことである[1]．両者の違いを端的にいえば，対象とするバイオフィルムの古さと付着部位の違いといえる（Point 2）．

たとえばバイオフィルムの総抑制量は，ケアと生活が密着しているセルフケア[2]に負うところが大きい．総バイオフィルム抑制量Wは，時間あたりの除去効率とケアを行う総時間との積で決まるからである．

一方で，非水溶性グルカンや，LPSなどを多量に

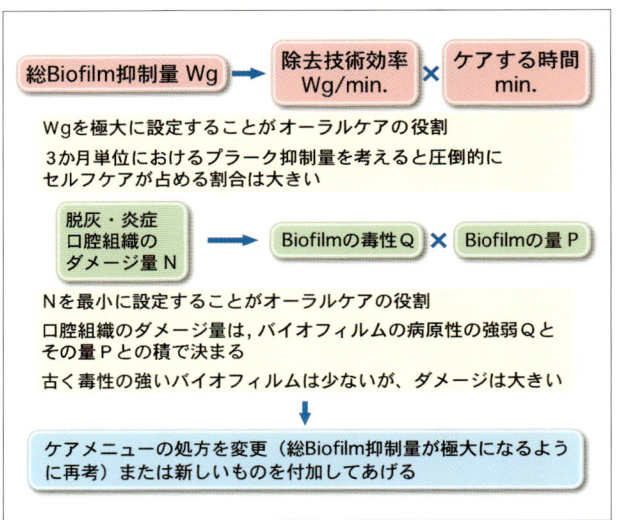

図4 セルフケアとプロフェッショナルケアの特性．う蝕・歯周病などの予防には，両者を有機的に組み合わせることが大切である．

図5 オーラルケアの塔．セルフケアがベースにあり，プロフェッショナルケアの効果が維持され，結果として口腔の健康が維持される．

含む特異的バイオフィルムは，付着量こそ少ないが疾患に直結している．これらに起因する脱灰や歯肉炎などの口腔組織のダメージ量（N）は，バイオフィルムの毒性（Q）とその量（P）との積で決まる（図4）．

口腔組織のダメージ予防は，狙いを定めたプロフェッショナルケアが得意とする．

それではどのステージで，プロフェッショナルケア（PMTCなど）によるバイオフィルムのリスク低減処置を行うのがよいのであろうか．

あえて標準的運用を提示するならば，一般に病原性の強いバイオフィルム[3]が付着していれば，ひとまずPMTCによる危険なバイオフィルムの徹底除去を行って，疾患の形成・進行を一刻も早く停止させるべきである．これは疾患の重篤度，緊急性の有無に関係なく医療の基本であろう．プロフェッショナルケアをほんの数回実施すれば，好ましくないバイオフィルムはおおむね除去され，新たにリセットされた歯面には，新しいプラーク[3]が生成してくる．こうしたリスクの少ないプラークを用いてセルフケアを指導するとよい．やむを得ずプロフェッショナルケアが先行した場合でも，受療者はセルフケアによる歯肉などの改善効果を十分体験できる．

病原性バイオフィルムを虫歯などと同じように"治療の対象"と考えれば，セルフケアは健康を損ねるプロセス（悪性バイオフィルムがなぜ生成しているのか）の改善，プロフェッショナルケアは現症（病原性バイオフィルムそのものに対する）の治療と考え，区別できる（Point 3）．この場合，物理的方法ばかりでなく3DSのような化学的な除菌法[4]，微生物を用いたプロバイオティクス[5]なども含まれてくる．

セルフケアのみで病原性バイオフィルムのコントロールを試みれば，一般に時間がかかってしまうし，その間，部位によっては新たなう窩や歯周ポケットが形成してしまう危険性もある．一方，プロフェッショナルケアのみでコントロールを試みれば，短時間で目の前のバイオフィルム抑制はできても健康を守る行動・習慣が欠落したままなので，悪質なバイオフィルムが再生する下地が放置され，受療者の健康は獲得されない．

バイオフィルム抑制効果は3か月のロングスパンで考えるとよい（表1）．両者を合理的かつ適正に配分投入してはじめて口腔のバランス維持が成立するのである（図5）．

PMTCの技術論と考え方

専門家（歯科衛生士，歯科医師）が行う機械的歯面清掃とは，歯石を含まない歯面清掃と歯根面プラーク，および歯石の機械的な除去も含まれる．とくに

表1　セルフケア／プロフェッショナルケアのバイオフィルム抑制効果.

	セルフケア	プロフェッショナルケア
古く毒性の強いバイオフィルム除去	不利	有効
実施総時間	長時間	短時間
歯肉溝の中・その他不潔域のケア	不利	有効
バイオフィルム総抑制量	有利	不利

表2　PMTCの臨床的特徴.
① バイオフィルムの再生・再付着を遅延させる
② 歯肉縁上および歯肉縁下1〜3mmまでのバイオフィルムを除去できる
③ バイオフィルムの質を変え，嫌気性菌の比率を低下させる
④ 歯肉の炎症を抑制し，歯肉溝滲出液の量を減らす
⑤ 歯肉の炎症を治癒させる
⑥ バイオフィルムを除去し歯面直下の再石灰化を促進する

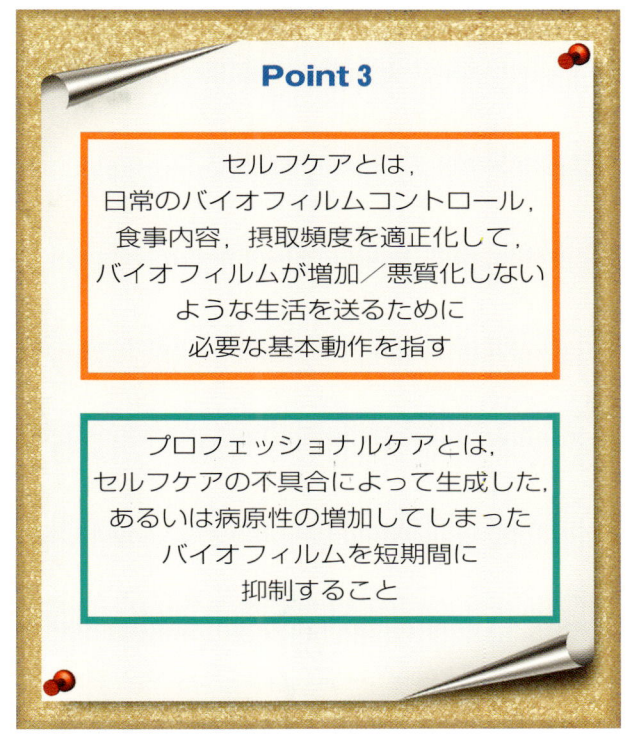

Point 3

セルフケアとは，
日常のバイオフィルムコントロール，
食事内容，摂取頻度を適正化して，
バイオフィルムが増加／悪質化しない
ような生活を送るために
必要な基本動作を指す

プロフェッショナルケアとは，
セルフケアの不具合によって生成した，
あるいは病原性の増加してしまった
バイオフィルムを短期間に
抑制すること

歯石除去やポケット内ディプラーキングをスケーリング，専門家による物理的・機械的プラークの除去処置を，プロフェッショナルメカニカルトゥースクリーニング（professional mechanical tooth cleaning）と呼んでいる[6].

PMTCの臨床的特徴を表2に示す．PMTCとは，特別な訓練を受けた専門家による機械的歯面清掃と訳され，「歯肉縁上ならびに歯肉縁下1〜3mmのプラークを，すべての歯面から機械的な回転器具とフッ化物配合研磨ペーストを使って選択的に除去することである」と定義されている．

PMTCの目的を再認識してみると，
① バイオフィルムの除去
② 着色の除去
③ エナメル質表層の滑沢化
④ 口腔爽快感を認識させることおよび予防に対する意識強化
などがあげられる．

ここに上げた①〜④それぞれ異なる目的の比重は，ケアする対象者により多様であるために，PMTCの内容が画一的であってはメンテナンスの有効性がほとんど期待できない．

そうであれば実践的視点から，プロフェッショナルケア全体のなかではもちろん，回転ブラシやカップ類を用いたペーストによる歯面クリーニング，いわゆる狭義のPMTCでさえ，目的別のバリエーションに分けて実施されるべきといえよう．

その際，理想的には，それぞれの目的に応じた性状のペースト，術式とその配分を選択すべきである[7]．とくにペースト類について臨床における有用な選択基準が，必ずしも明瞭ではない．そこで上記①〜④の異なる目的別にPMTCをどのように使い分けたらよいかについて考えてみた．詳細は各章で掘り下げて解説いただいているので関係の深い章も示しておく．

バイオフィルムの除去（①）

う蝕原性バイオフィルムの場合，平滑面，隣接面を中心に，固着性の強い非水溶性グルカンをRDA170番程度のペーストとブラシを用いて除去，その後，カップでRDA40番程度まで滑沢に研磨する．状態の改善に伴ってRDA120番程度のペーストからスタートするとよい．

初期脱灰エナメル質（白斑）部のPMTCについて触れておく．

脱灰・再石灰化反応は，エナメル質表層直下のミネラル密度が増減することで起こる．したがって表層のエナメル質のPMTCは，同部の有機酸除去を目的として積極的に行うべきである．その後，フッ化物を塗布して歯質の強化をはかる（下記コメント参照）．

ただし，脱灰の程度によっては，エナメル質の表層が機械的に脆弱な場合もあるため，研磨ペーストは艶出し用などの低研磨性のものを選び，ラバーカップを用いて低速でゆるやかに行う．さらに白斑部については，脱灰が進んでいないかを長期にわたり経過観察する必要がある（26頁参照）．

歯周疾患傾向者の場合，カップで歯肉縁下1〜3mmのプラークを中心にRDA120番程度のペーストで歯肉縁上，縁下ともにバイオフィルムを除去することで，辺縁性歯周炎に対する効果があるとされている（1-3，3-2参照）．

脱灰性エナメル質白斑に対するPMTCの扱い

歯垢を除去した後に認められる初発の脱灰性エナメル白斑（前回の来院時には脱灰がないことを確認できる）は，脱灰内部に歯垢由来の酸が浸透しているので，脱灰を抑制し再石灰化を促進するために積極的にPMTCを行うことが望ましい．

飯島洋一

長崎大学医歯薬総合研究科　口腔保健管理学分野

着色の除去およびエナメル質表層の滑沢化（②，③）

着色部位を中心に，RDA170番程度のペーストとブラシを用いて除去，その後にカップでRDA40番程度まで十分滑沢に研磨する．歯面荒れが着色の原因であるので，むしろ着色除去後の仕上げ研磨が重要である．着色の除去は，エアーアブリージョンが効率的であるが，歯面荒れ防止の観点から，RDA170番程度のペーストとブラシの組み合わせを第一選択とするべきであろう（2-4参照）．

口腔爽快感の認識および予防に対する意識強化（④）

口腔内をかつて体験したことのないほどに快適で爽快な状態にしてモチベーション上昇を期待する場合には，処置中の快適さ，ペーストの味が大変重要である．十分に口腔と歯面を湿潤させて，主としてカップを用いて歯面に密着させながら長いスパンのリズムで連続的に清掃すると良い（1-3，2-1参照）．

実施臨床では，対象者ごとにそれぞれの目的が，複合的に必要とされているので後章に示された症例とその考え方を参照されたい．

奥が深い予防歯科

歯科診療所における予防処置は，患者さんに対しリスクを回避させるセルフケア指導や健康教育のみ，もしくはPMTCに代表されるプロフェッショナルケアやリスク低減処置のみ行うのではなく，両分野を包括的にサービスする使命を帯びている．セルフケアとプロフェッショナルケアは，どちらが重要であるかの議論ではなく，これらを個人の特性に適合した形でバランスよく，しかもテーラーメードで投入していくべきである．そのためには，受療者本人および各症例に対するアプローチの仕方が真に問われている．

参考文献

1. Kolenbrander P E, London J：Adhere today, Here tomorrow：Oral bacterial adherence. J Bacteriol. 1993；175：3242-3252.
2. 丸森英史，鈴木和子：食事が変わる・歯肉が変わる，歯科臨床における食事指導，医歯薬出版，東京，2004.
3. Kolenbrander PE, Andersen RN et al.：Communication among oral bacteria. Microbiol.mol.Biol.Rev. 2002；66：486-505.
4. Takeuchi H, Fukushima K et al.：Clinical study of mutans streptococci using 3DS and monoclonal antibodies. Japanese J of Infectious Diseases. 2001；54：34-36.
5. 松岡隆史，中西睦，相場勇志，古賀康裕：Lactobacillus salivarius TI2711によるPorphyromonas gingivalis殺菌の作用機序解明．日本歯周病学会誌．2004；46：118-126.
6. Axelsson P and Lindhe J：The effect of a preventive programme on dental plaque, gingivitis and caries in schoolchildren. Results after one and two years. J Clinical Periodontol. 1974；1：126-138.
7. 内山茂，波田野映子：PMTC 2，医歯薬出版，東京，2003.

目的別PMTCとオーラルケア／バイオフィルム制御とオーラルケアの到達点

2 定期的なプロフェッショナルケアのエビデンスと，現場の課題

第一生命保険相互会社　日比谷診療所

豊島義博

オレオレ詐欺

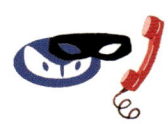

近年，話題になった振り込め詐欺（おれおれ詐欺）の認知件数は急増しており，平成16年で14,459件，被害総額にして約185億円にのぼるという（http://www.sonpo.or.jp/sonpo-life/knowledge/ore/）．警察官や弁護士，鉄道関係者を名乗って相手を信用させる手口は，現代の社会的信用や，情報の出し方を巧みに利用した犯罪である．

情報をきちんと確かめれば，このような被害に遭うことはないと専門家は主張し，そのためのマニュアルやチェックリストなどが公開されている（http://www.okazaki.gr.jp/news/fraud.html）．

ところで私たち医療従事者も，教科書や専門誌の見解を鵜呑みにして利用し，思わぬ失敗をすることがある．これらの情報は意図的に犯罪を目指したものではないが，情報を吟味することなく利用して，失敗する点は同じだろう．

近年，EBM（Evidence Based Medicine）という言葉が流行した．専門雑誌でも「EBMに基づいたとか……」，「エビデンスに基づいた……」などと題された特集がよく掲載されている．EBMは患者中心の医療を行うためのツールにすぎず，EBMという文字があるから文章の質が上がるわけでもなければ，妥当なことが記載されているというわけでもない．EBMの文字があっても吟味をしなければならないことに変わりはないのである．

EBMと書かれた文章の吟味方法を表1に示した．この吟味のなかで，とりわけ特定企業の利益が隠されていないかという点はとても大切である．利害抵

表1　EBMに基づくと書かれた文章，特集の吟味方法．

①臨床シナリオの疑問からでているか
　一般論のみでは駄目
②臨床論文が引用されているか
　ラボ研究や症例報告ではダメ
③引用論文の抽出方法と採用理由が明示されているか
　たまたま読んで気に入った論文のみの引用ではダメ
④臨床論文の問題点，利用可能範囲が解説されているか
⑤患者に説明する資料として使いやすいか
　良い論文はそのまま患者説明に使える
⑥臨床応用の限界が明示されているか
⑦特定メーカー，製薬企業の宣伝となっていないか

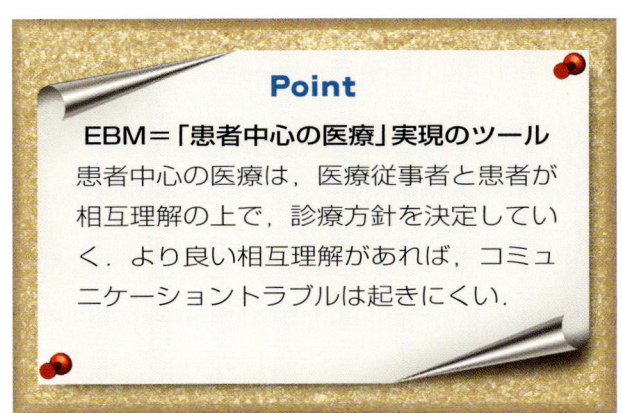

Point
EBM＝「患者中心の医療」実現のツール
患者中心の医療は，医療従事者と患者が相互理解の上で，診療方針を決定していく．より良い相互理解があれば，コミュニケーショントラブルは起きにくい．

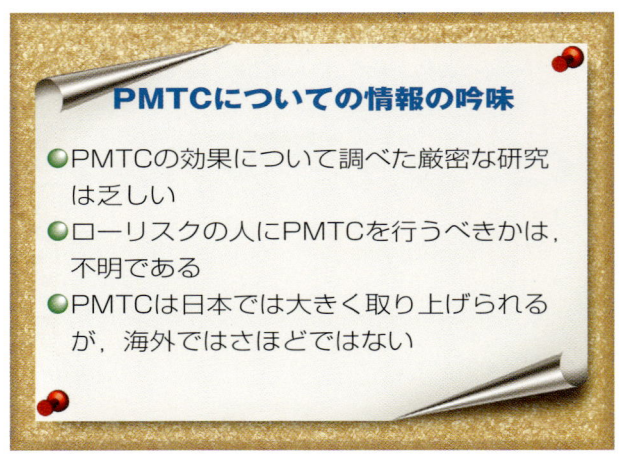

表2　診療ガイドライン：日本と英国の比較.

	英国（SIGN）	日本（Minds）
作成	患者代表を含む多職種委員会	学会
評価	作成委員とは別に評価委員会設置	なし
使用試験	地域で実施	なし
改編予定	明示	なし
公開性	WEB　PDF　無料	本　有料
作成資金	税	税
即時評価	AGREEとリンク	公表なし

英国の診療ガイドラインは実用性を重視し，患者代表を作成段階から入れ，できあがったガイドラインを利用者が妥当性評価のチェックをできるAGREEチェックシートとともに公開している．他方，日本では同じように税金を投入して作成しているが，評価ができるだけされないように工夫してあるようだ．

触（Conflict of Interest）と呼ばれる，利益誘導，隠蔽は医学研究のなかでは常に行われており，利用するものは細心の注意をして吟味する必要があろう．

PMTCについての情報の吟味

　PMTCは，1970年代に北欧のアクセルソン博士により提唱され，日本でとくに普及してきた．PubMed（http://www.ncbi.nlm.nih.gov/entrez/query.fcgi）で検索用語「PMTC」にて自由語検索すると，10件の文献がヒットする．アクセルソンによるもの2件，また6件は日本の研究者によるものだ．mechanical tooth cleaningと用語を変えると105件になるが，大半はリンス剤や，電動歯ブラシの効果を研究したもので，PMTCそのものの効果を研究した論文はわずかである[1,2]．

　PMTCがプラークコントロールの動機づけや，歯周病治療のメインテナンスに有効であることは，多くの体験的報告がある．筆者自身も，患者への動機づけに，まずPMTCを行って「さっぱりとした口腔感覚」を体験してもらうことから始めることもあった．しかしながら，リスクの少ない個人にもPMTCを行って意味があるのか？　どのような患者さんならPMTCを定期的に行う適応症例といえるのか？　という疑問に対して明瞭に回答できる研究は行われていない．

　最近，コクラン・オーラルヘルス・グループ（治療，予防についての臨床試験を世界中から集め，評価統合したシステマティックレビューを作り公開する国際プロジェクト）でも定期的なscaling，polishingの意義を考察したレビューを公表したが，そのなかでも低リスク者に関しての効果や，適正な期間についての適切な臨床研究は乏しく，今後の研究課題であると結論づけている[3]．2005年の欧州歯周病会議でも，PMTCはoral hygiene instruction（OHI）と組み合わせれば効果はあるが，単にPMTCだけを行って効果があるかどうかは不明であるとしたレビューをまとめている[4]．

　PMTCという用語は，北欧や日本で良く使われる用語であり，英国などではscaling，polishingと呼んでいる．どちらも，専門家（歯科医，歯科衛生士など）が行う，機械的プラークコントロールであり，歯肉縁下の麻酔を必要とする処置を含めて，その定期的な効果については，十分な研究があるとはいえないのが現状であろう．

　わが国では，PMTCに関連する商品，講習会などが数多く行われており，情報を良く吟味しておかないと，特定メーカーや商品の販売促進に利用されることになるかもしれない．

　いくつかのガイドライン，システマティックレビューについてより詳しく検討してみよう．

表3　歯科関連ガイドラインWEB一覧.

- う蝕治療　臨床ガイドライン（ミシガン大学）
  http://oralhealth.dent.umich.edu/CDRAM/Principles.htm
  *二次う蝕の診断も含めて，う蝕治療のアルゴリズム提示
- スコットランドう蝕ハイリスク者ガイドライン
  http://www.sign.ac.uk/guidelines/fulltext/47/
- Clinical guide series from the BDJ
  http://www.nature.com/bdj/series/index.html
  *歯科処置に関して総合的ガイドライン
- The Cochrane Oral Health Group
  http://www.cochrane-oral.man.ac.uk/
  *コクランレビューとレビュー予定掲載
- Oral Health Specialist Library
  http://www.nelh.nhs.uk/oralhealth/

英国の医療システムと診療ガイドライン

「診療ガイドライン」は1990年代に欧米で盛んに作成されるようになった．わが国の"ガイドライン"，"マニュアル"，"手引き"などと欧米の「診療ガイドライン」は作成方法や，推奨の強さを定義している点などで大きく異なる．

日本のものと，英米のガイドラインは歴史や，社会背景が異なるので，その点を理解せずに同じものと考えるのは早計であろう．日本と英国のガイドライン作成，公開方法の違いを表2にまとめた．

英国の医療供給は，日本のような開業医療中心（市場原理）ではなく，税によって計画的に供給をコントロールするNational Health Searvice（NHS）が中心となっている．税による計画医療であるとなると，エビデンス重視，ニーズの正確な把握が柱となる．英国の診療ガイドラインは，実用性を重視し，かつエビデンスの有無を的確に調査している．実用性とは，ガイドラインにより，患者がより良い医療保健サービスを受けられるかということを繰り返し，試用することである．実用的なガイドラインは，医療従事者と患者の共通理解を助け，診療をスムーズにするものである．

英国に発したEBMムーブメントは「患者中心の医療」実現の手段に過ぎない．日本ではこの患者中心の発想が乏しく，EBMといえば専門家同士の流行語であり，診療ガイドラインは患者向けではなく，専門家向けのものばかりである．

定期健診のガイドライン
歯科定期健診の間隔はどれくらいが妥当か？

シカゴサンタイムズの記事によれば（http://www.chicagosuntimes.com/output/health/cst-nws-teeth01.html），半年ごとの定期歯科健診の歴史は1849年までさかのぼれる（当時の『Toothache』と呼ばれる児童図書に書かれている）．多くの医療行為が現在いわれる科学的根拠が乏しいまま行われてきたように，定期歯科健診も英米で長く行われてきたにもかかわらず，その有効性や期間については疑問視される部分もあった．

1990年代以降のEBMブームにのって，医療技術の評価が行われ，定期歯科健診についてもいくつかの調査が行われた．

代表的なものは，2003年に英国歯科医師会誌にルーティンチェックアップの効果についてのシステマティックレビューが掲載された．すなわち，系統的にかつ厳密に過去の研究を調査し，統合的な（メタアナリシス）解釈を行ってみたところ，ルーティンチェックアップの効果について明瞭に期間を設定するエビデンス（臨床研究）は乏しいことがわかった[5]．

コクランレビューでは，2つの定期的歯科サービスについてのレビューが2005年にでた[3,6]．いずれのレビューも定期的な歯科健診や，定期的スケーリング，クリーニングの効果については十分な研究があるわけではなく，質の高いRCTを実施するようにと結論している．

表4 定期健診の間隔を自己決定するためのチェックスト．

名前：　　　　　　　　　　　　誕生日：

記載　月　日：	Yes	No	Yes	No	Yes	No
医学的既往歴						
歯科疾患が影響する他の病気がある（心臓の病気，血液凝固障害，免疫不全など）	☐	☐	☐	☐	☐	☐
歯科疾患に影響する他の病気の有無（糖尿病，口腔乾燥症など）	☐	☐	☐	☐	☐	☐
歯科治療を困難にしたり，セルフケア能力に影響することが（身体障害，不安神経症，神経質，歯科恐怖症）	☐	☐	☐	☐	☐	☐
環境要因						
母親兄弟に虫歯が多い	☐	☐	☐	☐	☐	☐
喫煙者	☐	☐	☐	☐	☐	☐
アルコール過飲	☐	☐	☐	☐	☐	☐
長期のもしくは急性進行の歯周病（早期発症もしくは若年性）の家族歴	☐	☐	☐	☐	☐	☐
食生活						
砂糖の過剰摂取（量，回数）	☐	☐	☐	☐	☐	☐
酸味の強い食品の過剰摂取（量，回数）	☐	☐	☐	☐	☐	☐
フッ化物の使用状況						
フッ素入り歯磨材を使用	☐	☐	☐	☐	☐	☐
その他のフッ素製剤（洗口，水道水添加地域）	☐	☐	☐	☐	☐	☐
臨床所見と歯科既往						
直近の虫歯経験						
前回の健診の時以来虫歯ができた	☐	☐	☐	☐	☐	☐
前歯に虫歯や修復物がある	☐	☐	☐	☐	☐	☐
虫歯が原因で抜歯したことがある	☐	☐	☐	☐	☐	☐
根面虫歯の既往，多数の露出歯根がある	☐	☐	☐	☐	☐	☐
修復歯が多い	☐	☐	☐	☐	☐	☐
直近の歯周病経験						
歯周病の既往がある	☐	☐	☐	☐	☐	☐
歯肉炎がある	☐	☐	☐	☐	☐	☐
歯周ポケットがある（code 3 or 4）プロービング時に出血	☐	☐	☐	☐	☐	☐
根分岐部病変がある．歯根露出がある（7mm以上の露出，根分岐部の病変）	☐	☐	☐	☐	☐	☐
粘膜						
粘膜病変がある	☐	☐	☐	☐	☐	☐
歯垢						
歯垢清掃不良	☐	☐	☐	☐	☐	☐
歯垢清掃が難しい（矯正治療中など）	☐	☐	☐	☐	☐	☐
唾液						
分泌量減少	☐	☐	☐	☐	☐	☐
歯の表面の白濁，脱灰						
歯の摩耗	☐	☐	☐	☐	☐	☐
次回健診までの期間	月		月		月	
この健診期間に同意しますか　もし同意できないならその理由を以下空欄に記入ください	Yes	No	Yes	No	Yes	No

空欄

このチェックリストは英国保健省発行のガイドラインを翻訳したものです．

定期歯科健診の間隔について	(検診は疾病の発見，治療勧告 / 健診は未病の発見，健康増進を意味する)		
		18歳未満	18歳以上
STEP 1	患者の年齢を考慮する	3か月 ⇔ 12か月	3か月 ⇔ 12か月
STEP 2	表4のチェックリスト，既住歴，現症の考慮	3か月 ⇔ 12か月	3か月 ⇔ 12か月
STEP 3	診断，予後情報の検討，他の医療スタッフの意見も参考に	3か月 ⇔ 12か月	3か月 ⇔ 12か月
STEP 4	担当者と患者の協議，定期健診への同意もしくは拒否について記録する	discussion	discussion
STEP 5	振り返り，再評価	reassessment	reassessment

図1　定期健診の間隔（http://www.nice.org.uk/page.aspx?o=225866より引用）．

これらの流れを受けて2004年10月に発表された英国NICE（National Institute for Health and Clinical Excellence／also to be known as NICE）はガイドラインを公表した（http://www.nice.org.uk/page.aspx?o=225866）．現時点では定期歯科健診の効果については，すべての人に効果ありと断定はできないものの，ハイリスク者，ハイリスク期間には効果があると考えられ，リスクに応じて期間を決めるようにと盛り込まれている．このガイドラインは，専門家向けでなく国民が利用できるように作成されている．したがって，国民は自分でチェックリストを利用して，自分のリスクを知り定期健診の間隔を自己決定できるようになっている．チェックリストを訳したものが表4である．

専門家の立場はあくまでもアドバイザーである．初めての定期健診では何をすべきかも整理されており，そこでは利用者が専門家のアドバイスを受けて自分の定期健診間隔を決めるまでのプロセスが5つのステップにまとめられている．ステップを図1に示した．

英国NHSのこのガイドラインは，健診と医療の関係を適切な模式図に示している（図2）．歯科定期健診は，個別に診療室で受けるものであり，仮に集団検診のような形があっても，それは診療室個別定期健診への入り口に過ぎないのである．集団保健，個別医療，保健が同じツールを使用して情報を共有化し，国民に理解しやすいように考えられている点が優れている．診療室個別定期健診へと繋がる連携のない集団歯科健診は利用者を混乱に陥れるだけである．

現場で利用するときの課題

筆者の診療室では，前述したNICEの定期歯科健診ガイドラインを元に，リコールを行っている．来院の間隔はハイリスクの患者で3か月ごと，一番リスクの低い患者群で2年に1回となる．もっとも，これは現在筆者の勤務する診療所の受診対象者が20歳から70代の徒歩通院可能者だからである．より高齢の方で障害のためにセルフケアが困難な場合などは，もっと短期間の設定となるだろう．その期間については，現時点ではまったく臨床研究がないし，今後とも有用性の高い研究を期待することは難し

目的別PMTCとオーラルケア／バイオフィルム制御とオーラルケアの到達点

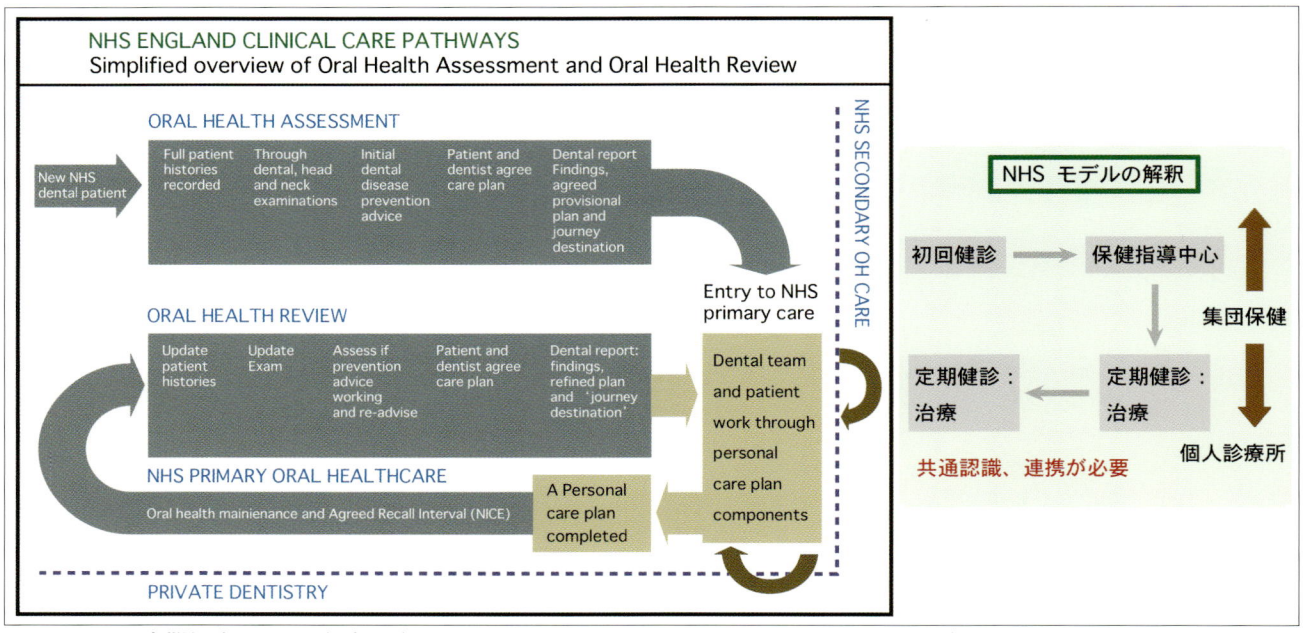

図2　NHSの定期健診の流れと解釈図（http://www.nice.org.uk/page.aspx?o=225866より引用）．
　集団歯科検診でも，保健指導完了後は，次回以降診療室個別健診へとバトンタッチする．集団に対する保健情報と，診療室での個人への医療情報は，健康手帳などの共通ツールで連携されていると，利用者の理解が促進される．

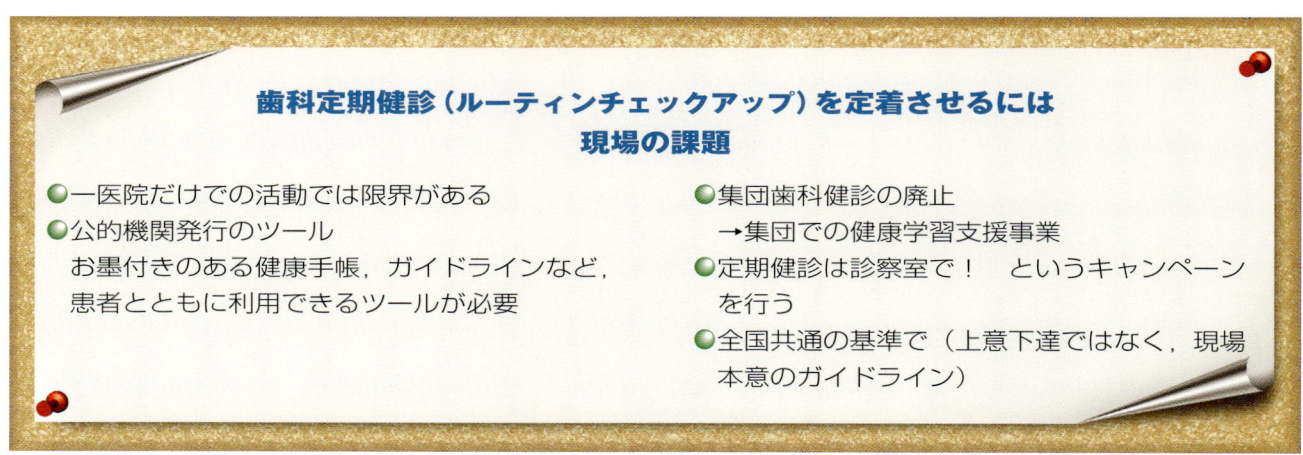

表5　成人のリコール（歯科定期健診）の目的．
- セルフケアがきちんとできているかのチェック
- 新たなセルフケアツールなどの紹介，練習
- う蝕，歯周病，その他の疾患対策
- 他科疾患の有無と，管理方法の確認

疾患治療よりもまずケアを確認する
医科疾患の放置がないか，プライマリケアの立場での相談にのることも重要

い．
　高齢者の口腔ケアや歯科処置については，英米と日本では保険制度，慣習，食環境などに違いがあり，一概に他国のエビデンスを応用することができるか不明である．
　一般成人に対するケアでは，ガイドラインを元に期間を決定し，リコールする．リコールの目的は表5に示した．PMTCなどは，あくまでも補助的な手段であり，最終的には各個人のセルフケアで健康管理ができることが望ましいと思う．なぜなら，多く

の国民は必ずしも同一地域に定住しておらず，転居により「かかりつけ歯科医」を変更せざる得ない場合が多い．全国の歯科医が共通したシステムで患者管理にあたっているなら，問題はないがリコールシステムや，保健指導などについてもバラバラなのが現状である．患者個人がセルフケアで自己管理できるように指導していくことは，現状では大きな患者利益になると思われる．

また　近年このような患者セルフケア支援を目指した健康管理手帳などが地域の歯科医師会などから作成されはじめたことは素晴らしい．東京都健康局発行の『お口の健康手帳』などは，患者支援とよりよい「かかりつけ歯科医」の育成を目指した好事例であろう[7]．

定期歯科健診や，定期的なPMTCは従来からある一般的な診療行為ではない．それゆえ，そのサービスを受けることによるメリット，サービス内容，価格などが明示されていないと患者は行動を起こしにくい．患者と歯科医療従事者が，相互理解を容易に深められるような，よりよいガイドラインや健康手帳などの開発が望まれる．セルフケア支援のための健康手帳などは，個人診療施設や，民間団体レベルでの作成では一般国民への普及に限りがあり，また信頼を得にくい．英国のガイドラインのように公的団体が統一的なものを作成し，随時バージョンアップしていく方法が現状ではベストであろう．

参考文献

1. Axelsson P, Kristoffersson K, Karlsson R, Bratthall D：A 30-month longitudinal study of the effects of some oral hygiene measures on Streptococcus mutans and approximal dental caries. J Dent Res. 1987 Mar；66（3）：761-5.
2. Glavind L：Effect of monthly professional mechanical tooth cleaning on periodontal health in adults. J Clin Periodontol. 1977 May；4（2）：100-6.
3. Beirne P, Forgie A, Worthington HV, Clarkson JE：Routine scale and polish for periodontal health in adults（Cochrane Review）http://www.cochrane.org/cochrane/revabstr/ab004625.htm
4. Ian Needleman1, 2, Jean Suvan1, 2, David R. Moles3, 1 and Jean Pimlott4：A systematic review of professional mechanical plaque removal for prevention of periodontal diseases. J Clin Periodontol. 2005 October；32（6）：229.
5. Davenport CF, Elley KM, Fry-Smith A, Taylor-Weetman CL, Taylor RS：The effectiveness of routine dental checks：a systematic review of the evidence base. Br Dent J. 2003 Jul；26；195（2）：87-98.
6. Beirne P, Forgie A, Clarkson JE, Worthington HV：Recall intervals for oral health in primary care patients（Cochrane Review）http://www.cochrane.org/cochrane/revabstr/AB004346.htm
7. 東京都福祉保健局医療政策部医療政策課発行：お口の健康手帳．http://www.fukushihoken.metro.tokyo.jp/isei/shika/techou.html

目的別PMTCとオーラルケア／バイオフィルム制御とオーラルケアの到達点

3 プロフェッショナルケアのメニュー
目的別プロケアの整理

東京医科歯科大学臨床教授　埼玉県所沢市開業（ウチヤマ歯科医院）

内山　茂

リスクと目的別プロフェッショナルケア

　診療室で行うプロフェッショナルケア（以降プロケアと略す）はあくまで患者自身のセルフケアを補うものでなければならない．また，プロケアそのものが歯科疾患の予防あるいは管理という原則を逸脱するものであってはならない．

　しかし，臨床の現場においては，患者側のさまざまな事情により，時にその原則を超えて濃厚で積極的なプロケアが必要とされる場合がある．

　治療はつねに治癒（キュア）をゴールとするが，ケアは必ずしも治癒を求めるものではない．患者のQOLを優先し，まずは現状維持をもって良しとする柔軟な姿勢のうえに成り立つものである．

　そのためには，長い時間軸のなかで患者一人ひとりを見つめ，そのときどきに応じた個々のリスクを敏感に感じ取り，よりそい，いたわり，癒し，励ます姿勢が大切である．

　宅地に大量発生したシロアリの駆除を請け負う専門家が存在するように，あるいはそのような土地に家を建てる建築家がいないように，われわれは口腔の専門家として，患者の口腔の健康をおびやかす細菌の駆除をその第一の責務とすべきであろう．環境を整備してこその技術であり，それなくしてはいかなる高邁な理論も繊細なキュアテクニックも「絵に描いた餅」に過ぎない．

　筆者は，以前からプロケアに求められる3原則として，
1．傷つけない
2．急がない
3．痛みを与えない
を提唱してきた．以下その考察も含め，歯肉縁上のプロケアであるPMTCと，歯肉縁下のプロケアである歯周デブライドメントを軸に「目的別プロケア」の具体的な手法について解説する．

着色の除去（ポリッシング）

　前述のプロフェッショナルケアの発想からすれば，過度なポリッシングは歯面を必要以上に傷つけるばかりか，患者のセルフケアに対する意欲も失わせてしまう可能性がある．しかしながら，それらのことに注意深く配慮すれば，昨今の審美歯科に対するニーズの高まりにプロケアの立場から応えることができる．

　今後の歯科医院の戦力の一端として，効率的かつできるだけ歯に優しい歯面研磨のシステムを院内に構築しておくに越したことはない．

プロケアのPoint

- 内在性色素沈着物は除去不可能なので，注意深く見きわめ，過剰なポリッシングにならないように気をつける．
- 色素沈着物の種類，着色部位，範囲，厚みにより，研磨ペーストを使い分ける．
- 審美性を最優先する場合以外は，過剰な研磨は行わない．
- タバコのヤニなどの厚みのある着色は，表面一層をあらかじめキュレットやエアスケーラーで除去した後ポリッシングすると効率が良い．
- 隣接面の着色除去には，エバチップを用いると能率が良い場合がある．
- 前歯部隣接面の着色は，レジン充填の仕上げ研磨用のポリストリップスで最終研磨する．
- 粒子の粗いポリッシング・ペーストを使用した場合は，最終研磨まで行い，フッ化物を塗布して終了する．
- 若年者，とくに萌出直後の永久歯のポリッシングは，エナメル質を傷つけないよう必要最小限とする．
- 歯周治療後の歯肉退縮によって露出した根面は，軟らかく摩耗しやすいため十分注意し，知覚過敏の症状がある場合は無理なポリッシングは行わない．

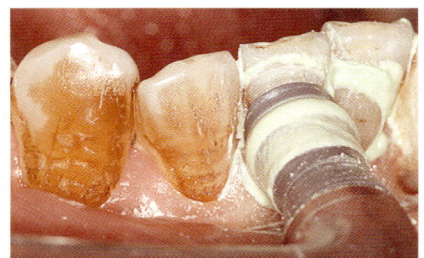
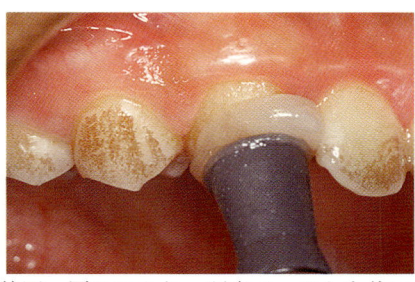
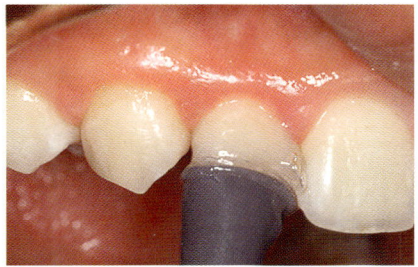

図1，2　色素沈着物の種類，着色部位，範囲，厚みにより，研磨ペーストを使い分ける．

図3　着色除去後は，もっとも粒子の細かい研磨ペーストで必ず仕上げ研磨する．

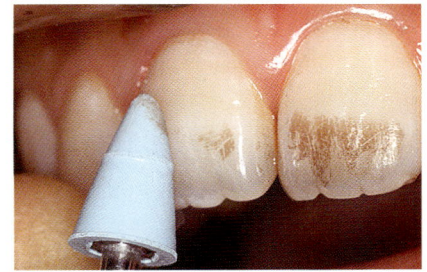
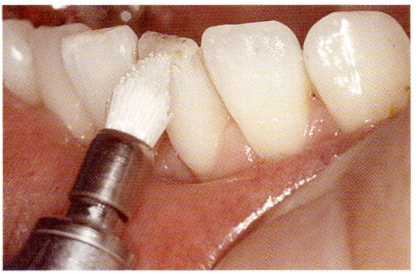
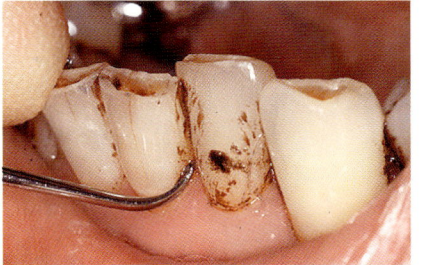

図4　薄い着色の場合は，歯面研磨用のポイントを用いると歯面を傷つけることなく能率的に汚れを除去できる．

図5　歯面のくぼみに入り込んだ着色は，ペンシル型のプロフィーブラシで研磨する．

図6　厚みのある着色は，表面一層をあらかじめキュレットで除去した後ポリッシングすると効率が良い．

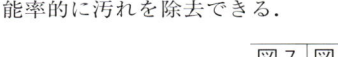

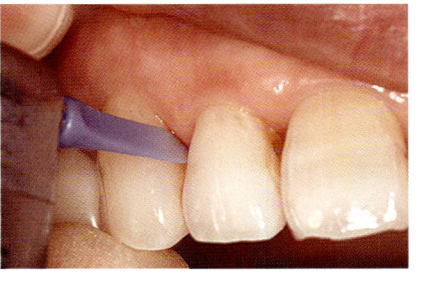
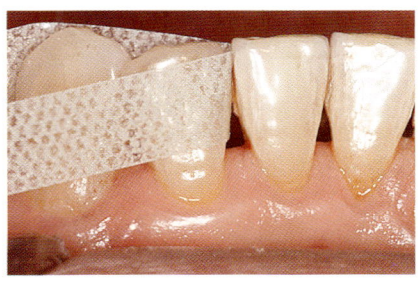

図7　隣接面の着色除去には，エバチップが効率良い場合もある．
図8　前歯部隣接面の着色は，レジン充填の仕上げ研磨用のポリストリップスで最終研磨する．

う蝕の予防と管理におけるプロケア

人の一生には，う蝕リスクの高い時期と低い時期がある．平滑面う蝕および咬合面・隣接面う蝕が生ずる時期は，主に10代前半から20代前半にかけてであり，根面う蝕，歯肉縁下う蝕が多発する時期は，主に後半のライフステージと考えられる．

そこでプロケアを行う場合には，患者のおのおのの時期（ライフステージ）における特徴的なリスク因子について，十分な配慮をする必要がある（表1）．

また，最近のカリオロジーによれば，成人う蝕の原因菌は，ミュータンス連鎖球菌だけでなく，糖発酵性のすべての口腔細菌（う蝕の多因子病因論）であることがわかってきた．したがって，成人に特有な根面う蝕やそれに続く歯肉縁下う蝕を予防するには，小児型う蝕のような「ブラッシングの徹底と甘味制限を中心とした生活指導」だけでは不十分であり，リスクの高い成人型う蝕においてはPMTCをはじめとする積極的な予防型プロケアが必要である．

さらに，う蝕の発現には「*M.streptococci*と砂糖によってつくられる非水溶性のバリアー」である不溶性グルカンが大きく関与しており，このグルカンバリアーをもつアクティブなプラークは，ブラッシ

プロケアのPoint

- 脱灰が認められる初期う蝕のPMTCは，再石灰化しようとするエナメル質表層が失われる可能性が高いので，原則として行わないが，細かな凹凸に入り込んだ古いプラークが認められる場合に限り，プロフィーカップや手用ブラシを用いてフッ化物配合ジェル単独で行う．
- フッ化物塗布を頻繁に，念入りに行う．
- 若年者の萌出直後の歯冠部エナメル質のう蝕管理のためのフッ化物塗布には，毛先のソフトなワンタフト系ブラシを使用する．
- 隣接面う蝕の予防には，歯間部にフッ化物注入後，デンタルフロスで数回フロッシングすることによって，フッ化物が隣接面に到達しやすくなる．
- 根面う蝕，縁下う蝕の予防には，ワンタフト系ブラシを用いてフッ化物塗布を行う．歯肉縁下に挿入する必要がある場合は，より毛先が細くて長いブラシを用いる．

表1 各ライフステージにおけるう蝕リスク．

ライフステージ前半の留意点	ライフステージ後半の留意点
● 不規則な食習慣	● 歯周病の進行や不良ブラッシングによる歯頸部セメント質の露出
● 缶コーヒーなどの清涼飲料の過剰摂取（とくに夏期）	● 咬合の不調和や噛みしめなどに起因するアブフラクション
● 夜間のアルバイトや受験勉強に伴う生活の乱れ	
● ぜん息治療用のシロップや冬期ののど飴	● 唾液分泌量の減少とその流れの低下
● 恐怖感からの歯科医療受診拒否あるいは遅延	● 不適合な補綴物や過剰切削
● 母子感染の可能性	● 老化に伴う身体的・精神的変調
など	など

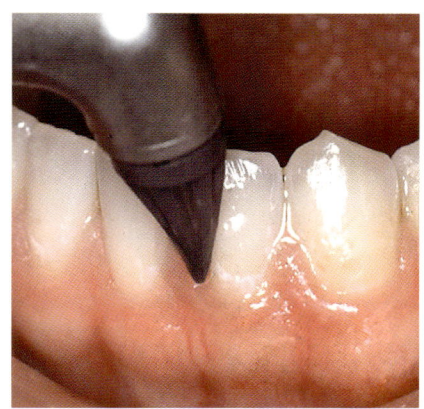
図9 脱灰が認められる初期う蝕のPMTCは,プロフィーカップを歯面にそっと押し付けてフッ化物配合ジェルで行う.

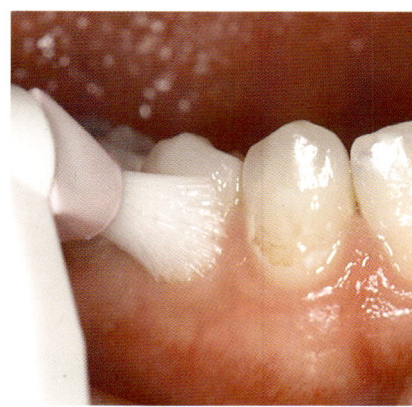
図10 PMTC後は,フッ化物塗布を念入りに行う.

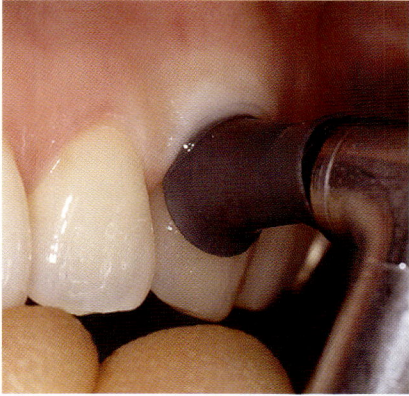
図11 プロフィーカップによるPMTC.カップ辺縁を歯頸部歯面にフィットさせ滑らかな操作でバイオフィルムを剥がしとる.

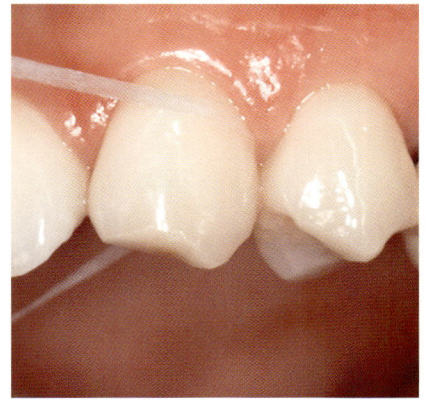
図12 隣接面の清掃には,デンタルフロス,デンタルテープを用いる.

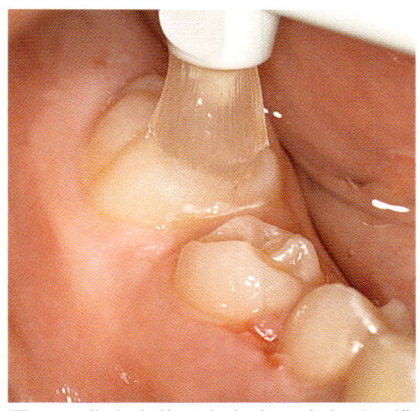
図13 萌出直後の永久歯の咬合面の溝の清掃は,毛先がやや硬いペンシル型のワンタフト系ブラシを使用する.

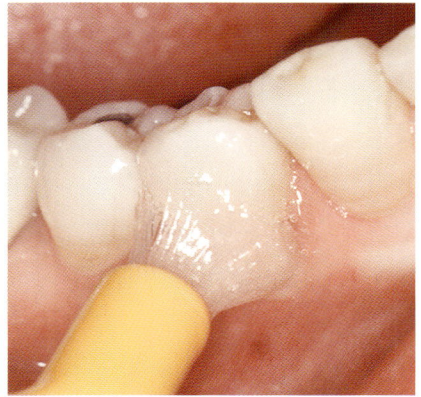
図14 根面う蝕,縁下う蝕の予防には,ワンタフト系ブラシを用いてフッ化物塗布を行う.歯肉縁下に挿入する必要がある場合は,軟毛のブラシを用いる.

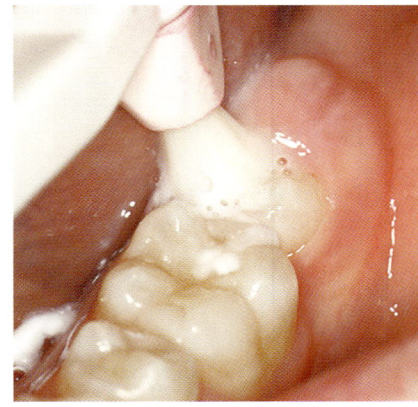
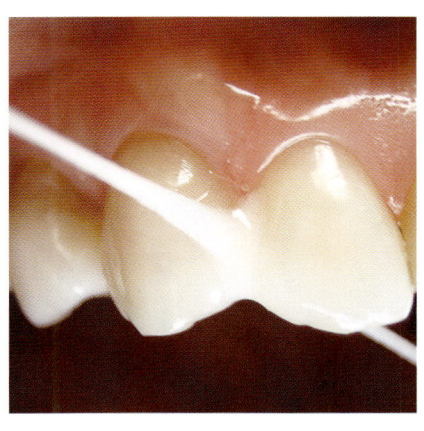
図15 萌出直後の歯冠部エナメル質のフッ化物塗布には,毛先のソフトなワンタフト系ブラシを歯肉弁のなかに押し込むようにして使用する.
図16 隣接面はデンタルテープでフッ化物を刷り込むように塗布する.

ングでは除去が難しいだけでなく,1〜2回のPMTCでも容易に除去されないという性質を持っている.そのため,グルカンバリアーをもつプラークの形成が疑われる場合には,必ず染め出しを行い,より丹念なPMTCを心がける必要がある.なおPMTC後は歯面へのフッ化物塗布を行う.

歯周治療時のプロケア

初期・中等度の歯周病におけるプロケアは，PMTCと歯周ポケット内の洗浄を基本とする．

歯周治療の一連の流れは，ブラッシングなどセルフケアの成果を確認した後にすみやかにスケーリング，ルートプレーニングなどの初期治療に移行することが原則とされているが，実際の臨床の場では必ずしも図式どおりに運ぶとは限らない．むしろ初期治療を急ぐことによる弊害の方が問題になることが多いように思う．

とりわけハイリスクと判断された患者においては，歯周治療の折々にプロケアを織り交ぜることによって，治療の成果をいっそう高めることができる．

歯周病のような生活習慣病としての色合いが強い病気に対しては，一律の治療基準に縛られることなく，一人ひとりのリスクに応じた長期的な治療方針が必要であり，それを組み立てるにあたって，プロケアを通して得られた情報がおおいに役に立つ．

プロケアのPoint

- セルフケアの効果が上がらない患者には，比較的早期にPMTCを行い口腔内がきれいになった状態を体験してもらう．それがセルフケアのレベルアップにつながったり，患者の治療意欲を喚起する場合がある．
- 初期治療時のプロケアによる消炎効果で，その後のスケーリングがスムーズに行える場合がある．
- SRPなどの歯周治療の後には，ポケット内洗浄を行いポケット内の残留物を洗い流す．
- 歯肉退縮で露出した歯根面へのフッ化物塗布は，毛先がソフトなワンタフト系ブラシを用い，知覚過敏，根面う蝕の予防をはかる．
- 歯肉の腫脹，発赤，痛みなど，急性症状がある場合は，投薬とあわせてディプラーキング，ポケット内洗浄を頻繁に行う．痛みがあり患者自身が磨けない場合は術者磨きにより歯肉縁上のプラークを取り除く．

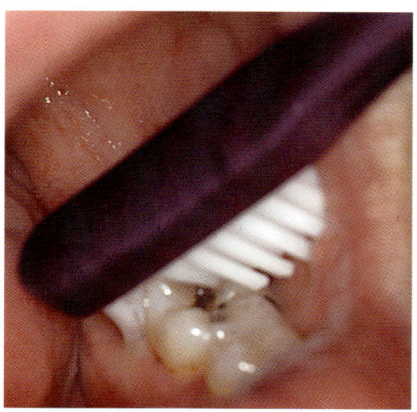

図17 ブラッシングがしにくい部位は，術者磨きを行い，患者に毛先があたる感覚を覚えてもらう．

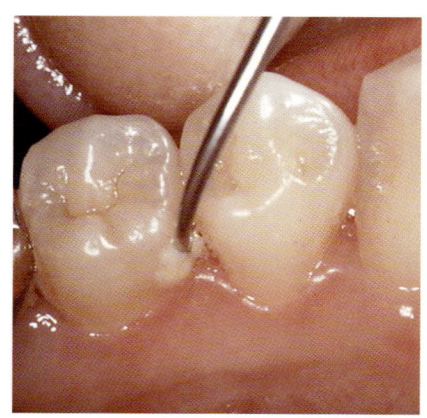

図18 セルフケアの効果が上がらない場合や患者自身が磨きにくい部位には，ブラッシング指導と合わせてディプラーキングを行う．

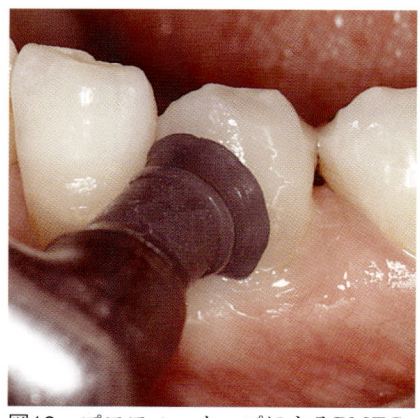

図19 プロフィーカップによるPMTC．患者自身が磨きやすい環境を整えるとともに，歯肉縁上のプロケアの成果に期待する．

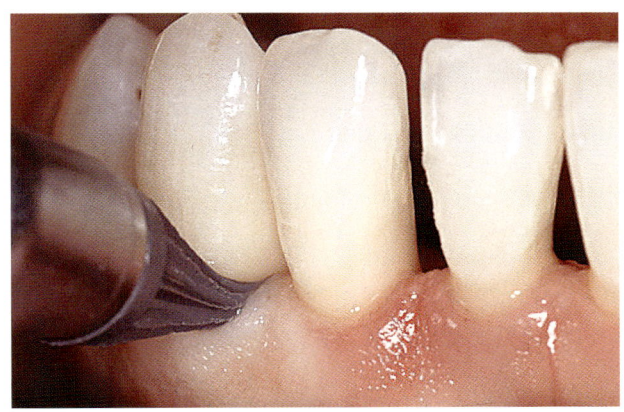

図20　歯肉縁下2～3mmのPMTCには，円錐形のプロフィーカップを用いる．

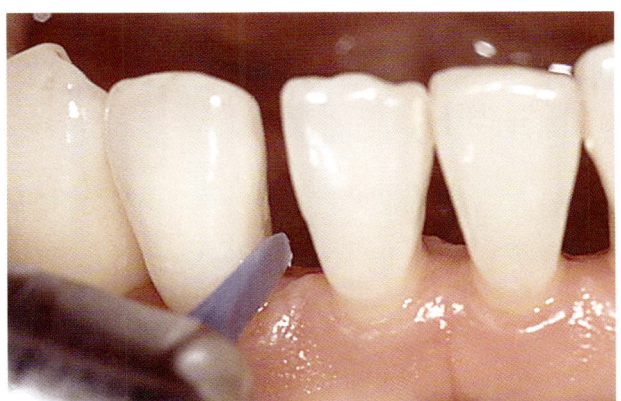

図21　エバチップによるPMTC．歯間部隣接面には薄いスパチュラ型を用いる．

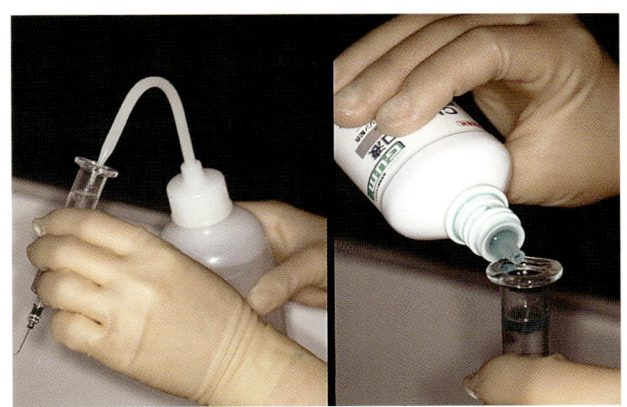

図22　ポケット内洗浄には，温水に洗口剤や含嗽剤を少量滴下したものを用いる．

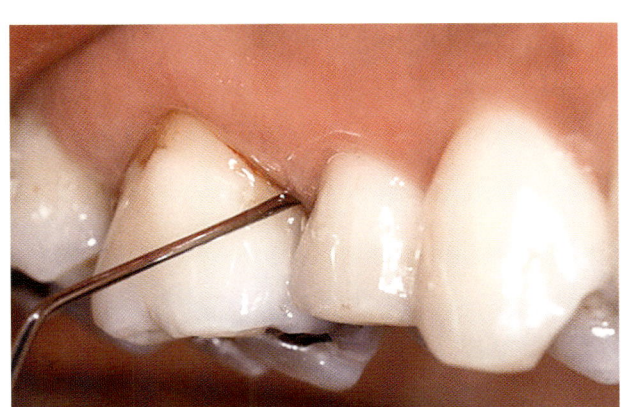

図23　SRPなどの歯周治療の後には，ポケット内洗浄を行いポケット内の残留物を洗い流す．

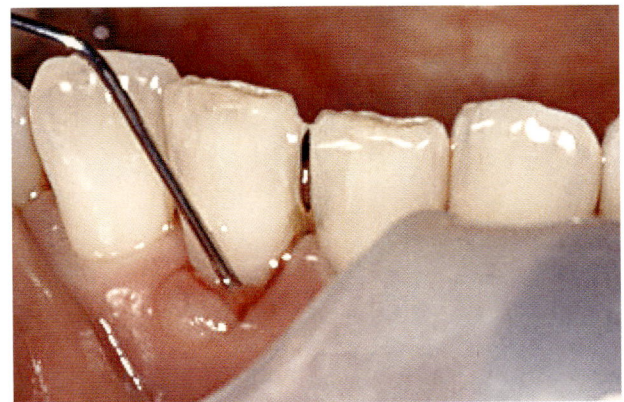

図24　歯周ポケットが深い場合は排膿の有無を確認しながら，ポケット内洗浄を念入りに行う．

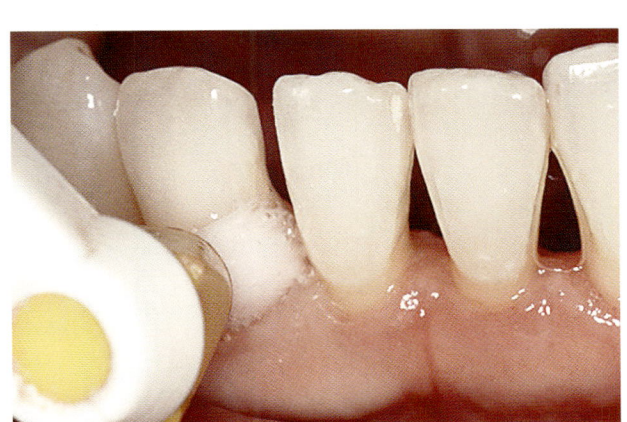

図25　治療の終了時には，知覚過敏予防のためのフッ化物塗布を行う．

重度歯周病の進行抑制・症状緩和としてのプロケア

全顎にわたる広範囲な骨吸収をともなう重度歯周病の治療には，従来からさまざまな方法が紹介されているが，慢性的な感染症としての歯周病の特性（再発性，急進性，部位特異性）を考慮すれば，つねに積極的な治療を選択することが最善とはいえない．診査・診断の後にくるのは，長期的な視野に立った治療方針であり，患者それぞれの個人差，個体差に応じた治療の選択である．この場合の口腔ケアの目的は，歯肉縁上および歯肉縁下のプラーク付着抑制による歯の延命効果にある．

さまざまな理由で縁下の歯石が十分除去できないケースや，骨吸収の量が多すぎて歯周外科が功を奏さないと思われるケースにおいても，頻繁な口腔ケアを行うことで，症状を緩和し歯牙の延命ができる．

プロケアのPoint

- 歯周ポケットが深い場合は排膿の有無を確認しながら，ポケット内洗浄を念入りに行う．
- 歯肉縁上のプラークは，慎重にディプラーキング，PMTCを行う．動揺歯の場合には，研磨時の振動に気をつけ，歯牙を指，ミラー，バキュームチップなどで支えて，PMTCツールを押しつけないように十分注意する．
- 歯肉の腫脹，発赤，痛みなど，急性症状がある場合は，投薬，切開，咬合調整，抗菌薬入り軟膏のポケット内注入などにより症状の改善を優先させ，その後，ディプラーキング，ポケット内洗浄を頻繁に行う．

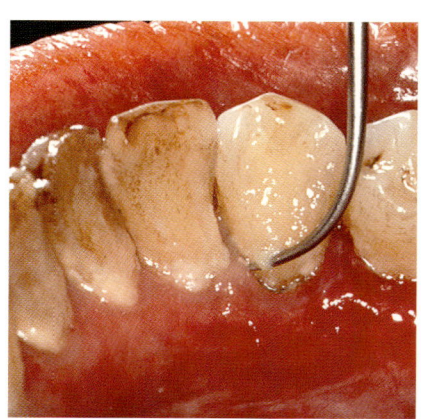

図26 歯肉の腫脹，発赤，痛みなど，急性症状がある場合は，ブラッシング指導の前にディプラーキング，ポケット内洗浄を頻繁に行う．

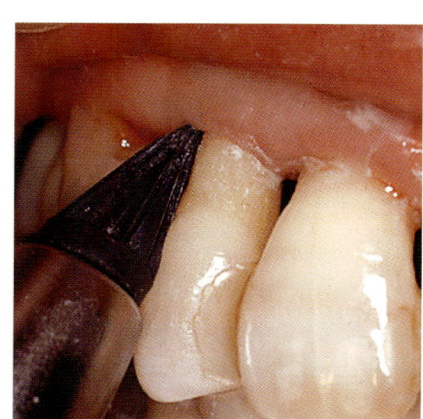

図27 歯肉縁下2～3mmのPMTCには，円錐形のプロフィーカップを用いる．

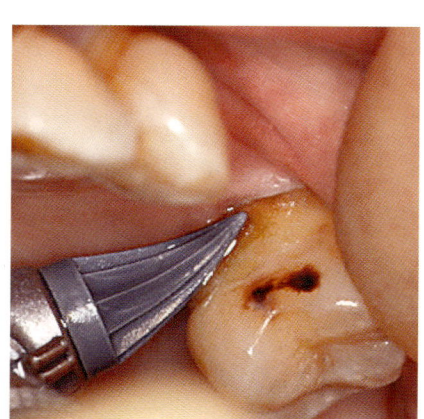

図28 動揺歯の場合には，研磨時の振動に気をつけ，歯牙を指，ミラー，バキュームチップなどで支えて，PMTCツールを押し付けないように十分注意する．

歯周治療後の メインテナンス(SPT)時のプロケア

SPT(Supportive Periodontal Therapy)とは,「動的な歯周治療の後に開始される治療」のことであり,歯周治療後のメインテナンス時に適用されるだけでなく,「歯周疾患に罹患しているにもかかわらず,全身状態やその他の理由で歯周外科処置が受けられない患者」にも適用される[1].

その具体的術式としては,スケーリングやルートプレーニング,PMTC,デブライドメントのほかに,各種歯周検査に基づく患者自身による口腔清掃の再教育,補助療法,化学療法などが適宜追加される.その目的は,リコールへの動機づけ,歯周病を再発させないための歯周環境の整備,爽快感・予防効果による患者との信頼関係の確立にある.

ペリオドンタル・デブライドメントという用語は,「歯周炎の原因である非付着性および付着性のプラークや歯石を除去する行為」[2]を総称して用いるが,単にデブライドメントというときは,「柔らかい沈着物(プラーク)を除去する」という意味で用いられることが多い.また単に病原性プラークの除去という意味でディプラーキングという言葉を用いる場合もある(表2).

表2 ペリオドンタル・デブライドメント[2].
- 病原性プラークの除去(de-plaqing)
- 歯肉縁上の歯垢・歯石の除去(supragingival debridement)
- 歯肉縁下の歯垢・歯石の除去(infragingival debridement)

プロケアのPoint

- 歯肉辺縁からの出血,上皮付着の破壊などが疑われるケースでしばしば認められる歯根表面の比較的軟らかいプラークに対しては,ワンタフト系ブラシや探針の先,刃先の柔軟なスケーラーなどで歯肉縁上および縁下のプラークの除去を慎重に行い,ポケット内洗浄を念入りに行う.
- 歯肉縁下のデブライドメントにキュレットを用いる際は,刃先が根面を傷つけたり,セメント質を損傷しないよう気をつける.
- 動揺歯のデブライドメントは,歯牙を指,ミラー,バキュームなどで支えて,各種ツールを押し付け過ぎないように十分注意する.

  歯石の再沈着に対してはすみやかにSRPを行うが,この際にキュレットの刃が根面を傷つけたり,過度のルートプレーニングでセメント質を損傷しないように気をつける.
- 知覚過敏が著しい場合は,各種含嗽剤をぬるま湯に溶かしてシリンジに入れ,ゆっくりと水圧を加減しながらポケット内を洗浄する.これを繰り返し,症状が軽減したあとデブライドメントに移行する.
- 「歯周疾患に罹患しているにもかかわらず,全身状態やその他の理由で確定的な処置が受けられない患者」などでしばしば起こる歯肉の腫脹,痛みなどの急性症状は,まずディプラーキング,ポケット内洗浄を優先し,症状が改善しない場合に限って投薬,切開,咬合調整,抗菌薬入り軟膏のポケット内注入などを行うよう心がける.
- 超音波スケーラーによるデブライドメント
  ・セラミック製補綴物にチップが触れないように注意する.
  ・ポケットの深さや幅,根面の形態やプラークの付着状態に応じて適切な形態のチップを選び,低出力,ソフトタッチで行う.
  ・歯肉縁下のバイオフィルムを,効率良く破壊し洗い流したい場合に有効.
  ・知覚過敏歯にはとくに注意を払う.

目的別PMTCとオーラルケア／バイオフィルム制御とオーラルケアの到達点

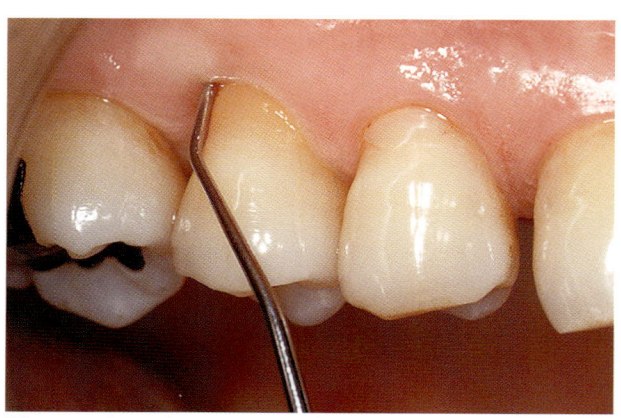

図29 エキスプローラによる根面のざらつき，歯肉縁下歯石のチェック．

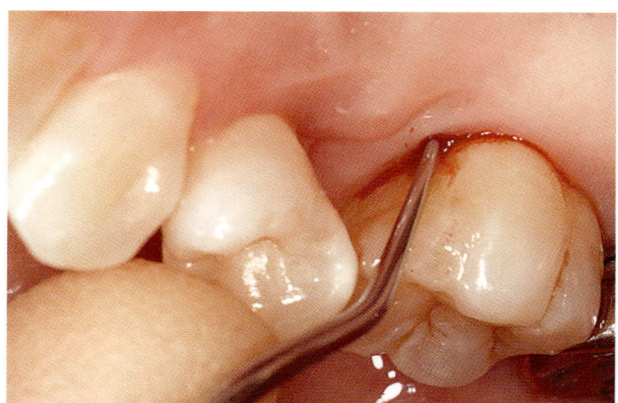

図30 歯肉縁下のデブライドメントにキュレットを用いる際は，刃先が根面を傷つけたり，セメント質を損傷しないよう気をつける．側方圧はかけずにソフトタッチで行う．

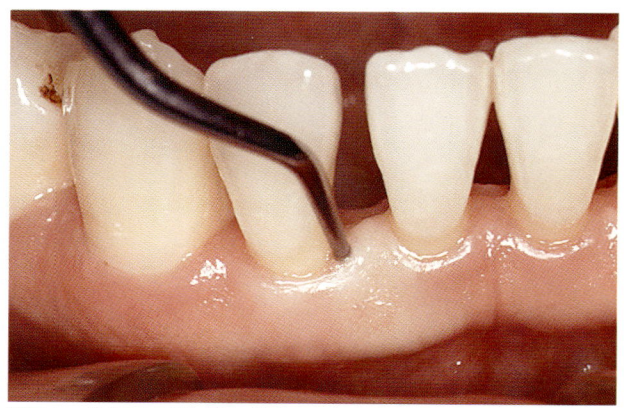

図31 歯石の再沈着に対してはすみやかにSRPを行うが，この際にキュレットの刃が根面を傷つけたり，過度のルートプレーニングでセメント質を損傷しないように気をつける．

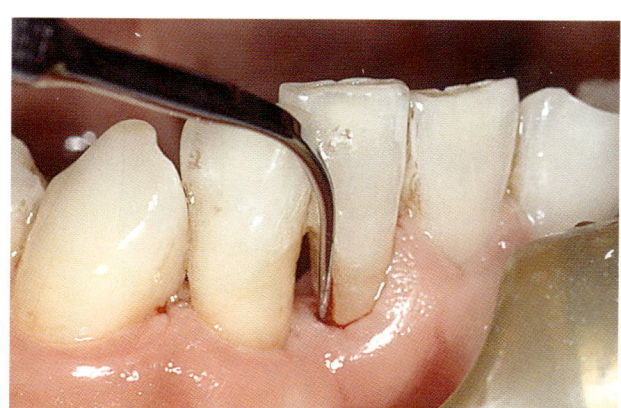

図32 超音波スケーラーによるデブライドメントは，ポケットの深さや幅，根面の形態やプラークの付着状態に応じて適切な形態のチップを選び，低出力，ソフトタッチで行う．

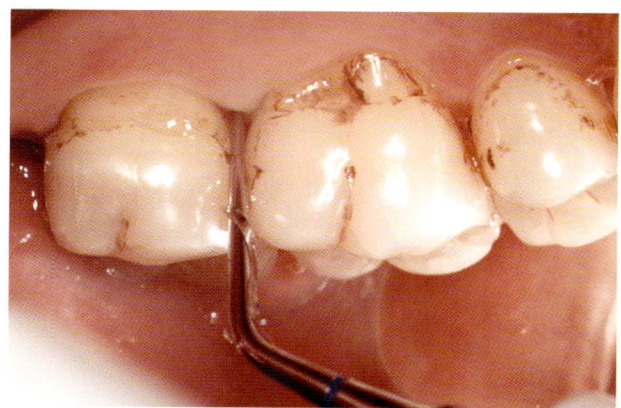

図33 上顎の超音波スケーラーによるデブライドメント．

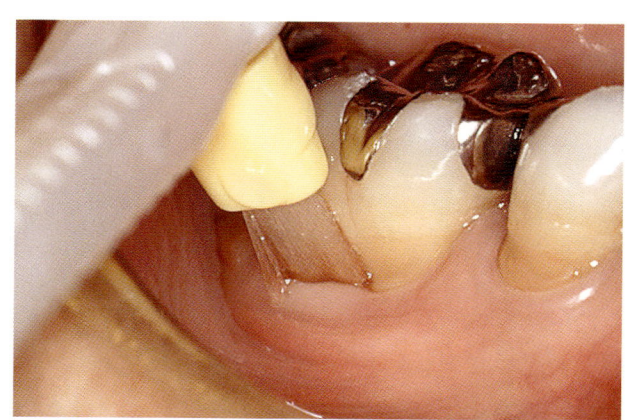

図34 根分岐部付近の深いポケット内は，最も毛先の柔軟なワンタフト系ブラシにたっぷり洗浄液をつけてデブライドメントする．

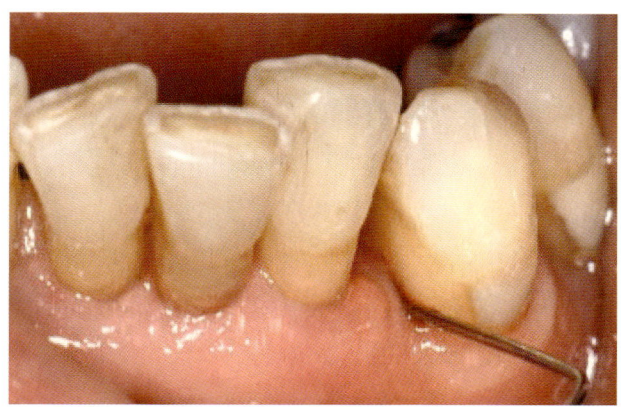
図35 深いポケットを残したままメインテナンスしている場合は，頻繁なデブライドメントとポケット内洗浄が不可欠である．

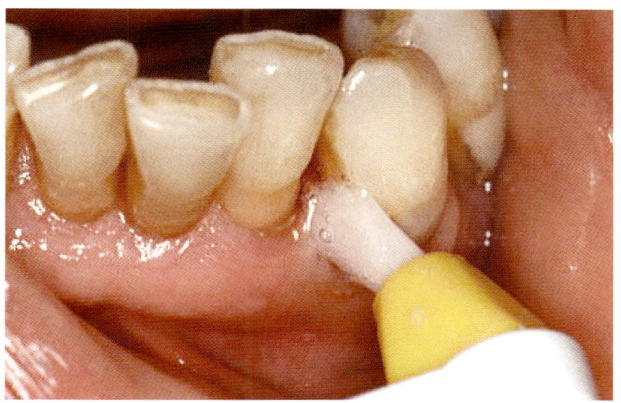
図36 重度歯周病のSPT時に生じる知覚過敏，根面う蝕はフッ化物塗布で対応する．

　また，従来の根面をガラスのように滑沢になるまで研磨するルートプレーニングと対比して，根面に付着しているエンドトキシンを一層取り去るだけでセメント質を意識的に残す方法を，とくにルートサーフェス・デブライドメントということもある[3]．

　歯周病のメインテナンス期においては，歯肉縁下の歯根表面にバイオフィルム状の成熟したプラーク，壊死セメント質や歯石，エンドトキシンなど，再付着を妨げるさまざまな因子が存在している可能性が高いために，これら各デブライドメントの概念は，SPTの手法を組み立てる上でとりわけ重要と思われる．

　なお根面デブライドメントの際に，セメント質表面のざらつきや歯肉縁下の歯石の有無を確認するには，目盛り付きのプローブよりも，先端が球状になったWHOのプローブや先端が細く加工された各種エキスプローラーを用いると，より繊細な感覚が得られる．

　近年インスツルメント類の改良が加えられた超音波スケーラーによるイリゲーションが，そのキャビテーション効果により歯根を傷つけずにデブライドメントを行う方法として有効であることも報告されている[4,5]．

　知覚過敏にはフッ化物塗布が効く場合も多いが，フッ化第一スズ含有のジェルは，塗布時にしみる場合があるので注意を要する．その際にはフッ化ナトリウム含有のジェルを用いる．なおフッ化第一スズの抗菌作用は，歯肉炎の軽減にも有効とされている．

有病者・障害者のプロケア

　糖尿病，腎疾患，高血圧症，高脂血症，貧血などは，歯周病の全身的リスク要因と考えられている．また，シェーグレン症候群，膠原病，降圧剤の長期服用なども唾液の分泌の低下につながるために，う蝕，歯周病の大きなリスク要因となる．このような患者の口腔管理は，専門家が病気の進行度や全身の状態に気を配りながら，より積極的に進めていかなければならない．

　知的障害者（児），手の不自由な人，高齢者など十分なセルフケアが望めない患者たちには，介護者の協力を求めながら，頻繁な専門家による口腔清掃を行っていく．自力でのブラッシングが困難な場合は，状況に応じて適切な電動歯ブラシ（音波ブラシ，超音波ブラシ）を薦める．

口腔乾燥症や粘膜疾患のプロケアのPoint

- 重度の口腔乾燥症，難治性の扁平苔癬，重度糖尿病などにみられる粘膜のびらんや難治性アフタに対する洗浄液としては，ぬるま湯に各種含嗽剤を適量混ぜたものを用いる．これにより，口腔全体の湿潤さを高めるとともに，蓄積したう蝕，歯周病，カンジダ症などに関与する細菌をできる限り取り除き，時にはこれが原因で起こる種々の疼痛の緩和を期待できる．
- 舌や頬粘膜に付着している細菌は，小さく折りたたんだガーゼや大きめな綿球に洗浄液を付けて丹念に除去する．
- 歯肉，頬粘膜，舌などにびらんや潰瘍を認める場合は，柔らかいワッテなどをそっと押しつける要領で洗浄する．
- 舌苔は柔らかいスポンジや小折りガーゼで注意深くこすり取る．
- 歯面およびポケット内の細菌は，先端の細い各種器具や低出力の超音波スケーラーなどでそっとディプラーキングする．その後，前述の洗浄液で丹念なイリゲーションを行う．なお，これらにより化学的な洗浄効果だけでなく，洗浄後の爽快感も期待する．
- いずれの場合も，強い薬液や過度の刺激などで粘膜を傷めないように気をつける．
- 粘膜の状況によっては，ヒアルロン酸含有の保湿剤や副腎皮質ホルモンの軟膏が有効な場合がある．カンジダなどの真菌類の感染が疑われる場合は，抗真菌薬入りのシロップによる含嗽も効果がある．
- とくに口腔や咽頭の粘膜が荒れて疼痛を伴っている場合などには，粘膜保護の目的で各種粘膜保護剤を用いる．粘膜保護剤は荒れた粘膜が原因で義歯に擦過傷が絶えない場合などにも有効である．

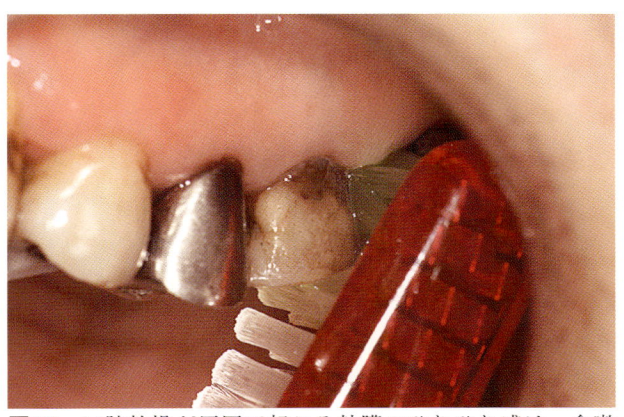

1-3 プロフェッショナルケアのメニュー／目的別プロケアの整理

図37 口腔乾燥が原因で起こる粘膜のひりひり感は，含嗽剤を含ませた歯ブラシや歯間ブラシでそっとケアする．

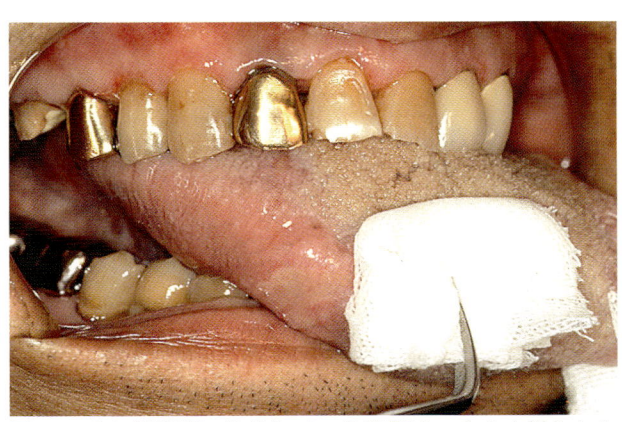

図38 舌や頬粘膜に付着している細菌は，小さく折りたたんだガーゼで丹念に除去する．

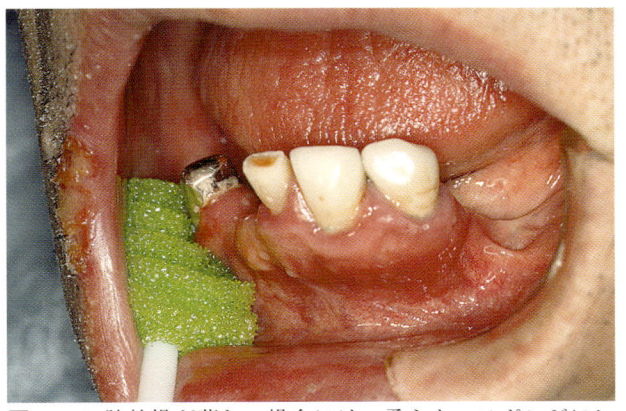

図39 口腔乾燥が著しい場合には，柔らかいスポンジにヒアルロン酸含有の保湿剤をつけて粘膜ケアを行う．

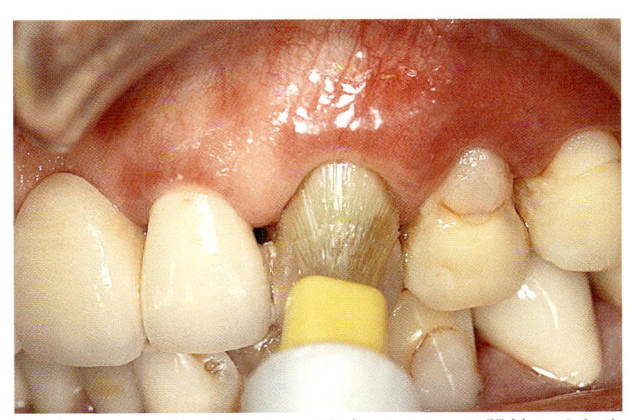

図40 歯頸部付近のプラーク除去は，PMTC器材ではなく軟毛のワンタフト系ブラシを基本とする．

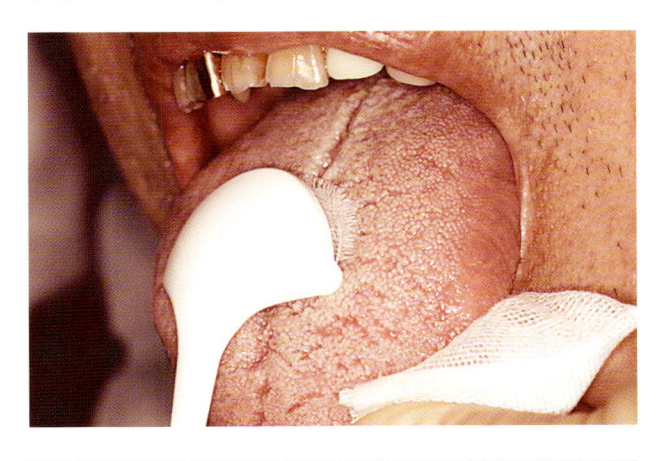

図41 舌ケア用のブラシを用いる場合は，舌乳頭を傷つけないように十分注意する．

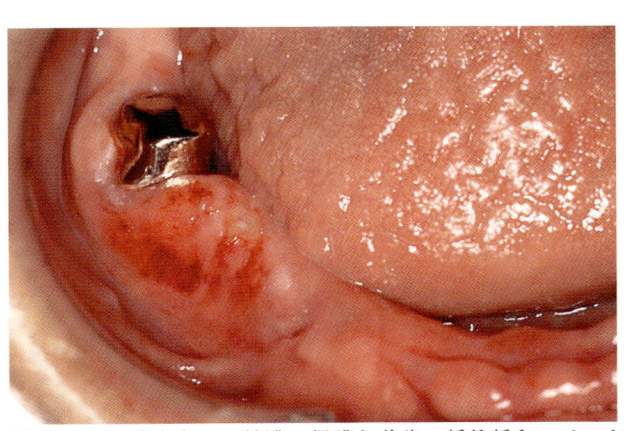

図42a，b 義歯床下の粘膜の保護と義歯の緩衝緩和には，ドライマウス用のジェルが有効である．

矯正中・矯正後のプロケア

　矯正中のう蝕・歯周病予防としても，PMTCをはじめとするプロケアは欠かせない．さまざまな装置が入った口腔内を，患者自身（とくに若年者）が十分管理できると思う方がかえって不自然であり，矯正医はそれを十分自覚すべきである．

　ルースバンドの放置，セメント合着材の溶出，ボンディングに伴う酸エッチング，レジン系ボンディング材のプラーク吸着性，唾液緩衝能の低下，治療期間の長期化などによって，矯正治療中のう蝕リスクはきわめて高くなる．また治療後も，ボンディング材のわずかな取り残しや，エッチングによる脱灰の影響で，その傾向は引き続き残る．

　矯正後の歯面の脱灰とそれに続く歯頸部あるいは隣接面のう蝕は，日常きわめて頻繁に観察され，矯正専門医のう蝕管理に対する理解度の不足が伺われる．

　矯正中・矯正後における歯周病・う蝕管理には，PMTC，およびフッ化物塗布が大きな威力を発揮するのは当院で実証済みであり，今後はすべての矯正医が治療システムのなかにPMTCを組み込むことを大いに期待したい．

矯正中のプロケアのPoint

- 矯正装置の脱離，破折に注意する．
- ブラケット周辺，チューブ，叢生部位，歯間離開部は，あらかじめ毛先のしっかりしたワンタフト系ブラシを用いて清掃後，PMTCツールを使った方が効率が良く，矯正装置にも無理がかからない．
- フッ化物塗布にも同様の補助器具を用い，念入りに行う．
- 取り外せる矯正装置（ホールディングアーチなど）は取り外して，装置で覆われている粘膜の洗浄を行い，装置内面も清掃する．

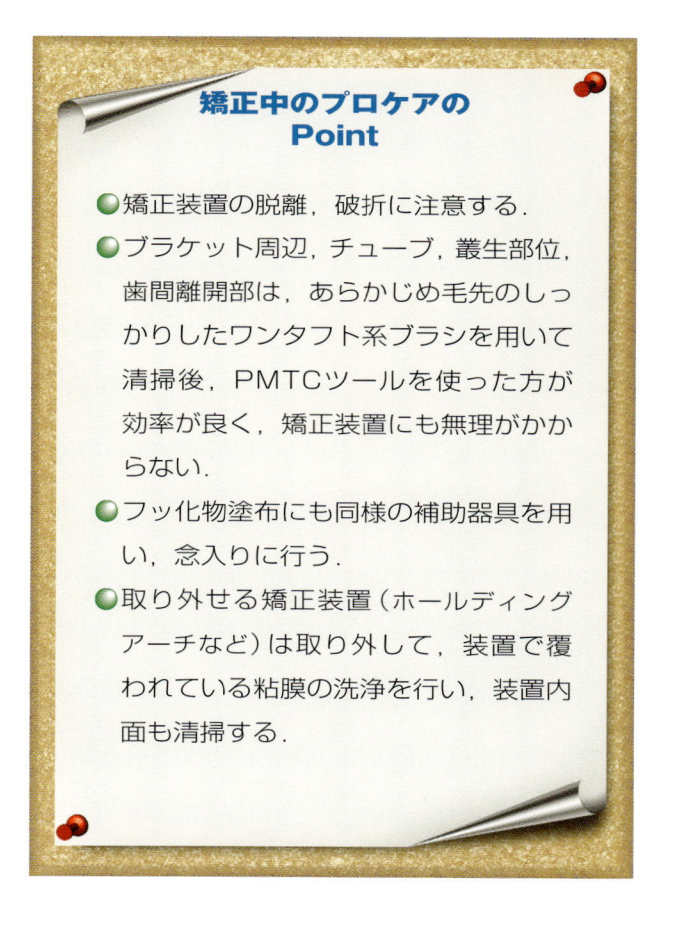

矯正後のプロケアのPoint

- 矯正がおおむね終了し，ブラケットが歯面から撤去された時点から数回にわたって頻繁なフッ化物塗布を行う．
- ボンディング材のわずかな取り残しをチェックしながらPMTCを行う．
- エッチングによる脱灰の影響に配慮する．
- 脱灰が認められる初期う蝕のPMTCは，再石灰化を阻害する可能性が高いので，原則として行わないが，粗糙な歯面を磨きたいときや着色を除去したいときなどどうしても必要な場合は，最も粒子の細かいペーストを用いて清掃した後フッ化物を塗布する．

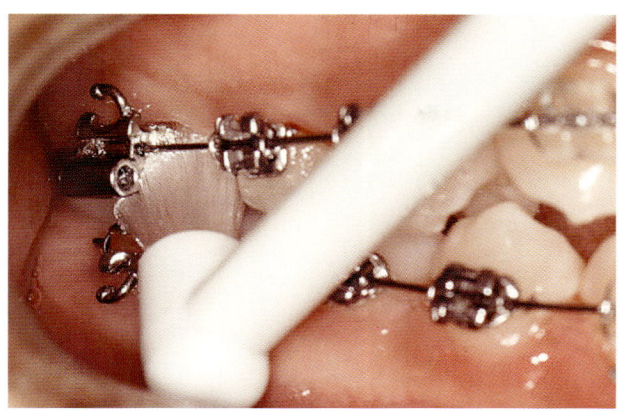

1-3 プロフェッショナルケアのメニュー／目的別プロケアの整理

図43 ブラケット周辺，チューブ，叢生部位，歯間離開部は，あらかじめ毛先のしっかりしたワンタフト系ブラシを用いて清掃後，PMTCツールを使った方が効率が良く，矯正装置にも無理がかからない．

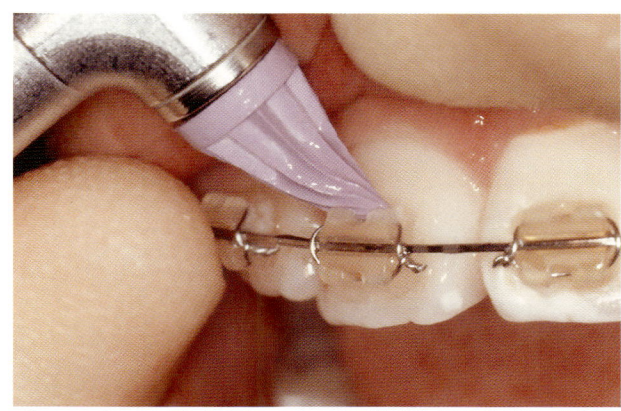

図44 ブラケット周囲のPMTC．矯正装置の脱離，破折に注意しながら，円錐形のプロフィーカップの先端部を利用して凹凸部を丹念に磨く．

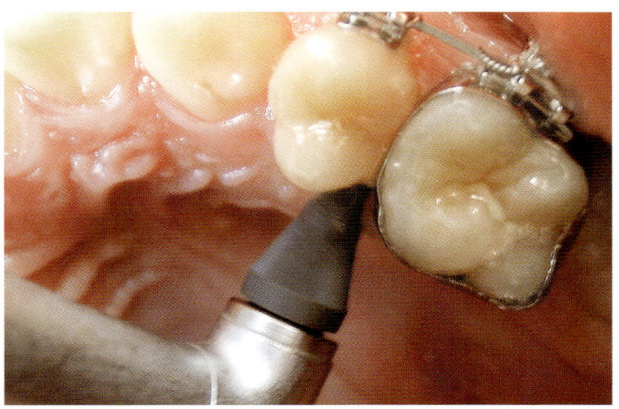

図45 バンド周囲のPMTC．セルフケアがしにくい部分なので，歯肉の炎症もチェックしながら念入りに行う．

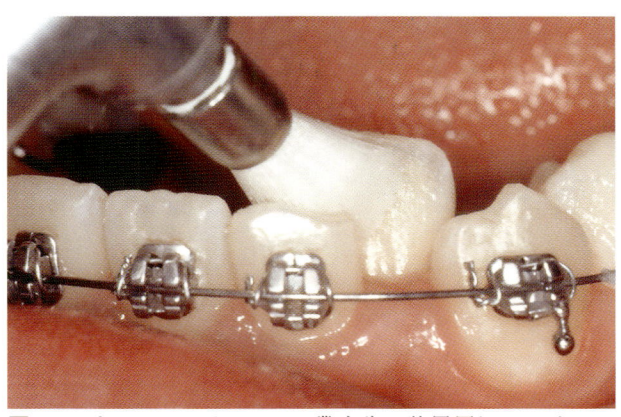

図46 プロフィーブラシで，叢生歯や装置周辺やワイヤーの下の狭い部分を清掃する．

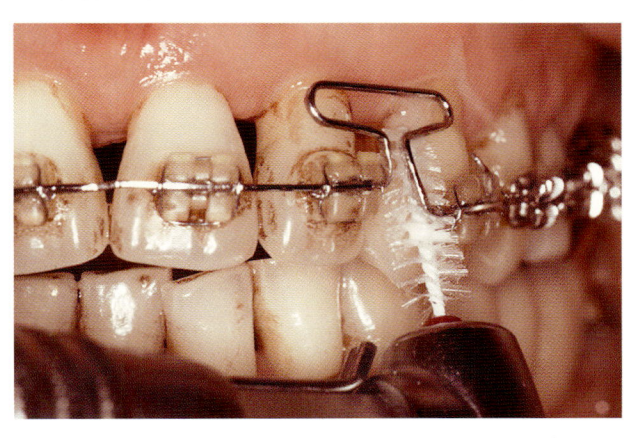

図47a	図47b
図48	

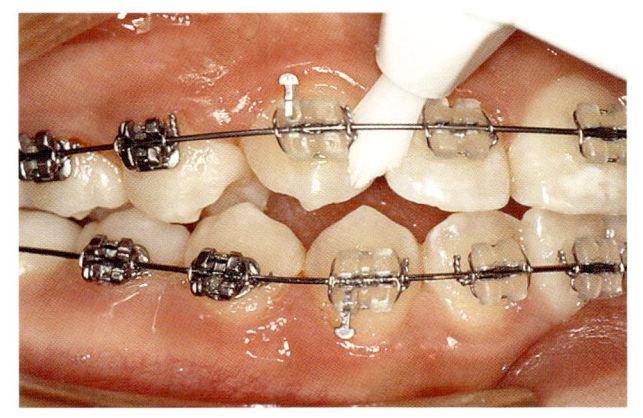

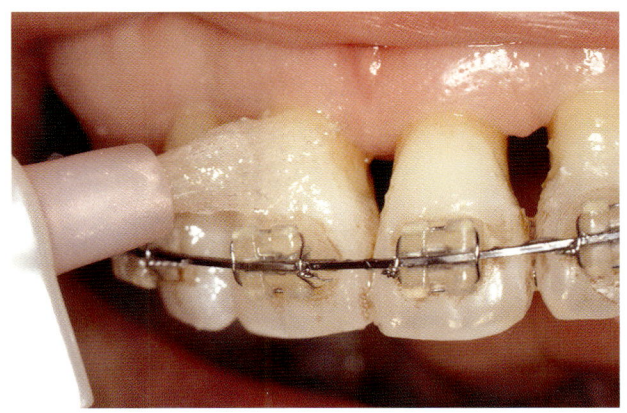

図47 ワイヤー下の狭い部分の清掃にはコントラ用歯間ブラシや毛先の細いワンタフト系ブラシが便利．
図48 PMTC後は，毛先のやや柔らかいワンタフト系ブラシでフッ化物をまんべんなく塗布して終了する．

1 セルフケア＆プロフェッショナルケア

補綴物のメインテナンス時におけるプロケア

いかに美しく磨き上げられた補綴物であっても，検診もせずに数年も経てばすっかり色あせて，さらにそこに縁下カリエスという悪魔が忍び寄ってくる．歯周病の管理を怠れば，厳密な咬合や適合の精度など，製作時に費やされたせっかくの努力も思わぬ徒労に終わってしまう．長期的な永続性（longevity）の面から考えれば，私たちは補綴を完了した時点を，むしろスタートと認識すべきである．

補綴物の適合精度や付与する咬合の重要性を否定するつもりはないが，継続したメインテナンスにより，その状態が維持されてこそ術者の努力が実を結ぶのである．そのためには従来から行われてきたブラッシングを始めとする患者自身によるセルフケアに加えて，専門家による定期的な口腔ケアを，メインテナンスのもう一つの柱として，積極的に位置づける必要がある．

プロケアのPoint

- 補綴物のマージン付近の器具操作や，補綴物を研磨するペーストの選び方には，補綴物を傷つけないように十分配慮する．
- プロケア時に超音波スケーラーを用いる場合は，セラミック製補綴物にチップが触れないように注意する．
- 二次う蝕，根面う蝕予防のため，歯面・歯周ポケット内の洗浄と歯頸部へのフッ化物塗布を念入りに行う．
- ブリッジのポンティック部はスーパーフロス，ガーゼひもに粒子の細かい研磨材をつけてポリッシングすると，よりていねいな清掃ができる．
- 取り外しタイプの補綴物，義歯は，各種義歯用洗浄剤や超音波洗浄器などを用いて口腔外で丹念な清掃と消毒を行う．
- 鉤歯・支台歯周囲のPMTCは，他よりも一層ていねいに行う．

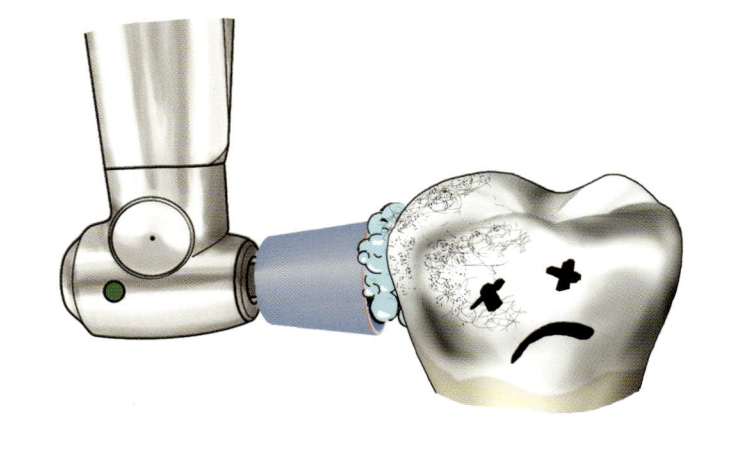

参考文献

1. アメリカ歯周病学会：AAP歯周治療法のコンセンサス，クインテッセンス出版，東京，1989；IX-34.
2. 加藤久子：プロフェッショナル・スケーリング・テクニック，医歯薬出版，東京，2001；2.
3. 北川原健ほか：歯肉縁下のプラークコントロール，医歯薬出版，東京，2002；20.
4. 品田和美；歯肉縁下処置の実際，歯肉縁下のプラークコントロール，医歯薬出版，東京，2002；92.
5. 島田昌子；デブライドメントの実際，歯肉縁下のプラークコントロール，医歯薬出版，東京，2002；101.

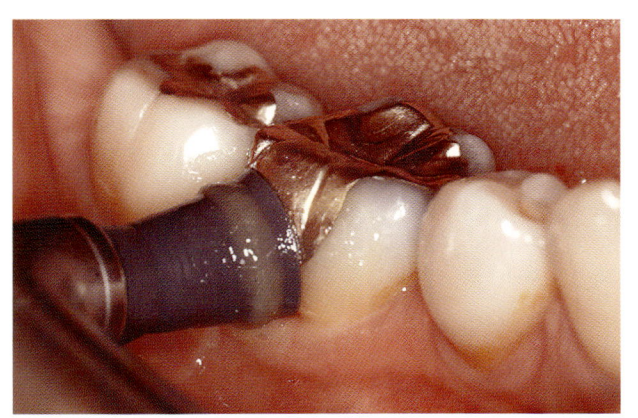

1-3 プロフェッショナルケアのメニュー／目的別プロケアの整理

図49 補綴物のマージン付近の器具操作やペーストの選び方には，補綴物を傷つけないように十分配慮する．

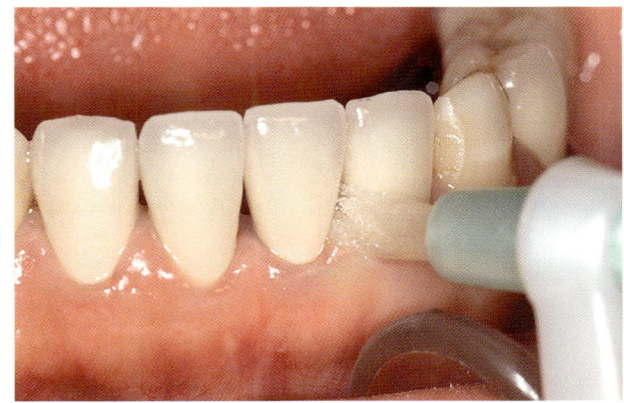

図50 二次う蝕，根面う蝕予防のため，補綴物マージン付近へのフッ化物塗布を念入りに行う．

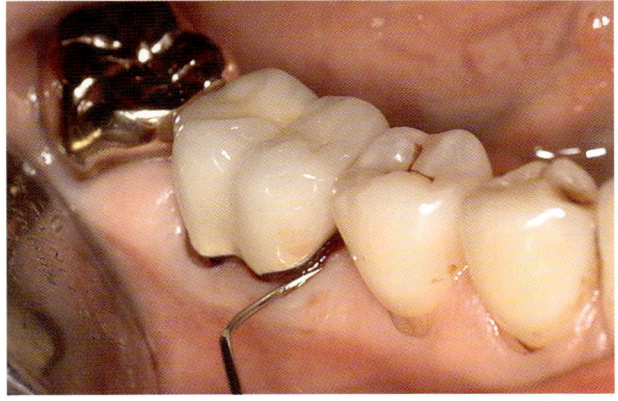

図51 補綴物マージン付近のデブライドメントは，細いエキスプローラーを用いて繊細なタッチで行う．

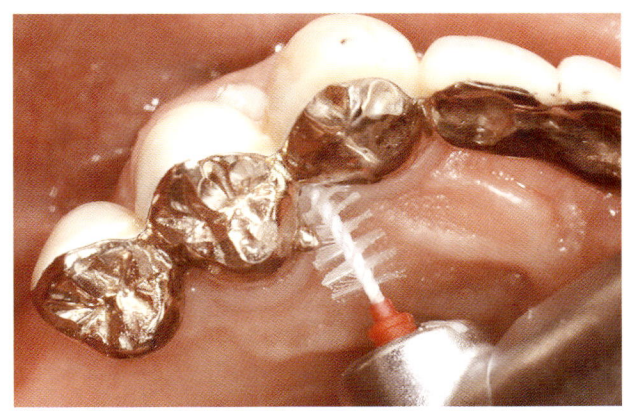

図52 PTC歯間ブラシによるブリッジ連結部の清掃研磨．

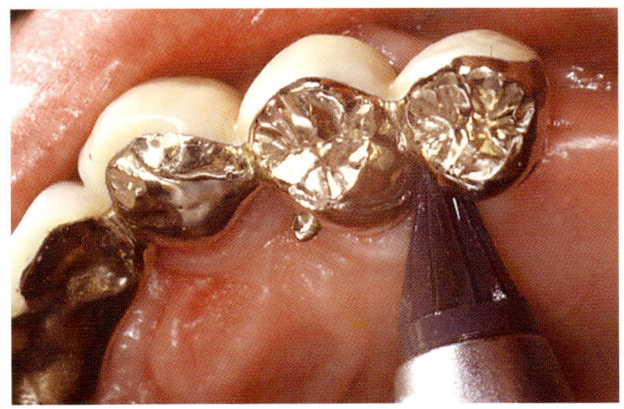

図53 隣接部のPMTCには円錐形のプロフィーカップが便利．

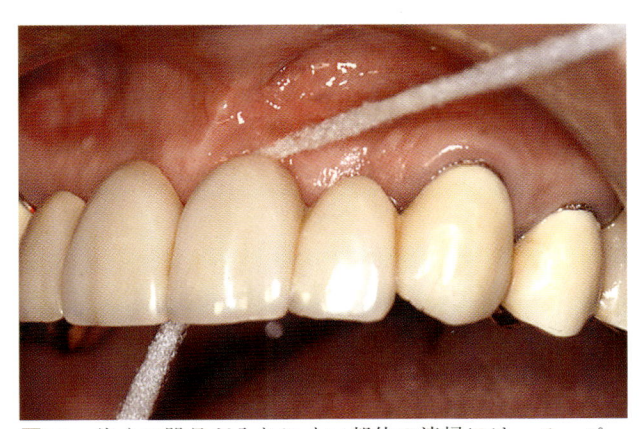

図54 狭くて器具が入りにくい部位の清掃には，スーパーフロスやデンタルテープを用いる．

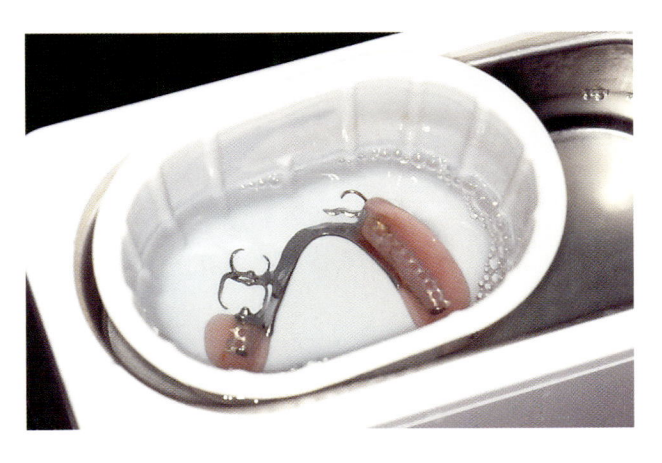

図55 義歯は来院時の度に義歯洗浄剤による超音波洗浄を行う．

1 セルフケア＆プロフェッショナルケア

4 セルフケアを大事にした歯科医療

横浜市開業（丸森歯科医院）

丸森英史

歯科医の一方的な治療方針が受け入れられる時代ではない

　医療行為が確率論的な視点で語られるようになってきた．現代の医療を語るキーワードに医療の「個別化」と「標準化」が挙げられる．この「標準化」の基盤として科学的な根拠を大事にするEBMが推進されてきた．多くの研究者の努力で疾病を科学的に理解することが進んできたが，すべてを科学的に割り切って治療手段や予防手段を組み立てるわけにはいかない．

　患者の立場に立てば，「私にとっての病は，統計的に何パーセントの確率で発症したものではなく，極めて個人的なものなのである．医者にできることをして欲しいのではなく，私にとって必要なことをして欲しい」ということであろう．科学的であり，しかも「私にとって最適な治療手段を考えてほしい」と願っている．その意味で患者さんは利己的なものである．医学における限界はある．それに基づくすれ違いはよく遭遇するところである．歯科医の診断と患者の思い——時として埋めにくい溝ができることもあり得る．

[患者を治療へ参加させることが大事]

　歯科医の一方的な治療方針が受け入れられる時代ではない．そこで必要なのは，説得ではなく納得する過程であり，納得があればこそ治療に参加する気持ちがわいてくる．

　歯科医の説明が納得に到るには対話が必要になる．う蝕治療も歯周治療も患者の参加がなければ一歩も進み得ない．診断を立てそれを基に，治療計画を立て，時には長い時間をかけて納得をもとに治療を進めていかざるを得ないのである．

急性疾患から慢性疾患時代，何を問題にすべきなのか

健康教育

　歯科の進歩は材料と技術の進歩であった．予防の大切さを唱える先人の努力も当然あったが，1970年代にかけてのう蝕の洪水時代を体験した後に大きな変換点があった．「予防」が研究の場から臨床の現場で語られることが多くなった．その後，歯周病治療の進歩によりメンテナンスの大事さが叫ばれ，う蝕の治療においても予防を視野に入れた医療が展開されるようになってきた．この間の治療技術の進歩には目を見張るものがある．しかし再発予防から本来の一次予防が真剣に検討されてきたのは，ここ最近であろう．

　もともと歯科医療は，痛みの解放と補綴による咀嚼機能の回復が主であった．それが再発予防，機能

の長期維持のためにメンテナンスの必要性が指摘されてきた．そのために，細菌感染のリスクを減少させるという意味での予防には，管理的な医療手段に頼ることが多い．しかし医療的な介入以前に，そもそものリスクを減少させるには，セルフケアに重点を置くことが重要である．そこで健康行動を強化させる必要がでて，健康教育の充実が求められてくる．

[生活の質（Quality of life）]

『健康教育概論』（日本健康心理学会編，実務教育出版，2003年）によれば，衛生教育にまでさかのぼれば健康教育には100年の歴史がある．当初は情報を伝えることが主であり，その後，知識の伝達だけでは態度の変容が十分に得られず，健康行動を動機づけるのは信念であるという「健康信念モデル」が1970年代に登場した．これは個人の「信念」という主観的な動機を大事にするという点で大きな意義を持っていた．

その後，ヘルスプロモーション『人びとが自ら健康をコントロールし，改善することができるようにするプロセスである』が提示され，世界的なインパクトを与えた．ねらいは生活の質（Quality of life）へ向けられていった．さらにそれに向かって教育的支援と環境的支援が必要とされた．ますます健康教育の重きが増したのである．

[エンパワーメント教育]

90年代には「人びとは受け身的な立場ではなく，能動的な学習者であり，その学習を支援することが健康教育のあり方である」と主張され，エンパワーメント教育と向かってきた．エンパワーメントとは，自らを価値ある存在とみなして，自己決定力を高め，自らの力を取り戻していく過程をさす（『健康教育概論』日本健康心理学会編，実務教育出版，2003年）．

この流れは，人間は本来自分で決定する力を持つという立場にたち，その力を尊重し，診療室においても主体的に健康を維持するという視点で，教育的に関わることの大事さを読み取ることができる．健康教育の概念は，このように変遷があるが，その内容が深まるにつれ個々を大事にした支援が望まれてきている．

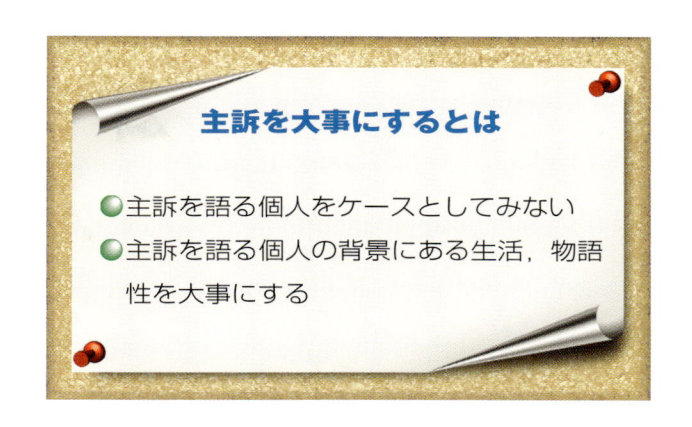

主訴を大事にするとは

- 主訴を語る個人をケースとしてみない
- 主訴を語る個人の背景にある生活，物語性を大事にする

[バイステックの7原則]

この流れは医療の世界だけでなく，福祉など援助を仲立ちとする職域にもあてはまる．ソーシャルワーカーなどの援助関係形成のための古典的（原著は1957年）な『バイステックの7原則』がある．詳細は訳書（『ケースワークの原則』[新訳版]1996年，誠信書房）を参考にしてほしい．

簡単にご紹介すると，

原則1＝クライエントを個人として捉える
原則2＝クライエントの感情表現を大切にする
原則3＝援助者は自分の感情を自覚して吟味する
原則4＝受けとめる
原則5＝クライエントを一方的に非難しない
原則6＝クライエントの自己決定を促して尊重する
原則7＝秘密を保持して信頼感を醸成する

とあり，今にも通用する内容であると渡辺律子氏は紹介している（『高齢者援助における相談面接の理論と実際』医歯薬出版，1999年）．これはわれわれの現場，すなわち臨床では"主訴を大事にする"という点に集約できるであろう．

どのような職域であろうと，援助的な関わりでは大事にしたい視点である．そのなかで第3の原則で解説されているように，相手の発する言葉や仕草で援助者も多様な感情を抱く．それをどのように吟味して相手に言語化して返すかが，援助関係を培うための大事な要件である．セルフケアを効果的にする関わり方は，このようなコミュニケーション技術の向上が必要なのである．

目的別PMTCとオーラルケア／バイオフィルム制御とオーラルケアの到達点

ブラッシングの定着

[症例1-4-1] う蝕の再発予防や歯周組織の改善にブラッシングは基本．体験学習で学ぶ，理解する

ブラッシングで歯肉が変化するのは，患者にとって大きな励みになる．大事な体験として，指導に生かしたい．

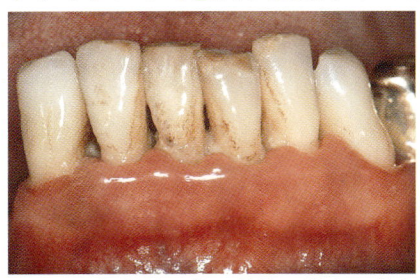

1-4-1a　初診時60歳，男性．歯肉の炎症も著しい（1981. 5. 20）．

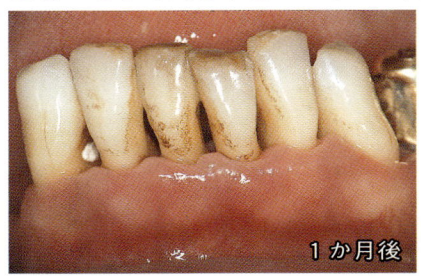

1-4-1b　1か月後，歯間ブラシの効果が出てきた（1981. 6. 19）．

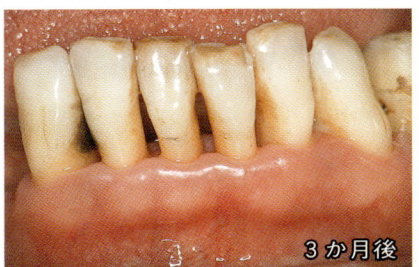

1-4-1c　さらに2か月後，歯石除去も行う（1981. 8. 19）．

少しずつ良くなる大事さ．いわれたからブラッシングするのではなく，納得しながら養生を身につけた方が長続きする．

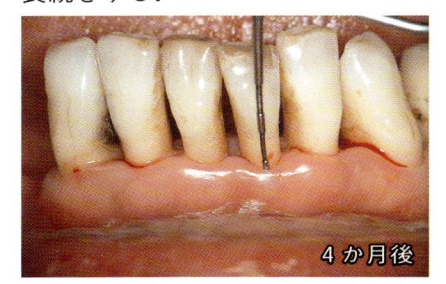

1-4-1d　プロービングで出血，少しの後戻り．再度ブラッシングの目標を確認（1981. 9. 28）．

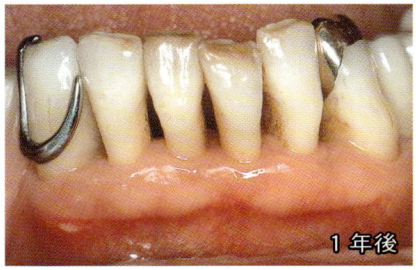

1-4-1e　初診より1年後，歯周組織も安定し，治療も一段落（1982. 5. 18）．

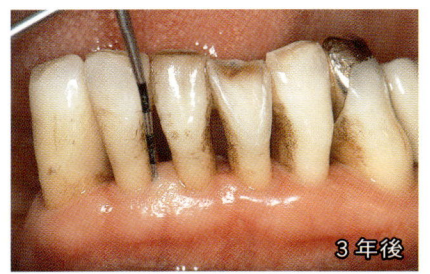

1-4-1f　初診より3年後（1984. 2. 13）．

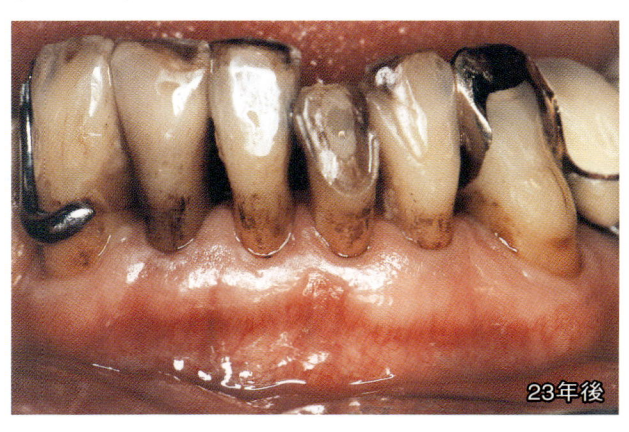

1-4-1g　初診より23年後．咬耗は著しいが安定している（2004. 2. 4）．

自立支援は医療におけるすべての関わりの原点　（症例1-4-1）

　口腔内の細菌と歯の生物学的な攻防が具体的な病に発展し，病理的な状態を口腔内に作るのは，まさにその人の生活習慣が大きなファクターを占めている．しかし病気をすべて個人の責任に押しつけ「あなたがだらしがないからだ．自業自得だ」としてしまうのは医療側の傲慢さの現れである．発症の前に，その個人が十分に責任を理解できる時と機会が与えられていたかが問われる．何も知らされず責任をと

セルフケアではブラッシングと食生活への気配りで養生を続けることが基本となる

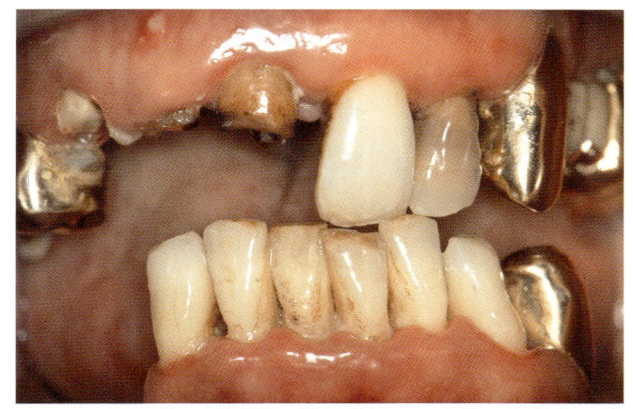

1-4-1h 同患者の正面観，補綴希望での来院．初診時60歳（1981.5.20）．

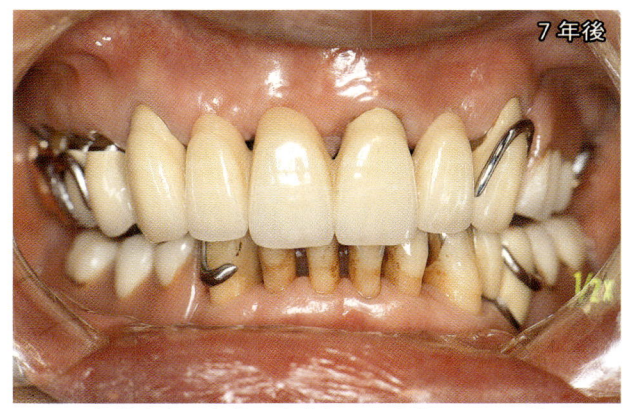

1-4-1i 初診より7年後，安定している（1988.12.23）．

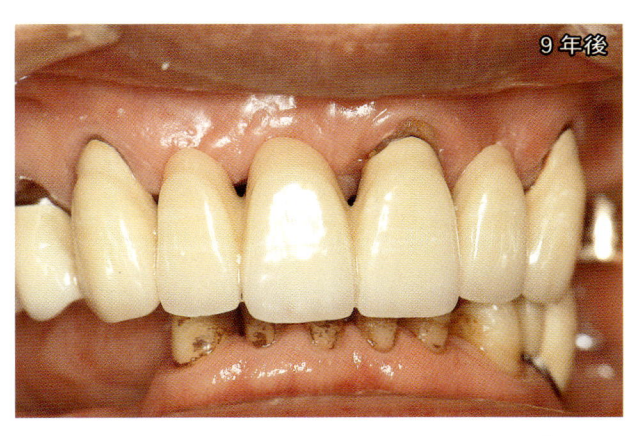

1-4-1j	1-4-1k
1-4-1l	

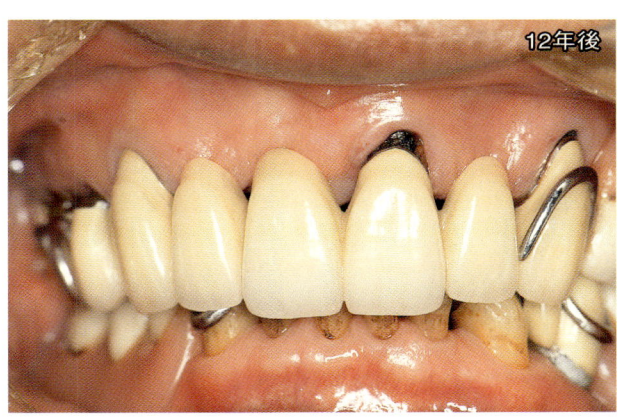

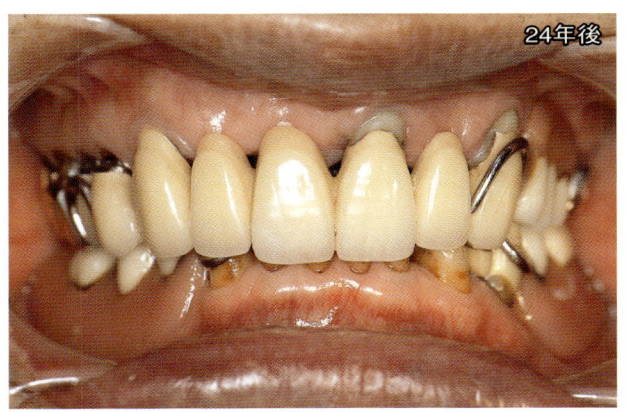

1-4-1j 初診より9年後，左歯頸部に磨き残しによる，歯肉炎．根面う蝕が始まりかけている（1990.6.8）．
1-4-1k 初診より12年後．検診で来院されたが充填が必要となる．最近，甘いものを食べる機会が多くなっているとのこと．ブラッシングと甘いものの量のコントロールのお話をする（1993.10.29）．
1-4-1l 初診より24年経ち，84歳になる．元気で検診に来られた．その後にう蝕の再発はない（2005.12.4）．

らされるのは論外なことである．医療者側にはこのことを患者に十分に理解してもらうという責任があるわけで，情報の伝え方，理解のさせ方に責任を感ずるべきなのである．コミュニケーションの「技」が必要なのである．

関わる時間軸で遭遇する
セルフケアへの隘路

生活で何が問題になるのか

[乳幼児期：親の管理] （症例1-4-2）

　両親の気配りで，子どもが3歳頃までう蝕を作らずに成長させるのは，それほど難しい時代ではなくなった．しかし至れり尽くせりで，う蝕細菌が感染しないように管理されて成長しても，その心地よい環境からはいずれ巣立ちをしなければならないときがくる．

　3歳も過ぎれば子どもなりの社会生活も始まり，生活圏も広がってくる．そのときに子どもなりの決断が必要なこともある．したがって子どもに対しても，納得の上での好ましい生活習慣を遂行するスキルが必要なのである．それを育むのが"しつけ"であり，本来そのようなものである．最後はう蝕にならないような生活を，本人が選択できるかが分かれ目になる．

　管理してう蝕から遠ざけるだけでなく，その子が主体的に健康に関わる態度を身につけさせるのが，診療室の予防の大事な点であろう．公衆衛生的な観点とは異なって当然である．知らないうちに予防ができているよりも，う蝕になりたくないから予防する態度が大事なのである．

　この時期，食事はまさに生活習慣の窓であり，遊ぶこと，寝ることも含めた生活のリズムが必要なのである．う蝕予防はそのような意味で健康の窓口になる．それを親子ともども理解してもらうことが，診療室の指導なのである．

[子ども期：自立の一歩／悪い生活習慣の理由（わけ）を理解] （症例1-4-3）

　親の保護から離れ，独り立ちする大事な成長期である．10代は思春期を挟み，気持ちも体も揺れる時期である．

　子どもの成長を願い，よかれと思ってやってきた親の関わりを何となく疎ましく思う時期である．自分でもコントロールできない心や体の揺れに右往左往する，どうしようもない不安定さを併せ持つ時期である．

　いわれれば，いわれるほどやりたくなくなるブラッシング．わかってはいてもついつい溺れる甘いもの．若者を取り巻く環境は，勉強のストレス，親子関係の混沌さ，情報の氾濫など，今までにないほど複雑になっている．そのようななか食事でストレスを解消するのは大人ばかりではなく，10代はまさにその渦中にある．

　しかし，そのストレス解消がいつしか生活習慣になってしまう．甘いもの好きに育てられたなら，なおさらである．すぐには行動の変容がなくても，今そしてこれから何が必要なのか，本人への意識的な関わりが必要である．10代のう蝕や歯肉炎は，そんな生活習慣の問題が根本に見られる．

　携帯電話の通信費をひねりだすために，食費を切り詰め，貧困な食生活がう蝕に結びついた事例もある．

[成人期：理由（わけ）を患者と語る] （症例1-4-4）

　20歳過ぎれば仕事や職場環境，そして新たに作るそれぞれの家庭の"理由（わけ）"が反映してくる．そのときどきの生活を抱えて患者は来院し，その結果としての口腔であることを忘れてはいけない．その"理由（わけ）"を患者と語ることが必要なのであろう．それらを指導者は常に視野に入れて関わる必要がある．生活習慣とは極めて個別的なものである．その姿は患者との対話をとおして浮かび上がるものである．健康に対する自立ができるよう行動変容の支援に取り組んでいくことが必要である．

行動変容には単純なシステム化
では対応できない

　発症と進展に複雑な要因が絡む歯周病に対して，1950年代から戦略的な治療が行われるようになってきた．炎症の改善と咀嚼機能の回復維持には，口腔全体に対するアプローチが必要とされたのである．

医療のシステム化への取り組み

　そのような多様な要因からなる疾病に対するアプ

[症例1-4-2] 揺れ動く生活のなかでできたう蝕
仕事の疲れで子どもを寝かしつけるのに哺乳瓶にジュースを入れう蝕をつくる．

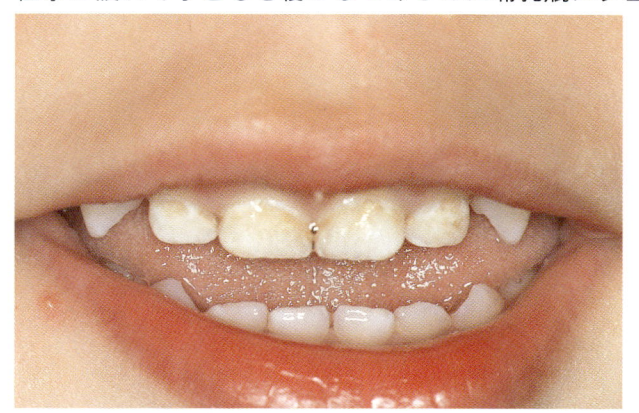

1-4-2a 母親は仕事の忙しさで，つい哺乳瓶にジュースを入れて寝かしつけたためう蝕にしてしまう（1999.6.19）．

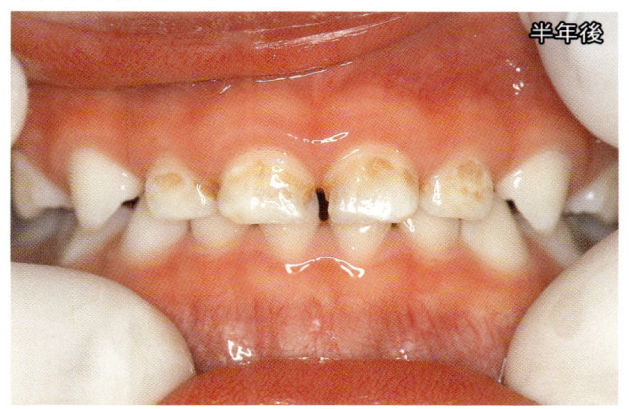

1-4-2b 半年後，子どものブラッシングの定着と生活を整えたため，う蝕の進行は抑制されていた（2000.1.24）．

仕事を再開すると子どもの甘いものの摂取が増えう蝕がすすむ．

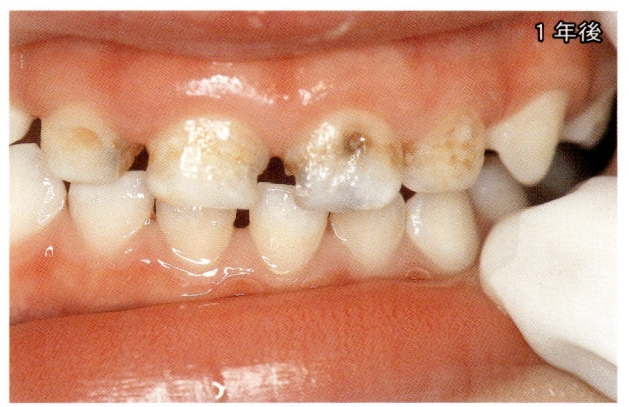

1-4-2c 半年後，母親が働き始め，また甘いものが多くなりう蝕が進む（2000.8.15）．

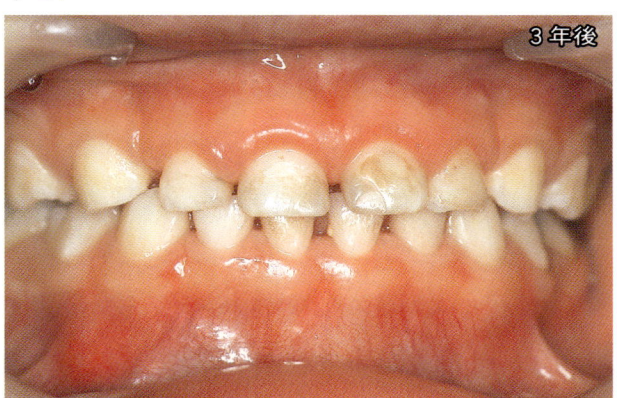

1-4-2d う蝕を治したい．子どもの思いがでてくる（2002.9.9）．

う蝕になりたくないという子どもの思いがでてくる．

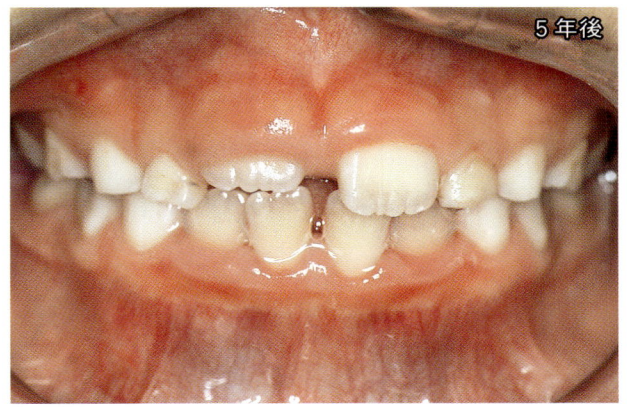

1-4-2e その後，子どもなりに"う蝕になりたくない"という思いが健康な永久歯へとつながる（2004.5.8）．

目的別PMTCとオーラルケア／バイオフィルム制御とオーラルケアの到達点

[症例1-4-3] 成長期に生活の揺れや食習慣の乱れでカリエスリスクが高まる

甘いものに執着がないのでブラッシングしなくてもう蝕にならない．

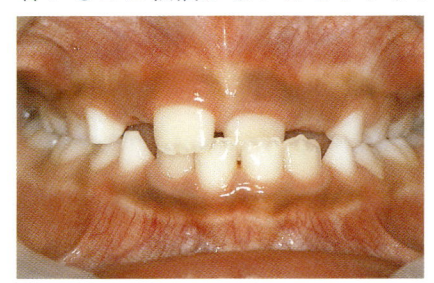

1-4-3a　7歳，ほとんど甘いものを遠ざけた生活環境でう蝕なく成長している（1986.6.6）．

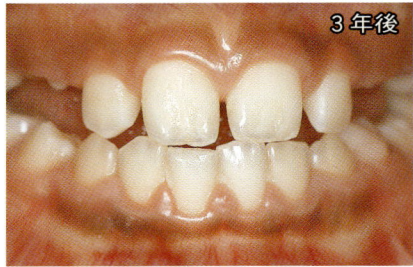

1-4-3b, c　10歳，甘いものに執着がないので，プラークたくさんでもう蝕にならない（1989.1.27, 11.9）．

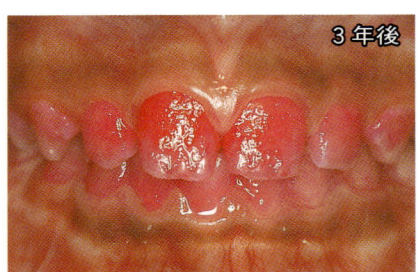

外出しないので歯を磨く必要はないといっていたが，大学生活で白濁を気にしはじめる．

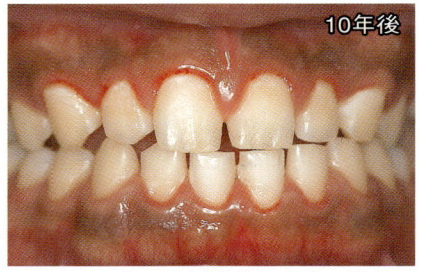

1-4-3d　17歳．生活環境の変化で閉じこもり気味．「外にでないので歯を磨く必要はない」という．う蝕はないが歯肉炎が著しい．出血が怖く，歯磨きも敬遠気味である（1996.8.16）．

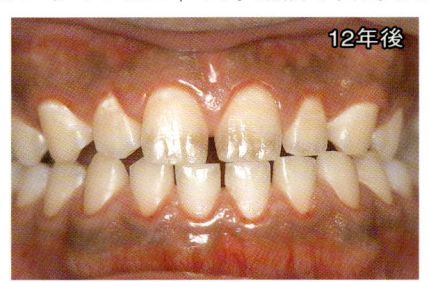

1-4-3e　大学生の生活が始まる．白濁ができ危機感が少しでてきたか（1998.6.18）．

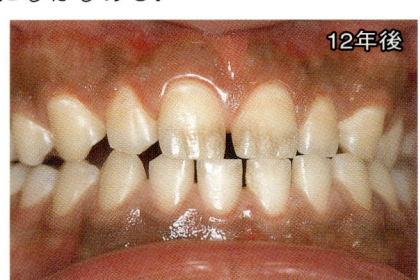

1-4-3f　3か月後，夏休みにチェックに訪れてきた．白濁が薄くなる．寮生活も幸いしたか．うれしそうな表情が印象的（1998.8.9）．

勤めを辞めフリーターに，コンビニ依存の生活となり，う蝕の再発．

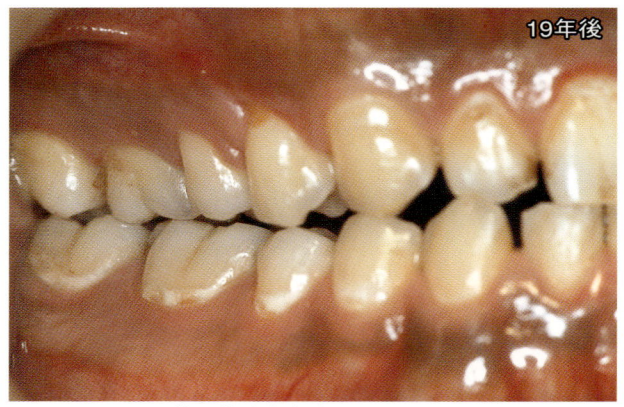

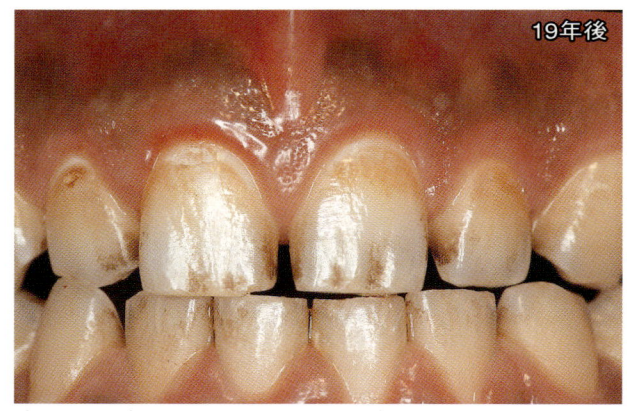

1-4-3g, h　その後．就職先も辞めフリーターに，コンビニ依存の生活になり，う蝕の再発につながる．う蝕の状態と生活の揺れが並行している．初診より19年たち26歳になる（2005.1.11）．

ローチとして，H. M. Goldmanらによる『Periodotal therapy』（初版1956年）の出版は大きな影響を与えた．一連の流れは，歯周病治療に対して対症療法ではなく，原因の再発を防ぐためのシステマティックなアプローチの重要性を定着させるというものであり，大きなインパクトがあった．

歯周ポケットの除去とそれの維持に目的を絞り，歯周病治療をシステム化し，その後の歯周病治療に大きな影響を与え，成果を作ったのも事実であろう．1960年の第2版において，initial preparation（初期

[症例1-4-4] 好きで美味しいので食べている甘いもの
朝からアイスクリームという甘いもの好きの高校生でう蝕が多発する．

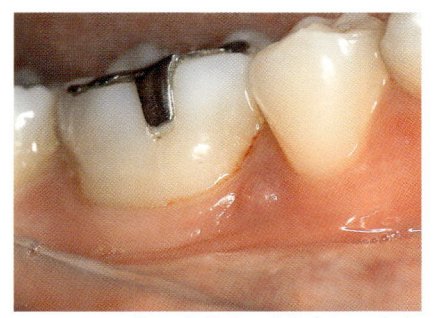

1-4-4a　16歳の高校生．「歯肉にできたおできが治らない」と遠方より来院．コンタクトカリエスが多発している（1982.5.22）．

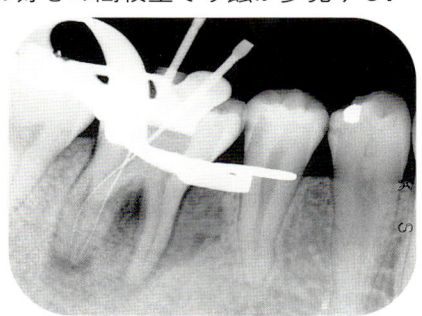

1-4-4b　全顎的に半年かけ治療を行う．

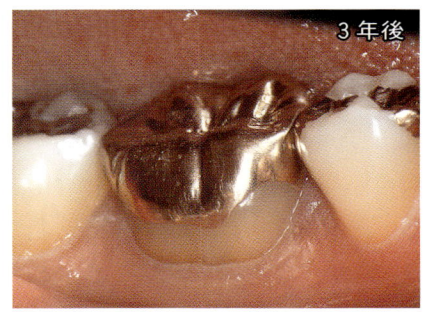

1-4-4c　初診より3年後．朝食からアイスクリームをほぼ日常的に食べているとのこと（1985.6.28）．

食生活の改善を話すが，好きなものはなかなか節制できない．

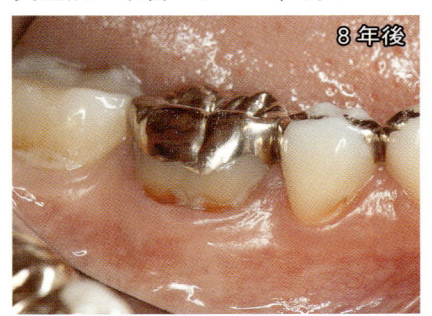

1-4-4d　初診より8年後，歯頸部にう蝕が始まり．大臼歯部はサホライドを塗布し，小臼歯部はレジン充填を行う（1990.8.18）．食生活の改善への話は行ったが……．

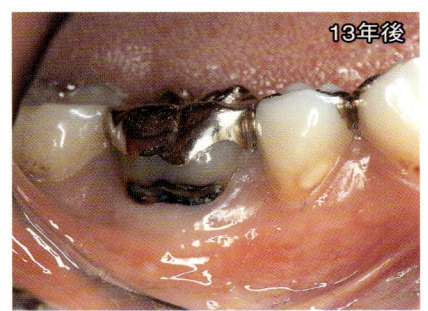

1-4-4e　初診より13年後，検診で来院する．抜髄歯でのう蝕の進行は早い．アイオノーマを充填した（1995.1.31）．

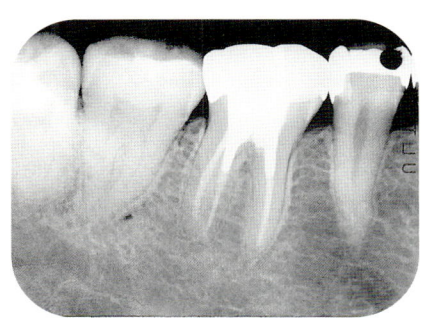

1-4-4f　根尖病変は改善している（1997.7.4）．

その後，甘いものの摂取に気を配りはじめる．

1-4-4g　初診より18年後，その間に矯正治療も行ったが，7⏋の近心部も含めてう蝕の再発は抑制されている．甘いものの摂取には気配りしているという．「もう，う蝕はいやです」と語っていた．患者は34歳になった（2000.5.31）．

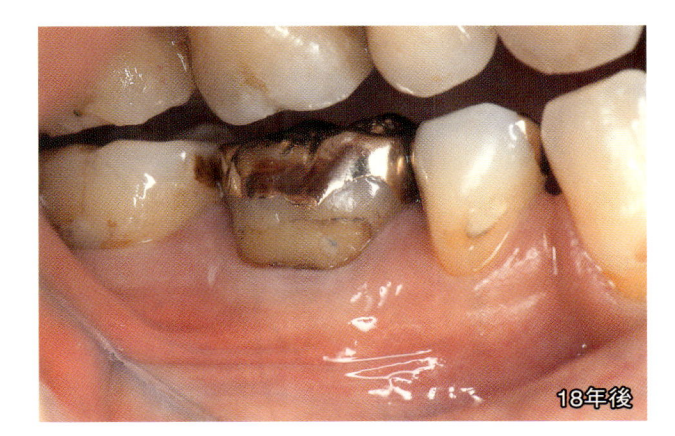

治療）に始まり，メンテナンスにいたる治療システムが提示された．まさに医療のシステム化（工学的な取り組み）による成果である．

[Supportive periodontal treatment]

メンテナンスについては，1989年の"World Work-shop in Clinical Periodontics"でSupportive periodontal treatmentという言葉が使われるようになった．maintenanceの持つ工学的なニュアンスか

ら，supportiveへの変化は言葉の問題だけではなく，当時の健康に対する取り組み方の変化をも示唆する．しかしsupportive（援助）という日本語から受ける倫理的なニュアンスは，文献を見る限りは伝わってこない．疾病の管理的な側面だけが強化されている．

Supportive periodontal treatmentの総説（Stefan Renvert & G. Rutger Persson：Supportive periodontal therapy. Periodontology 2000．2004；（36）：179-195）では，risk assessmentの重要性を指摘している．さらに一律なアプローチではなく，個別的な対応が求められ，コンプライアンスへの考慮を強調している．

行動変容の難しさ

その間，歯科治療技術は飛躍的に進歩したが，良い状態を維持させる患者指導の難しさも改めて認識させられることになった．治療効果を評価するデータが示すところは，治療技術が患者のnoncomplianceを補うことはないのである．治療技術や材料の開発と平行して，患者への健康に対する動機づけをいかに維持するかが大きな問題になってきた．歯周病とう蝕では原因も対処も異なるが，バイオフィルム感染症としての共通項は多く，「これさえとれば」とシステム的な医療管理に頼りやすい．

しかしシステム化では取り込めない不確実な部分が多いのが，医療の特徴でもある．華やかな成果の裏に潜むその不確実性が話題になるのには，さほど時間は必要ではなかった．予知性などという言葉の儚さも指摘されてきた．わかっていることよりも，わかっていないことが多いのである．それでも現場の臨床では成果を求められる．生物学的な口腔諸組織の振舞いにも，人間の行動変容についても読み切れない部分が多い．

システム的アプローチの見直し

システムとは特定の目標を目指して，合理的かつ能率的に到達できるように，要素を構成することが原理となる．システムをこのように定義すると，キーワードはいかに効率的で効果的であるかという視点になる．病因を取り除き宿主が直線的に改善していけば，予想どおりの効果的な結末が得られるが，予測どおりに運ばないときもある．

歯科医療は，システム工学的に治療計画を立て直線的にゴールに向かい，最後はメンテナンスを行って結果を維持管理する発想で進んできた．しかしそれは物作りのシステムであり，人間という複雑な生物学的社会学的背景を抱える対象に，線形的なアプローチでは不十分である．そのような意味でシステムへの見直しが多方面から行われている．

［人体の免疫系はスーパーシステム］

多田富雄氏は『免疫の意味論』（1993，青土社）のなかで，人体の免疫系を単なるシステムを越えたスーパーシステムとする考えを提唱している．「一種類の造血幹細胞から多様な細胞が分化し，その相互作用によって見事な反応体系が作り上げられる．しかも，その体系は環境に応じて刻々と経験を蓄積し，変容してゆく．単一の細胞が分化する際，『自己』という場に適応しながら自己組織化してゆく．場において多様化し要素そのものを自ら作り出し，システム自体を自ら生成していくシステムである．」

スーパーシステムは，要素そのものまで創り出しながら『組織化されたものは，そこで固定した閉鎖構造を作り出すのではなくて，外界からの情報に向かって開かれ，それに反応してゆく．反応することによって自己言及的にシステムを拡大してゆく．その全プロセスは，DNAのブループリントとしてあらかじめ予定されているわけではない．結果として何が生ずるかは予知できない』（多田富雄著『生命の意味論』新潮社，P33）．多田富雄氏の記述のなかから，しなやかな生命システムの姿が感じられる．キーワードとして自己生成，自己多様化，自己組織化，自己適応，閉鎖性と開放性，自己言及，自己決定をあげている．免疫システムの複雑系としての振舞いである．

［生命はComplex System（複雑な系）］

金子邦彦氏は，生命科学をどのように捉えるかという論考のなかで，生物は単にComplicated System（こみいった系）ではなく，Complex System（複雑系）であると解く．Complicated Systemは時

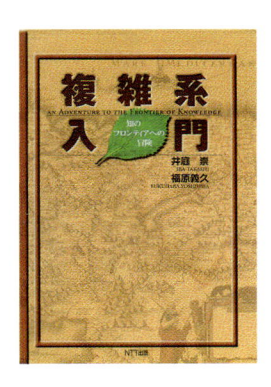

『複雑系入門』
「複雑系」に含まれるテーマを包括的に解説．「複雑系」を理解したいと思う人への入門書．

井庭 崇／福原義久・著
NTT出版　1998年

コミュニケーションにおける複雑系の姿

相互が言語的，非言語的関係を持ちながら，お互いに変化してゆき，それがまた新たな関係を作り続ける．そこに「物語性」が生まれる．しかも，その「物語」としてのあるまとまりを変化させながら全体として相互関係性を維持してゆく．まさに複雑系の姿である

計のように部品を組み合わせて行ってできるものであり，「いくら複雑でもIF〜THENの組み合わせで説明できるようなシステム」である．

　複雑系は個々の問題要素があるとともに，その個々の要素と全体の振舞いが関連しあっている．「個々が全体を占めるけれども，全体によって個々の性質が変わるという構造が本質的で，それによって全体と個々の関係ができる」このように捉えようという複雑系の立場で生命を研究する必要性を解説している（金子邦彦著『生命とは何か－複雑系生命論序説』東大出版会，2003年）．

　生命は，要素の集団が全体の性質を与える一方で，全体の性質が個々の要素に影響を与えて，各要素の性質を変えるという循環である．複雑系では，要素を集めるだけでなく，各要素と全体の間の関係に着目する．

[システム的な医療管理からの脱皮]

　身近な生命は，見事なフィードバックを持ったシステムを作っているのである．そのしなやかさが本来のシステムの要であろう．生命に学ぶシステムを作らなければならない．多田，金子氏ともこの生物学的ダイナミクスが，人の認知システムや社会にも普遍する可能性を示している．この事象に対する認識の見直しは確実に多方面で行われている．

　システム論的に始まったイニシャルプレパレーションであるが，健康への意欲をシステム的に強化できると考えたところに無理がある．意欲は心の問題である．心と重なる人の認知システムはまさに複雑系である．

コミュニケーションの綾

　コミュニケーションは双方向性が特徴である．その場で情報の共有化が起こり，双方の意識が変わり行動が変容し，結果的によりよい行動に向かう．援助者も変容する．むしろ変容しないようでは，コミュニケーションが成り立っていないと判断する必要がある．歯科の場合にも，医学的な偏差からのリスク評価を大事にするあまり，患者への指示的な指導になりやすい．ここでの食い違いが，セルフケアへの隘路である．

　コミュニケーションにおける1つのキーワードは関係性である．相互が関係を持ちながら，お互いに変化してゆき，それがまた新たな関係を作り続ける．しかも，あるまとまりを変化させながら全体として関係性を維持してゆく．まさに複雑系の姿である．

　コミュニケーションを情報伝達の場としてみるならば，関係性を関係性のまま検討することも必要である．そのような視点は社会福祉やカウンセラーなど，『関係性』を現場とする職域において昔から検討されている．そのような援助職に必要な資質として「自己覚知」があげられる．

渡辺律子氏によれば「自分自身をより客観的に見つめることができる力」であり，「多くの援助職者の持つ特徴がクライエントとの援助関係形成に関係してくる」（渡辺律子著『高齢者援助における相談面接の理論と実際』医歯薬出版，1999年）．

中村千賀子氏は，現在の学生を「サイエンスという客観的世界を対象に，再現性や普遍性を重んじる考え方に慣れているので，一人ひとりの人間に出会ってもその独自性よりも，人間一般の平均値からの偏差で相手をとらえる習慣を持ちやすい」としている．「人と対話するなかで，自分自身を振り返ること」が必要で，それを通しての「人間理解を目標とする」体験学習を歯科医の教育課程の軸にしていると記している（中村千賀子：コミュニケーション教育．日本保健医療行動科学会年報．2004；19）．

関係性の解明

[双方向性を大事にするセルフケア]

このような双方向性を大事にするセルフケアの指導とは，どのようなものであろうか．情報のやり取りの面からいえば，相手の発する多様な情報を援助者がしっかりと受け止めたという確認をしながら，共同で規範や雰囲気を作っていく場を作ることである．

情報のやり取りからすれば対等な立場である．主役は患者である．しかし情報の量や質は，援助者が圧倒的に優位と思われてきた．病を仲立ちとする医療の現場では，医学的な情報は確かに医療側が優位である．

しかしケアの現場では，医療側の優位性を放棄することがまず必要で，それを双方が確認することが必要である．それは受付で『主役は患者様です』と掲示することではなく，その場のコミュニケーションで感じられることが必要なのである．これをマニュアルで作製したら診療室が書類で埋まるであろう．

本来われわれの脳は，このような複雑な認知システムを進化させてきたのである．生来の学校の教育システムでこの認知システムが鈍っているのである．科学的とされる思考の悪しき側面である．

対話精神療法・精神分析療法の第一人者である神田橋條治氏は，その著書『精神療法面接のコツ』（岩崎学術出版，1990年）のなかで「（精神分析療法の）実務家としての技量を維持向上させていくトレーニングは，ヒトにあらかじめ具わっており，知育偏重という文化のなかで絶えず鈍化しつづけている能力を再賦活する努力である」と記している．五感トレーニングの重要性を強調している．

西垣悦代氏は「関係性の視点からみた日本の医師患者コミュニケーション」（日本保健医療行動科学会年報．2005；20）のなかで，「医療が科学的な医療行為の実践に終始するものではなく『関係性』の上に成り立つもの」と論述し，さらに「欧米の直輸入ではなく，日本の文化に適合させることが課題」と指摘している．

後述するNBMの1つの源流に，社会構成主義がある．その主張に西洋の伝統的な「個人主義的な自己」という考え方に染まりすぎると，他者に対する不信や疑いの渦のなかに巻き込まれることになり，「対話」に焦点をあて，両者の間で新たな「意味」を創造する「関係性の中の自己」という考えを提示している（Kenneth J Gergen著『あなたへの社会構成主義』東村知子・訳，2004，ナカニシヤ出版）．

NBMの視点

このような背景を持ちつつ臨床場面で，NBM（Narrative Based Medicine）が話題になってきた．河合隼雄氏（京都大学名誉教授，臨床心理学者，心理療法家）と斎藤清二氏（富山医科薬科大学助教授・内科学）との対談の形で紹介されている．NBMは，イギリスの開業医のなかからでてきた運動で（オンライン『週刊医学界新聞』第2409号，2000年10月），「患者が語る物語」あるいは「医師側の物語」にも焦点をあて，もう一度医療を考え直してみるという新しい試みである．

[患者と医療者を結ぶキーワード：物語]

医療現場では，患者自身が病気についてどのような物語を持っているのか．別ないい方をすれば，自分の物語をどう解釈し，どう理由づけているかを医

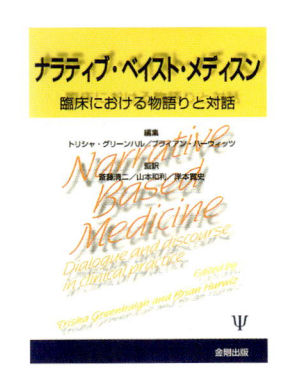

『ナラティブ・ベイスト・メディスン／臨床における物語りと対話』
医学生は，患者の語る物語りを引き出してそれを味わうという生得的な能力をいつの間にか失ってしまい，代わりに医学的病歴を構築するという，専門的な技術を教え込まれる．（本文より抜粋）

トリシャ・グリーンハル／ブライアン・ハーウィッツ・著
金剛出版　2001年

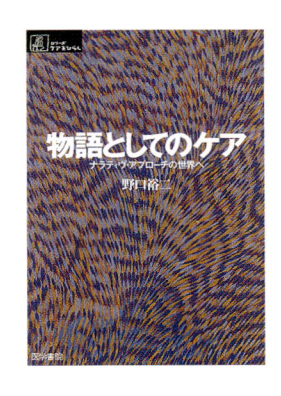

『物語としてのケア』
「語り」や「物語」を意味する〈ナラティヴ〉．人文諸科学や臨床科学の新しい世界を切り拓く．（まえがきより抜粋）

野口裕二・著
医学書院　2002年

療側は理解することが必要である．医療面接の世界では「解釈モデル」といわれるが，患者と医療者を結ぶキーワードは「物語」である．ナラティブとエビデンス，それは対立するのではなく補い合うといわれている．

NBMの覇者であるGreenhalgh（1999）は，EBMの定義を「最新かつ最良の根拠（evidence）を良心的に正しく明瞭に用いて，個々の患者のケアについての決定をすること」としている．ここでいう「根拠」とはランダム化臨床試験（RCT）や，コホート研究の結果を指す．つまり，人間集団における研究から得られたリスクや可能性のことを意味する．とくに経験的報告よりも臨床疫学的な根拠をより信頼がおけるとするものである．

EBMとNBMは矛盾するものではなく，相補うものであると指摘している．そしてさらにNBMの方が広い概念ともいわれている．NBMは方法論として多くの可能性を感じさせる概念である．

それはナラティブセラピー的な世界観や治療観を基礎としてはいるが，単に「医療に取り入れる」といった話ではない．医療を学際的な土俵のなかで話し合える仕組みになり，医療を医者の仕切りから解き放し，多くの分野の意見を取り入れる枠組みとなる．医師，歯科医師が持つ物語は，生物科学的な観点に重きを置いている．それ以外の要素を切り捨てる傾向が強い．しかし，患者が自分自身の「病い」に意味を見出すのは，自身の医療体験を元にし，自身がそれをどう意味づけているかによって表現が異なってくる．

[新たな物語の構築がうまくいかないと病気になる]

NBMの源流の一つは「社会構成主義」にいきつく．人間は「社会的に構成された物語」のなかに住み，それを体現することによって生きているのであり，その「物語」から抜けだすことはできない，とする考え方は「社会構成主義」と呼ばれる．「新たな物語の構築」がうまくいかない時，人間はいわゆる「病い」に陥りやすい．したがって，医師や心理療法家の重要な役割の一つは，このような「物語の書き換え」のプロセスに付き添い援助することにある．これは，NBMの基本にある考え方である．

ナラティブすなわち物語を架け橋にしてNBM（Narrative Based Medicine）の考え方が広がってきたのである．患者は各自の物語を織りなしながら人生を歩み，時として歯科医院を訪れる．われわれは口腔内を観察しながら，それを推測することになる．NBM（Narrative Based Medicine）の研究方法として事例研究が挙げられる．これは一般的な医学におけ

[NBMの視点]

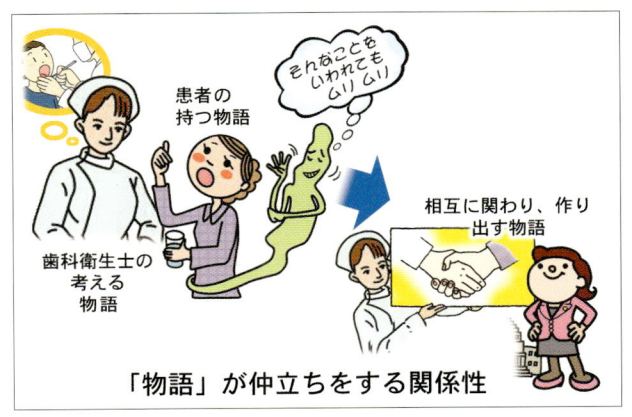

「物語」が仲立ちをする関係性

る症例カンファレンスとは趣を異にする．医学的なデータを検討するばかりでなく「患者が語る物語」と「医師側の物語」の織りなすプロセスを検討するのである．

事例研究

事例研究は，臨床心理学の研究方法として発展してきた．事例のなかから要素を抽出するのではなく，事例の本質を損ねないように検討する方法論が必要である．従来の科学的な検討とは趣を異にする．

[事例は適切に記述し，探索されることが大切]

前述の精神科医の神田橋條治氏は，「事例を扱う」カンファレンスのあり方として，発表者を支える者のあり方を説く（『精神療法面接のコツ』岩崎学術出版社，P213）．発表者の意識，さらに無意識のなかにある宝を浮かび上がらせる共同作業だと捉える．さらに『対話の技』（井上信子著，新曜社，2001年）のなかで「単に正しいに過ぎない論を語る」ことによって切り捨てる発言を，発表者を育てる意図を持たない権威者とする．発表者と如何に関わるかも，診療での患者との関わりの練習であるとの指摘は心すべきであろう．

NBMの骨格となる物語は，個別性が特徴である．語られた内容の事実を探り，その整合性を検証するだけではなく，語られた言葉やその状況から情報を拾うのである．語られた言葉自体の吟味，語られたその状況の評価，それをどう受け止めたかの考察，そのおのおのが相互に関係しながら変化していく．おのおのを個別に評価するのではなく，関係性の綾を解くことが必要なのである．

雑誌『臨床心理学』（金剛出版，2001年）の創刊号の特集は「事例研究」である．その創刊号のなかで河合隼雄氏は事例研究のあり方として，相手との交流を吟味することに意義をみいだしている．そのためにも事例は適切に記述し，探索されることの大事さを指摘している．そして評価として芸術との類似性を指摘する．

そこに従来の科学的な方法論の手順に沿わない新しい学問体系が必要になるのである．新しい方法論としてのNBM研究方法を見つける必要がある．EBMの領域では最も評価の低い「一例報告」に光があたるのである．

[自由記述式とSOAP]

歯科の臨床現場では指導が行われた状況，すなわち「関係の相互性」を自由記述式で記録を行うとよい．院内などで細かな検討を行うときに，POS（Problem-Oriented System）での記録方法として紹介されたSOAP（S：主観的データ，O：客観的データ，A：評価，P：計画）に分解して記述し直し，資料を作り検討している．

POS（problem-oriented system）とは，患者の問題を明確に捉え，その問題解決を論理的に進めていく一つの体系である（『POSの基礎と実践／看護記録の刷新をめざして』日野原重明ほか著，1980年，医学書院）．

筆者の診療室では歯科臨床の流れに合わせて，
S（主観的データ）を患者の語った言葉，雰囲気
O（客観的データ）を歯科医学的な所見
A（評価）を歯科衛生士が考えたこと
P（計画）を実際に行った指導
に改変し，時間経過順に記述していくことで指導記録の検討を行っている．

ここで大事なことは，主観的なデータすなわち患者の語った内容を患者の持つ物語として捉え，常にそこから医療者側が考えを巡らすことである．そしてS→O→A→P→S→O→A→P→S→・・・と循環していく必要がある．

往々にして患者の言葉を拾っていても，考えることなくPすなわち指導が流れていくことがある．それでは，いわゆるマニュアルとして手順を踏んでいるだけで，大きな誤りはなくても患者のこころには届かない．またAでいろいろ考えが浮かんでも，具体的で有効な指導に繋がっていなければ実を結ぶことはない．

このように各々の項目の内容が必要十分に拾えているか，また各々の項目が埋まりながら，しかも相互の関係性を保ちながら流れているかが大事なのである．その検証を行うことによって何が問題なのか，何が良くて効果に繋がったのか検証できる．

結果が良くても，何が幸いして良い結果が得られたのかの意識化（検証）ができなければ，その経験

[SOAP方式での記述例]

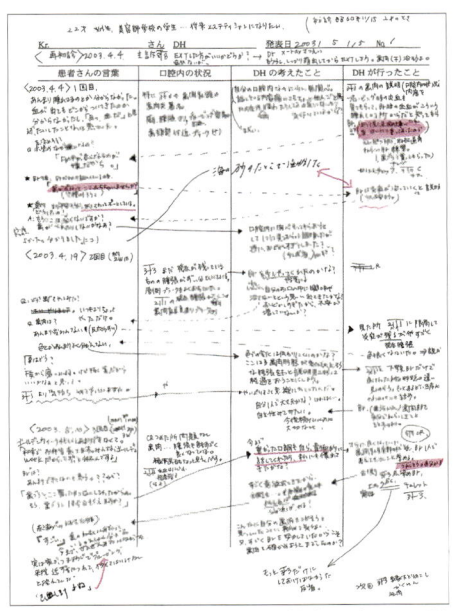

図1　各項目が必要十分に拾え，相互が関係を保ちながら流れている．現場をみていなくても雰囲気が彷彿としてくる．

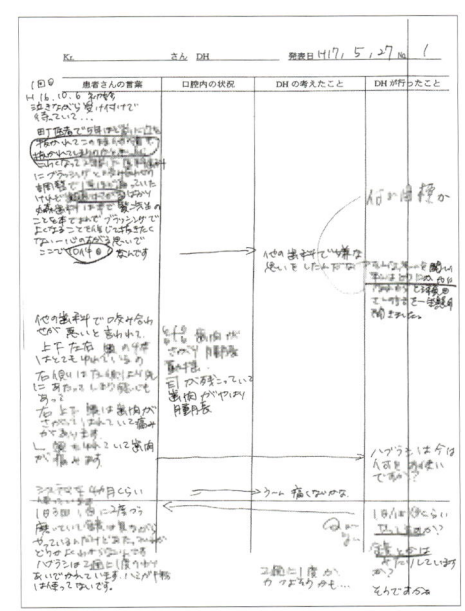

図2　患者の言葉は拾えているが，深く受けとめ考える間もなく，指導に流れている様が読み取れる．上段から下段にいたる流れに関連性が薄く，その場の雰囲気が滞りがち．

が生きることには繋がらない．経験が生きるとはそのようなことなのである．その結果，経験を積むことが指導の厚みに繋がりセルフケアの実行が高まると考えている．

ここで検討することは，おのおのを個別に見ることではなく衛生士の視点，医学的なデータ，患者の語る物語，それらがどのような関係を保ちつつ流れているかのプロセスも含めた吟味である．結果的には自分を振り返り，見つめ直すことが多い．またそれができたとき，はじめて指導者にフィードバックできるものが多くなる．

[患者との関わり方：対話の技]

医療におけるセルフケアの指導には，単に生物医学的な知識技量だけでなく，「対話の技」とでもよぶぶべき修練がいる．相手の人生に関わるからである．その人の生活に出会い関わらなければ見えないからである．決して覗き込むのではなく，相手が見せてくれるのである．そのようなときに，生活に出会った指導ができるのであろう．果てしなき道である．

う蝕と歯周病は，原因と解決策，そして結果がわかりやすい疾病であるので，治療と患者への予防指導が一体となって展開される．とかく予防行動を「してもらう」という姿勢で関わりやすい．そこに「いわれても仕方がないけど……わかっちゃいるけど，できないこともあるのだよ」という患者の意識が芽生え，すれ違いがはじまる．

しかし上手な関わりから，患者が語り始めることはよく経験する．こちらも変容するから，語り始めるのである．

神田橋條治はその著書（『精神療法面接のコツ』岩崎学術出版，1990年）のなかで，「精神療法の技術のうち最も重要なものは"感じる"能力であり，具体的には，場の雰囲気を感じること，場の流れを感じること，場のなかで自分の心身の流れを感じること」をあげている．

これは対人援助職に共通な提言であり，歯科臨床での指導にもあてはまると考える．場の流れとは患者とその場の医療者とが相互に関係しながら沸き上るものである．感じられることがあって初めて，相手に返せるものがでてくる．それが意味のある言葉であり，表情であり，しぐさになり，雰囲気ができる．それが繰り返されることにより関係性を維持で

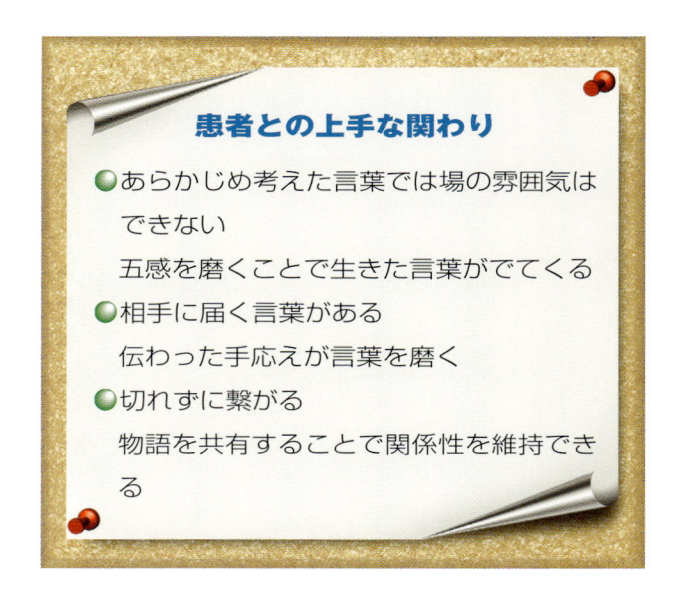

> **患者との上手な関わり**
> - あらかじめ考えた言葉では場の雰囲気はできない
>   五感を磨くことで生きた言葉がでてくる
> - 相手に届く言葉がある
>   伝わった手応えが言葉を磨く
> - 切れずに繋がる
>   物語を共有することで関係性を維持できる

きる関わりが生まれるのである.

　患者を置いてきぼりにした自己満足的な指導やマニュアル的な，またワンパターン的な指導に陥らないためにも心すべきものであろう.

　そのとき歯科衛生士の役割は大きい．しかし，分析的に病が重篤にならないように関わっていく，歯科医と同じ立場で関われば，「相即相入」の相互関係には至らない．歯科医と歯科衛生士とでは視点が違うのである．聞きだそう，指導しようとせず，気づき行動の変容に至るように関わるのである.

そのとき，患者は自分で語り始めるのである.
　口腔内の変化が思わしくないときには，自ら関わり方を振り返ることが必要である．上手くいったと思うときは患者の力量と思い，上手くいかないときは援助者の力量不足と思われることがほとんどである．わが身を振り返らずに，指導の戦略を練るのは「お説教」の域をでない．そのためにも，患者の多様な背景を観る眼が必要なのである.

稿を終えるにあたり

　健康教育についてはいろいろな理念やモデルが考えられている．どれをはじめの拠りどころにするにしても，システムは現場の状況に合わせて柔軟に変えていかなければならない．患者の理解の仕方は一人ひとり違う．故に診療室としての目標，すなわち理念は決めたにしても，具体的なアプローチは一人ひとりに合わせることが必要なのである.

　歯科においては初診時からセルフケアを目標にした関わりが求められる.

　歯周病治療のためのケアではなく，補綴治療のためのケアでもなく，う蝕治療のためのケアでもない，健康を目指したケアが求められると考えている．健康とは広い概念である．それ故，広い視野と柔軟なアプローチが必要なのである.

2 目的別ショートカットPMTCの臨床応用例

レディーメードからテーラーメードのPMTC

2-1 **職域型Routine checkup時のセルフケア支援とクリーニング** ——— 56
　　深川優子

2-2 **口腔内の現状に応じたテーラーメードPMTC** ——— 71
　　日野浦　光／清水麻理子／園田麻衣子／木藤奈緒

2-3 **口腔内のリスク判定に基づくPMTC** ——— 79
　　山本信一／北垣順子／福西一浩

2-4 **口腔内状況に応じたステイン除去の実際** ——— 91
　　西田佳史／鹿島長門／浦口昌秀

目的別PMTCとオーラルケア／バイオフィルム制御とオーラルケアの到達点

1 職域型Routine checkup時のセルフケア支援とクリーニング

第一生命保険相互会社　日比谷診療所 歯科衛生士

深川優子

セルフケア能力の向上支援を目指した健診システムの導入

　企業内診療所をはじめとした職域型の歯科診療所は，健康支援をすべき対象，地域，また診療所にかかる人びとの意識などが，一般の歯科診療所とは明らかに異なっています．そこで，私たちは，エビデンスに基づいて作成された英国保健省NICE（National Institute for Health and Clinical Excellence）のガイドライン資料を基に，2年前より独自の健診システム（Routine checkupと呼んでいる）を構築し，実施しています．

　職員6万人が全国に点在する生命保険業界職域において，ヘルスプロモーションを実施するためには，雇用期間の安定性が乏しいことを考えれば，経年的に口腔衛生の状態を観察したり，管理したりすることが困難です．この課題を検討した結果，欧米で主流となっている「セルフケア能力の向上支援」を目指した持続性のある健診システムの導入が必要であるとの考えに至りました．

　持続性のある健診システムとは，疾患の発見だけでなく，セルフケア能力の向上と歯間清掃補助道具の指導に主眼をおくことにより，疾患を予防し，自己管理の定着を目指し，さらには口腔衛生の向上をはかることを目的とします．

　本稿では，当診療所で実施している「職域型Routine checkup」の詳細とセルフケア支援およびクリーニング方法について解説していきます．

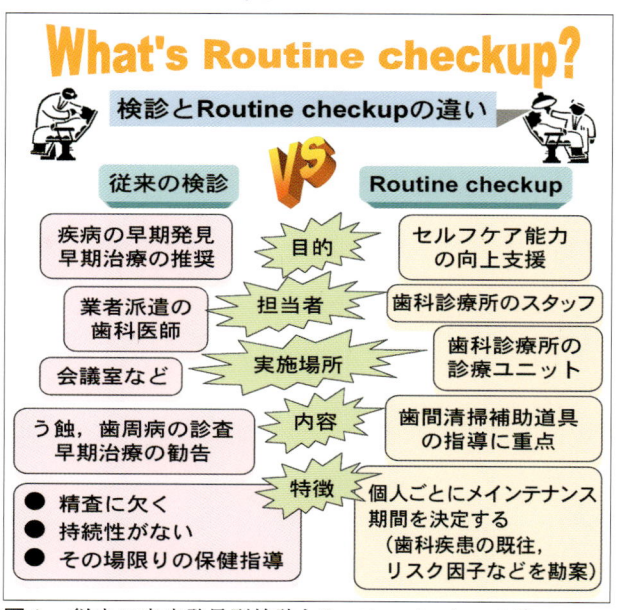

従来の疾病発見型検診とRoutine checkupの違い

　職域においては，1996年10月に「労働安全衛生法」より歯科検診の規定がなされました．ここで規定された歯科検診とは，疾病の早期発見・早期治療推奨

[Routine checkup]

図1　従来の疾病発見型検診とRoutine checkupの違い．

に主眼が置かれていました．これにより急増した専門業者による歯科検診は，設備も十分でないばかりか，歯科医師のキャリブレーションがなされておらず，質の確保もされていませんでした．さらに，検診者とその後の処置者が異なることから，診断，治療の是非をめぐる問題が多く発生しました．

　私たちの目指すRoutine checkupとは，歯間清掃補助道具の指導に重点を置き，う蝕や歯周病の既往やリスク因子（喫煙や食生活など）を考慮し，個人ごとにメインテナンスの時期を決定し，PMTC（クリーニング）などの処置は別日程で行います（図1）．

職域の患者（職員）の特色

　職域型Routine checkupの実践は，以下に示す職種固有の要因により決定されました．
- 日比谷本社に勤務する職員は全職員の約5％であり，そのうち歯科診療所に通院できる者はごく一部です
- 3年平均で転勤
- 成人ですのでう蝕よりも歯周病罹患者が多い
- お客さまと接する営業職が主のため審美的なニーズが多いようです
- 勤務時間中に何度も通院しづらいようです
- 従来は専門業者による社内歯科検診（疾病の早期発見・早期治療と下顎前歯部の簡単な除石を実施）を受診しているものが多いようです

　また，当社の職員は業務が多忙のため，う蝕治療（修復物の脱離や歯科検診で勧告された場合のみ）のために来院されることが多く，自覚症状に乏しい歯周治療だけでは複数回の通院が困難と考えられます．

職域型Routine checkupの目的と来院のための工夫

　自らが希望して最低でも年に2回（誕生月＋その6か月後）定期的に歯科診療所に訪れ，自身の口腔衛生の維持・向上を目指すための気づきを与える機会とし，プロによるセルフケア支援を受けることを目的としています．

　この目的に際して，患者がRoutine checkupのために来院しやすい工夫を以下のように考え設定しました．
- 複数回の通院は困難
  →Routine checkup（初回）は15分程度に
- 初回の内容は，パノラマレントゲン撮影，口腔内診査（カリエスの有無，CPI測定，簡単な保健指導）を行います
- 審美面を考慮したクリーニングの希望が多い
  →別日程で1回に平均45分程度の所要時間を設け，歯石除去と患者の希望によるステインの除去を行います（なるべく1回で済ませます）
- Routine checkup，クリーニング，治療などの予約は社内LANを活用したパソコン上から随時取ることができます
- 社内LAN上の電子掲示板やポスターを活用して，Routine checkupの宣伝
  →来院しやすい職場の雰囲気作りをします
- 来院が不可能な支社や関連会社の職員へ遠隔歯科保健学習支援
  →希望があればメール上で相談を受けたり保健指導をしたりします（ツールの使い方など）

職域型PMTCの目的

　セルフケアでは困難な清掃部位をプロフェッショナルケアで補うセルフケア支援と，気づきの場とすることを目的とします．とくにセルフケアのチェックを重要視し，ツールの使い方やプラークコントロールの確認をします．

　私たちは，PMTCを患者のモチベーションを上げるために「クリーニング」と呼んでいます．また，病状や経過を客観的に評価するため，歯科衛生士は原則担当性ではありません．このために，スタッフの知識やテクニックの習得とスタンダード化を計ります．

私たちが行うPMTC（クリーニング）

　近年，歯周処置に対する私たちの考えや手法も変わってきました．以前は徹底的に歯根面の歯石を探

[セルフケアとプロフェッショナルケアの両立]

図2　私たちが行うPMTC（クリーニング）．

[パワースケーラーとソニックブラシ]

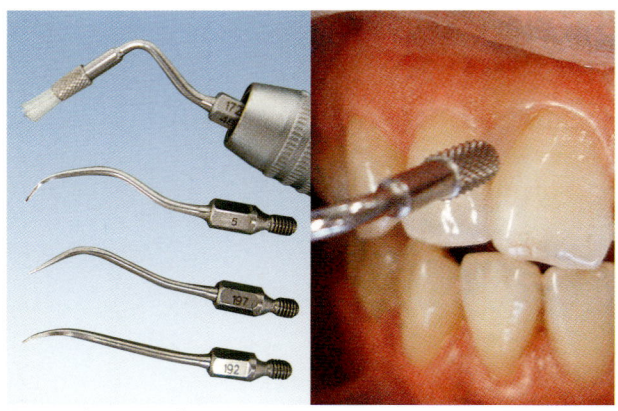

図3　私たちが使用しているパワースケーラーとソニックブラシ（KAVO SONIC flex LUX 2000L®，エアースケーラーチップ／ユニバーサル，ペリオ，シックルの3種，プロフィーラクシスソニック平面ブラシ／小：城楠歯科商会）．

り，除去と滑沢化に努めてきました．しかし，出血のない浅いポケットへの介入は，かえってアタッチメントロスを引き起こすことや，SRPの際に感染セメント質を含んだ根面を徹底的に除去することの弊害（根面う蝕，歯髄炎，象牙質知覚過敏症などを惹起）から，私たちのPMTCは，プラークの除去や細菌を除去して炎症を抑えていくという「デブライドメント」に主流を置いています（図2）．すなわち，歯石とバイオフィルムの除去を主とし，歯肉縁下の環境改善に努めます[1,2]．

以下に，通院回数を少なくし，かつ効果のあがる職域型PMTCの特徴を記載します．

- セルフケアの効果を確認するため，デンタルフロスや歯間ブラシを使用してプラークの付着や出血の有無をチェックし，不足な場合は再指導します
- 歯石除去の他に，審美的な要求に応えるため歯質の損傷を起こさない程度にステイン除去します
- 歯肉縁下へのアプローチは無麻酔下で介入できる深さで約5mmまでとします
- 口腔衛生の維持，向上を損なうような環境を改善します（不良辺縁やう蝕があれば，歯科医師に治療を依頼する）
- 重度の歯周病患者には，外科的アプローチ，あるいは通院時間を軽減するために歯周治療専門医に委ねます

私たちが使用しているツールの紹介

[スケーラー]

パワー（超音波／音波）スケーラーと手用スケーラーの効果（アタッチメントの獲得，ポケットの深さの減少，出血の有無など）に差がないとの報告にあるように[3]，私たちの行う歯周処置もポケットが深い場合やパワースケーラーの刃部が到達しづらい部位に手用スケーラーを用い，縁上や平滑面の大量の歯石を除去する場合やステイン除去などにパワースケーラーを使用します．術者の疲労を少なくし，時間を短縮するためにもパワースケーラーを用いるのは有効です（疲労感の比較：パワースケーラーは手用スケーラーより消費時間が30％程度短い）．

私たちの使用するパワースケーラーは，先をブラシに付け替えることができます．このブラシは，除石後に使用することにより，ポケット内の汚れを洗浄する効果があります．1部位に10秒程度の振動を与えるのが有効です（図3）．

[歯面の研磨]

職種柄，審美面に配慮したクリーニングを希望す

[歯面の研磨]

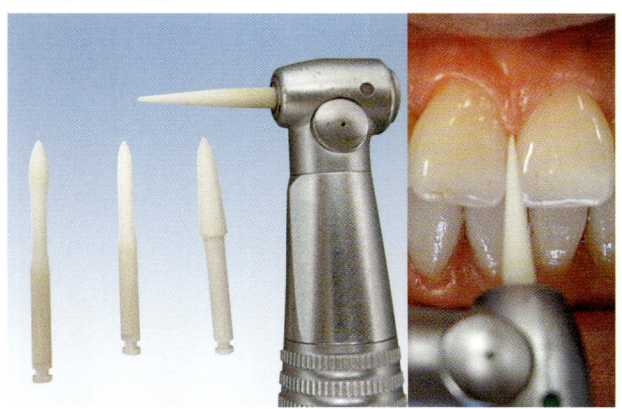

図4　回転時の発熱を抑える低速回転用コントラエンジン（KAVOイントラマチック7CH®：城楠歯科商会）と歯面の損傷が少ない研磨器材．隣接面研磨に最適なファイバーグラス製のポイント（ステインバスター®：クロスフィールド）．

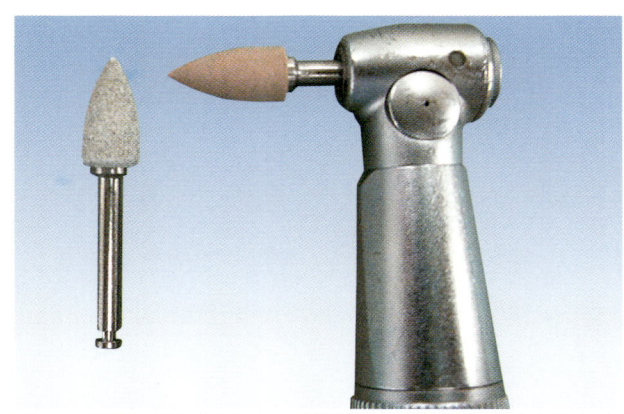

図5　歯面の損傷が少ない研磨器材．自らが消滅することで回転時の発熱を抑えるシリコーンポイント（セラポイント®ピンク，グレー：ハナケン）．

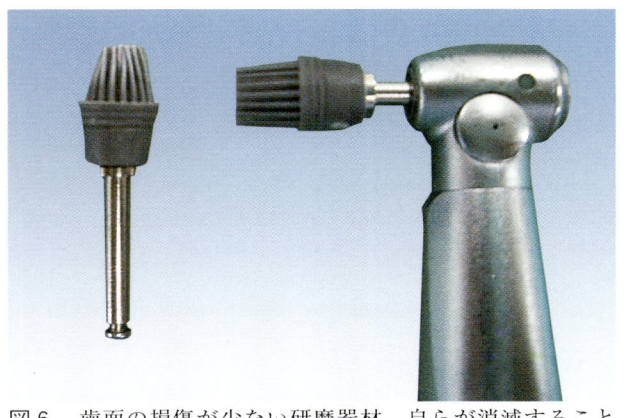

図6　歯面の損傷が少ない研磨器材．自らが消滅することで回転時の発熱を抑えるブラシ（ソフレックスフィニッシングブラシ®：3M ESPE）．

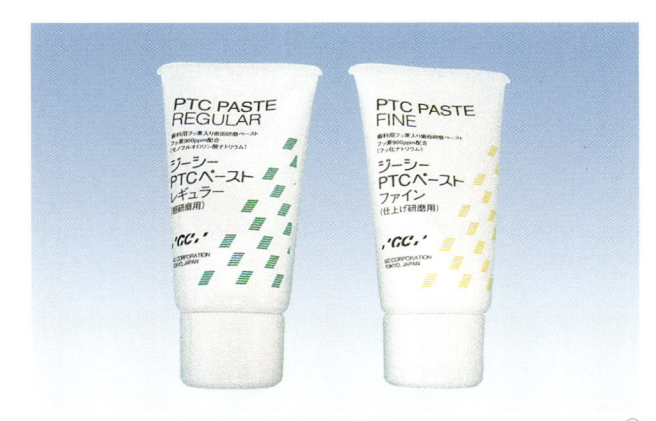

図7　フッ化物配合の歯面研磨材（ジーシー PTCペースト® 右：レギュラー，左：ファイン：ジーシー）．

る患者が増えています．いかなる研磨も少なからず歯質を傷つけてしまうために，研磨に使用する器材も慎重に選出します．除石後の歯面研磨には，シリコーンやファイバーグラス製の器材を用いますが，基本的には，露出した歯根面の徹底的なステイン除去や研磨は，象牙質知覚過敏症を予防するためにも行いません．さらに咬合面や上顎前歯部口蓋面のステインも患者が希望しない限り，除去する必要はないと考えています．

最近では，ステイン除去には歯面を傷つけないタイプのものや自らが消滅することにより，回転時の発熱を抑えるタイプの器材もあり成果が期待できます（図4～6）．これらは，コンポジットレジン充填後の研磨にも使用できるものです．その際，研磨により傷ついた歯面の酸蝕を予防するために，フッ化物配合の研磨材を使用するのが効果的です（図7）．

私たちが使用している薬液，薬剤の紹介

う蝕罹患者よりも歯周病罹患者が多いことは，職域の患者層が成人であることからも理解できます（35歳時歯周病健診より：図8）．ゆえにデブライドメント後の清潔になった歯周ポケット内を薬液（精製水で希釈したクロロヘキシジン溶液にフッ化物を配合したもの：図9）で洗浄し，ポケット内に残留している細菌の死骸を洗い流す目的の他に，除石中に出血の多かった炎症性のポケットや，ポケットが深くて徹底的な汚染セメント質を除去できなかった場合も薬液を用いて洗浄したり，薬剤（抗生物質製剤やヨード製剤など）を塗布したりして，病状の回復

目的別PMTCとオーラルケア／バイオフィルム制御とオーラルケアの到達点

[歯周病罹患者と歯周ポケット内の薬液洗浄]

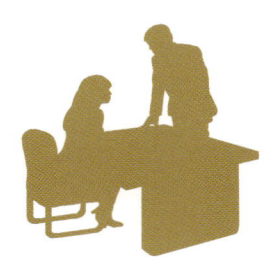

図8　35歳時歯周病健診の結果より：当社の職員は軽度から中程度の歯周病罹患者が多い．

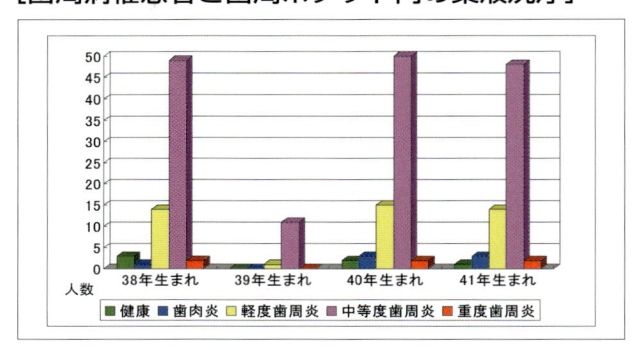

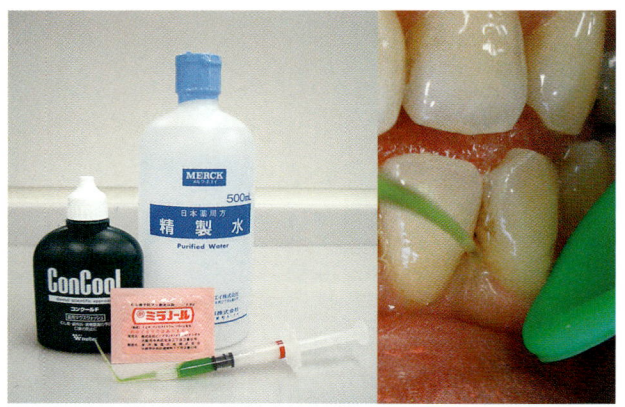

図9　ポケット内洗浄に使用する薬液（精製水で希釈したクロルヘキシジン溶液にフッ化物を配合したもの／ConCool®：weltec，ミラノール®：ビーブランド・メディコ・デンタル）．

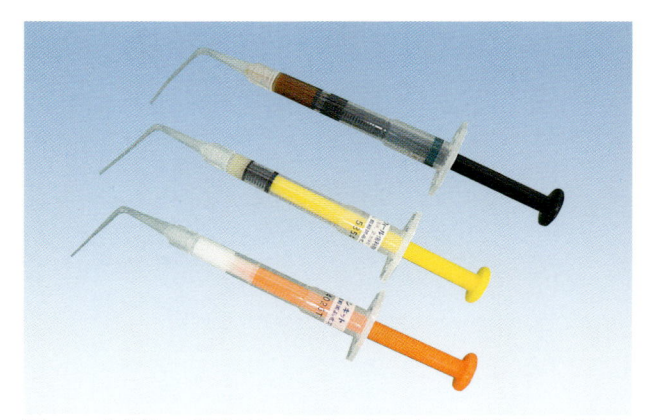

図10　炎症性の歯周ポケット内に塗布する薬剤（ヨード製剤，歯科用抗生物質製剤，抗菌剤／上から順にイソジン・ゲル®：明治製菓，ペリオフィール歯科用軟膏®，ヒノポロン®：ともに昭和薬品）．

[フッ化物]

図11　う蝕ハイリスク者はPMTC後に高濃度フッ化物を塗布する（フルオール・ゼリー®：ビーブランド・メディコ・デンタル）．

図12　セルフケアでの使用を勧めるジェル状フッ化物（DENT.EX Check-Up gel®：ライオン）．

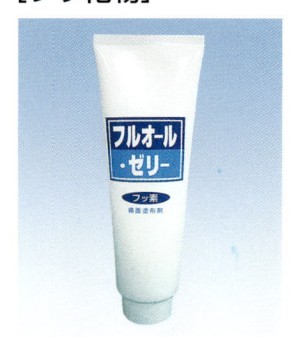

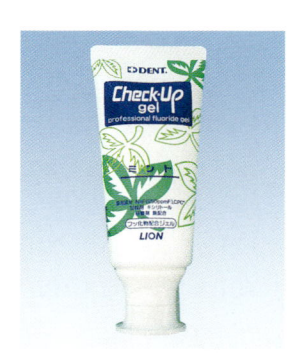

を促進させます（図10）．

フッ化物

年に2回のRoutine checkupに来られる人で，う蝕リスクが高い人や要観察歯があった場合は，早期治療をせずに，適切な保健指導と併行してクリーニング後にフッ化物を塗布します．濃度は950〜9,500ppmFまでさまざまに揃え，塗布後の飲食は30分くらい控えてもらいます（図11，12）．

セルフケア用のツール

セルフケアの習得を目標とする職域型Routine checkupでは，セルフケアに勧めるツールの選択も重要です．初診時の1セット（歯ブラシ，デンタルフロス，歯間ブラシ）は指導用として，無料配布をしています（図13）．以降，自宅使用のツールは購入してもらいますが，同一のものが入手できない場合を想定し，市販で入手可能なお勧めの製品も調査しました（図14）．

[セルフケア用ツール]

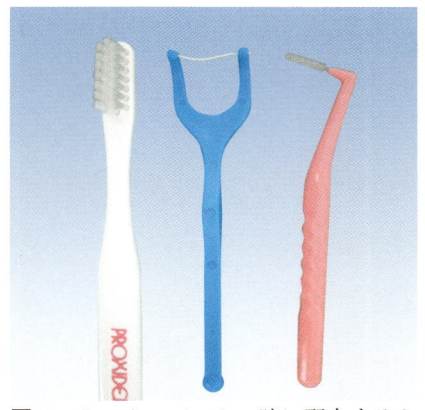

図13　Routine checkup時に配布するセルフケア3点セット．

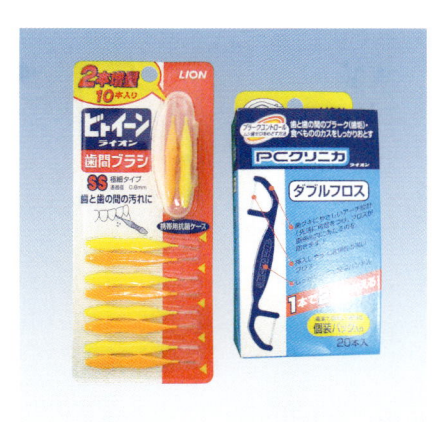

図14　市販で入手できるお勧めの歯間ブラシとデンタルフロス（左：ビトイーンライオン歯間ブラシ®，右：PCクリニカ ダブルフロス®：ともにライオン）．

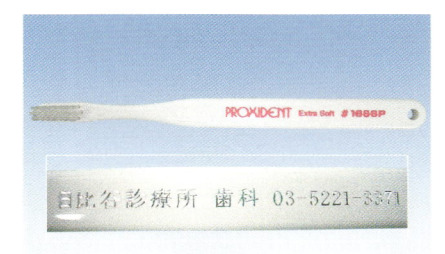

図15　Routine checkup時とメインテナンス時に配布するネーム入り歯ブラシ（PROXIDENT, Extra Soft®：プローデント）．

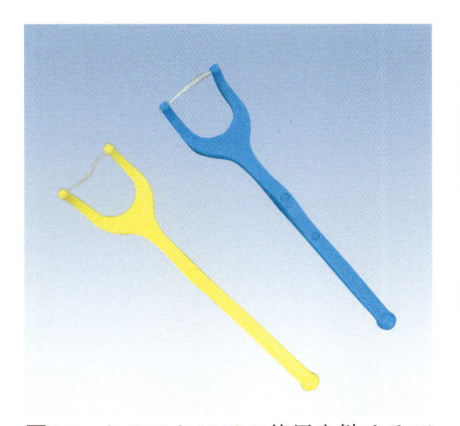

図16　セルフケアでの使用を勧めるデンタルフロス（DENT.EX ウルトラフロス®：ライオン）．

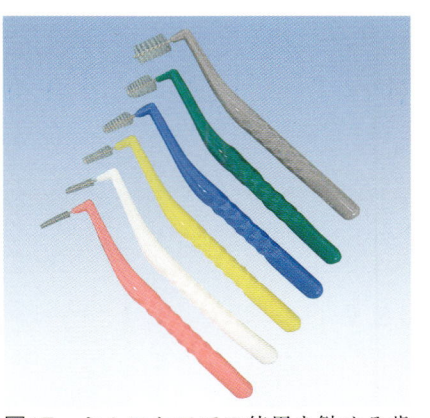

図17　セルフケアでの使用を勧める歯間ブラシ（DENT.EX® 歯間ブラシ：ライオン）．

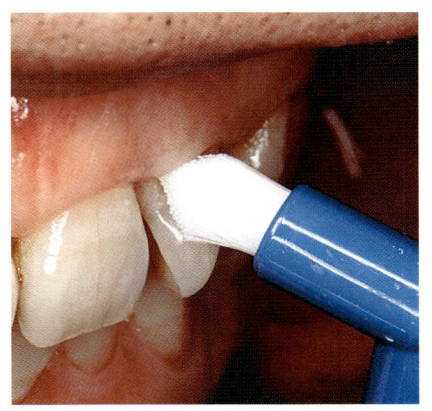

図18　1歯磨きに最適なタフトブラシ（PLAUT®：オーラルケア）．

　なお，2回目以降の定期健診（メインテナンス）時にも必要に応じて，セルフケア用のツールを無料で配布し，セルフケアのチェックに使用します．

[歯ブラシ]
PROXIDENT, Extra Soft®：(株)プローデント（図15）
　安価で使用しやすい形状であり毛先は柔らかめのものです．グリップには歯科診療所の名前と電話番号を記載してあり，Routine checkupの宣伝に役立ちます．

[デンタルフロス]
DENT.EX ウルトラフロス®：ライオン(株)（図16）
　把持しやすいガッチリしたY字型ホルダーに予め糸がセッティングされている使いやすい形状です

（とくに臼歯部）．高機能で切れにくく，水洗いで繰り返し使用できるので経済的です．S，Mの2サイズがあります．

[歯間ブラシ]
DENT.EX歯間ブラシ®：ライオン(株)　　　（図17）
　SSS〜LLタイプまで歯間空隙に合わせたサイズ展開です．超合金のSAワイヤーを使用しL度型に曲がっているネックが臼歯部の使用に適しています．

[タフトブラシ]
PLAUT®：(株)オーラルケア　　　　　　　（図18）
　通常の歯ブラシではプラークコントロールが困難な部位に使用します．1歯磨きに適した形状です．Mサイズを勧めています．

目的別PMTCとオーラルケア／バイオフィルム制御とオーラルケアの到達点

[メインテナンス時期の決定]

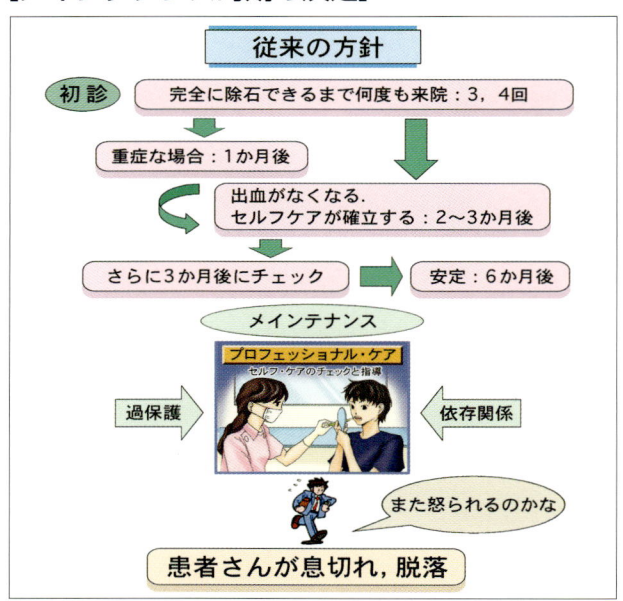

図19 メインテナンス時期の決定（従来の方針）.

図20 メインテナンス時期の決定（現在の方針）.

[社内LAN上の歯科予約システム]

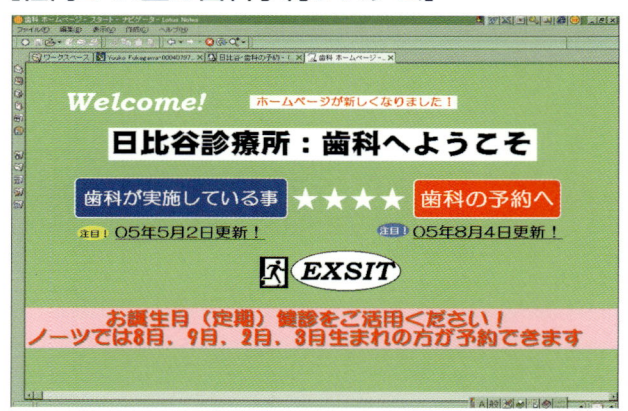

図21 社内LANを活用してパソコン上から歯科の予約が取れる．

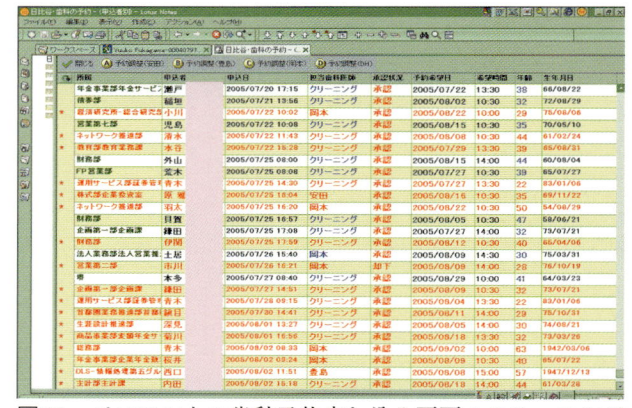

図22 パソコン上の歯科予約申し込み画面：クリーニング予約が多い．

　以上のツールは歯科診療所に来院できない支社などの職員には郵送します．そして社内メールを活用して，使用方法の伝達や質問，相談などを受けるという遠隔保健学習支援も行っています（LANを活用した遠隔保健教育の試みより）[4]．

セルフケア能力の向上支援を目指した健診システムの導入

　従来，私たちは，短期的なメインテナンスが功を奏すると考えていました．たとえば，初診から全顎の除石が終了するまでに多い人は3，4回の通院を

してもらい，ツールが使えるようになるまで，あるいは出血がなくなるまでは1か月後の来院を勧めました．1か月後が思わしくないと，また1か月後を勧めます．改善の兆しが見えると2か月後となります．やっとOKサインがでると3か月後を暫く続け，セルフケアの習慣化を確認できれば6か月後となります．

　しかし，初めのうちは，私たちの治療計画に頑張ってついてきてくれた患者さんも，この過密なスケジュールに息切れし，次第に足が遠のいていきました．リコールの連絡をしても来てくれません．仕事中に，そうたびたび抜け出すわけにはいかないし，

2　目的別ショートカットPMTCの臨床応用例／レディーメードからテーラーメードのPMTC

行けばセルフケアができていないと注意されるからです（反省！）．

口腔衛生の維持・向上のためのRoutine checkupが現在ほど普及していなかった当時であれば尚更です．さらに短期的に来院することは，患者さんの依存度が増すことにも繋がります．この反省を機に，過保護に扱っていた私たちも患者さんから一歩離れ，自立したセルフケアを確立してもらうためにも，誕生月とその6か月後の，最低でも年に2回のRoutine checkupを推奨するようにしました．年に2回の健診ならば職場を離れやすいし，健診時期を認識しやすいなどの理由からです．

しかし，リスク因子の高い人や喫煙者には，3か月ごとの来院を勧めるのがベターなようです．現在では，患者さんの利便性を優先し，社内LAN上からクリーニング予約が取れるシステムを構築しました（図19～22）．

症例をとおして考える

症例 2-1-1

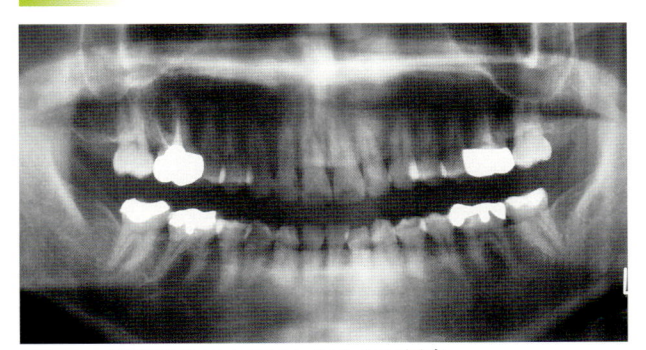

2-1-1a 初診時のパノラマレントゲン写真．

[初診時の状態]
- 患者　39歳，男性
- 初診　2001年10月9日（1998年～2002年に実施していた35歳時歯周病検診より／2-1-1a）．
- ブラッシング回数

　1日2回（朝食後は1～2分，夜は入浴時に3分）歯間清掃用具の使用．

　デンタルフロスをときどき使用している
- 生活習慣に対して

　間食はしない．喫煙は22歳～現在まで．禁煙する意思はない．睡眠時間は6時間，甲状腺の薬剤を長期服用している．適正体重を維持している．

- CPI診査値

Sextants 3，カテゴリィーIIの中等度の歯周病（左表参照）．

3	2	3
3	2	3

- 所見　喫煙と長期，薬剤服用のために口腔内が乾燥している．過蓋咬合のため下顎の舌側のみ歯石と着色が顕著であり，全体的に適切な口腔管理ができていない（パノラマレントゲン写真：2-1-1a）．

[メインテナンス時の状態：経過報告]

①初診時（2-1-1b）から9回目（2001年10月～2002年9月）までは，2か月ごとにメインテナンスを実施．毎回，禁煙サポートの話をした（当診療所内科で

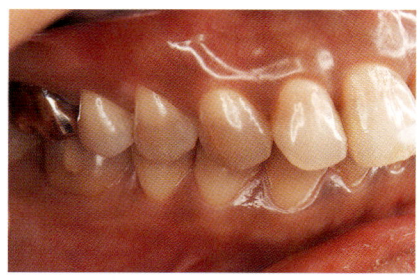

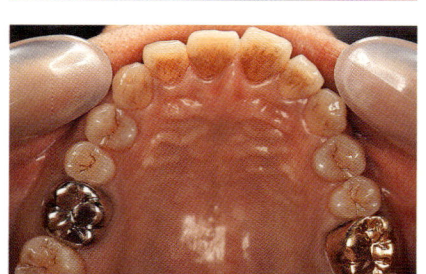

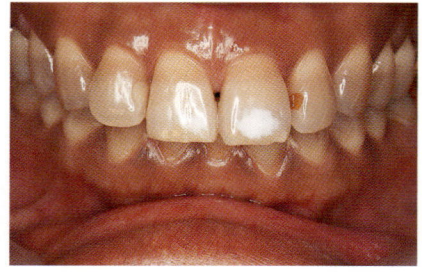

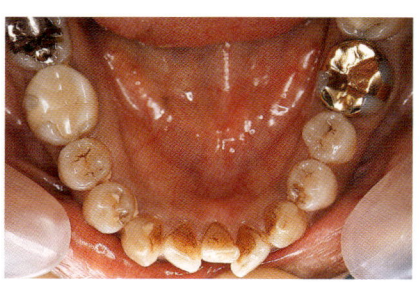

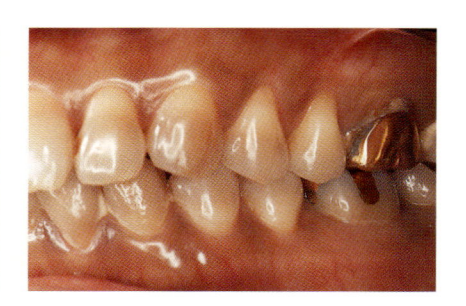

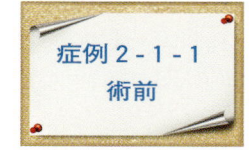

目的別PMTCとオーラルケア／バイオフィルム制御とオーラルケアの到達点

2-1-1b　PMTC術前の口腔内写真．

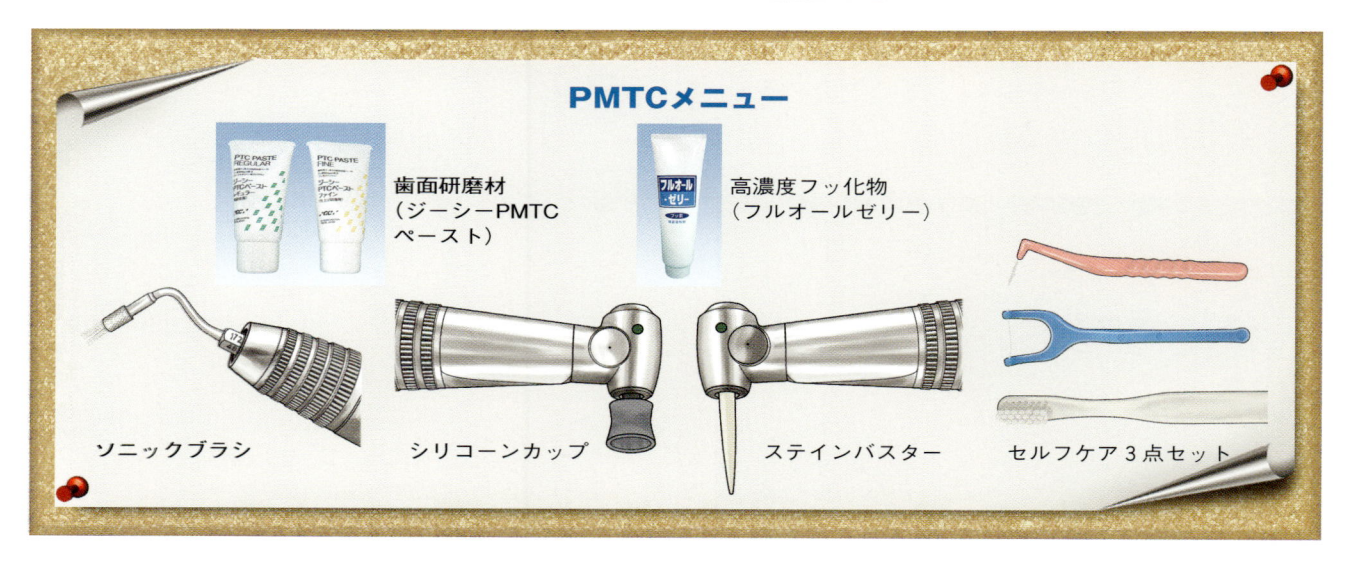

症例2-1-1
術前

ニコチンパッチの処方が可能）．

② 10回目〜17回目（2002年6月〜2004年10月）までは，本人の希望により3か月ごとのメインテナンスを実施．リコール時期をメールで通知した．毎回，禁煙の話をしているが，止める意志がないとの回答だった．

③ 職域型Routine checkupの趣旨に則り，自発的な来院を心がけてもらうためにも，リコールの通知をしなかったが，2005年7月に自ら来院した（18回目のメインテナンス）．10か月振りの割には，口腔衛生状態は維持されていて，下顎舌側もさほど汚れていない．想定される事柄として，歯間ブラシを2日に1回使用しているとのことで，セルフケア（歯間清掃の習慣化）が定着したと考えられる．喫煙本数も減ったとのこと．

[メインテナンス時のPMTCメニュー：来院18回目]

① 暫く来院されなかった（10か月）間の様子を聞く（問題はなかったか．腫れなかったか．歯間清掃用具を使用していたか，その際，出血はしなかったかなど）．クリーニングに際しての患者の希望を聞く（この日の希望：下顎舌側のステインの除去とクリーニングしながら全体のチェックを希望）．

② セルフケアの効果を確認するため，歯間ブラシでプラークと出血の有無をチェック．不足の場合は，部位を呈示し再指導．今回は必要なかった．

③ パワースケーラーで下顎舌側の歯石，ステイン，ヤニを除去しながら口腔内を精査する．細部はプローブを用いながら手用スケーラーでデブライドメントを行う．

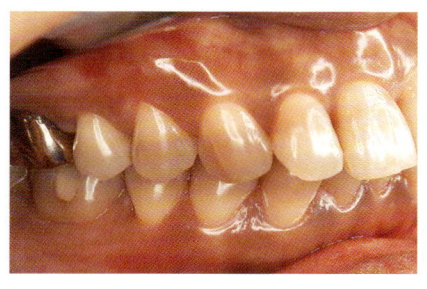

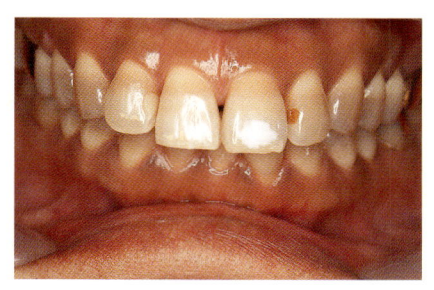

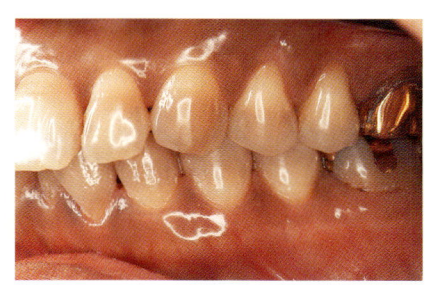

2-1 職域型Routine checkup時のセルフケア支援とクリーニング

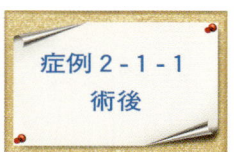

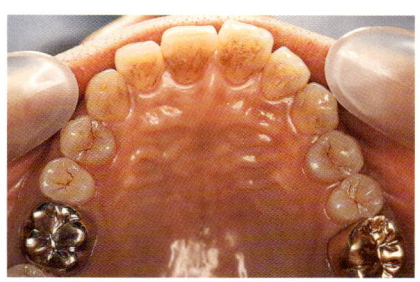

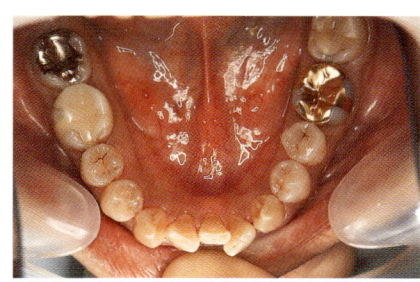

2-1-1c PMTC術後の口腔内写真（来院18回目）.

担当DH 深川優子

④除石した歯面の研磨には，ファイバーグラス製の槍状のシリコーンポイントで隣接面を使用し，平滑面にはフッ化物配合の研磨材（粗，仕上げ用）2種類を用いてシリコーンカップで研磨した．仕上げは，清潔になった歯面とポケット内を洗浄するためにパワーソニックブラシを使用する．

⑤6の頬側歯頸部に初期脱灰が認められたため，高濃度のフッ化物（図11）を塗布した．飲食は30分間避けてもらうように指示して終了（2-1-1c）．

[メニューのツボ]

プロフェッショナルケアに頼る口腔衛生状態の維持は依存度を増すことに繋がるので，再度セルフケアの重要性を説明した．喫煙に関しても強い勧告は来院拒否をされてしまう懸念があるため，今回は近況を聞くだけに留めた．

[メインテナンス時期の決定]

本症例は，4年間18回の通院でセルフケアの確立と口腔衛生状態を安定させることができた．今後も喫煙者であるので予断を許さないが，次回のメインテナンス時期は6か月後の誕生月とし，暫く様子をみることとした．

症例 2-1-2

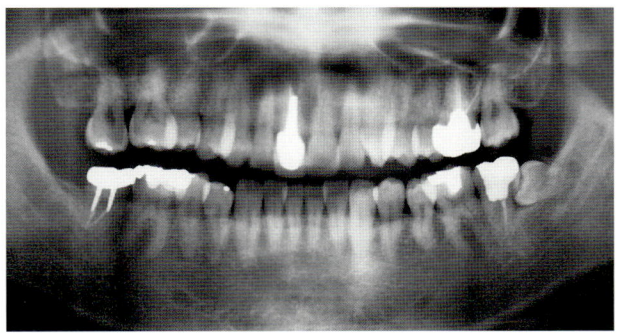

2-1-2a 初診時のパノラマレントゲン写真．

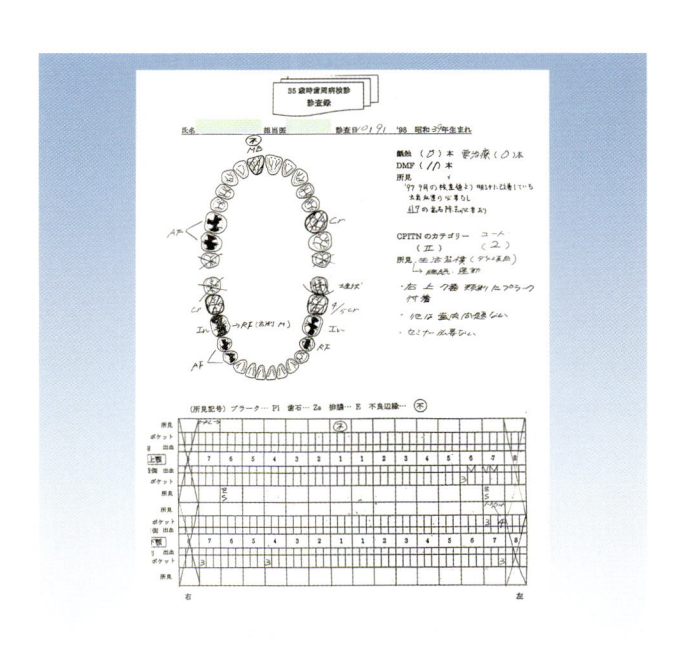

2 目的別ショートカットPMTCの臨床応用例／レディーメードからテーラーメードのPMTC

目的別PMTCとオーラルケア／バイオフィルム制御とオーラルケアの到達点

症例2-1-2
術前

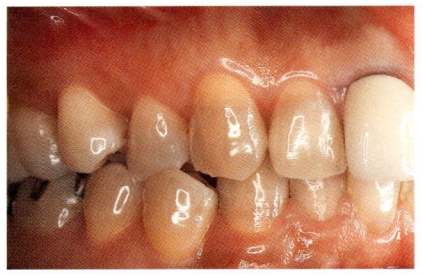

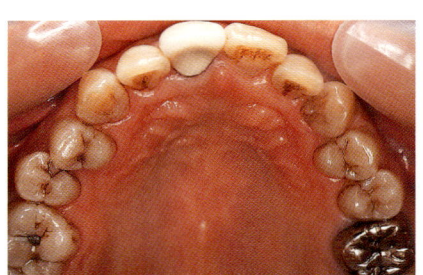

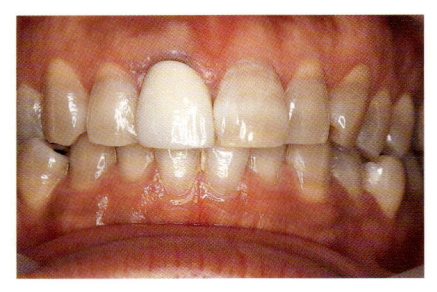

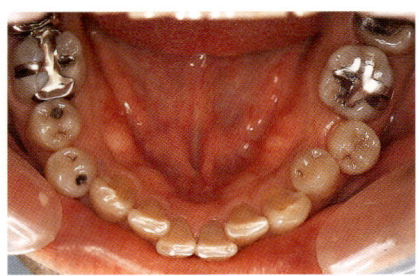

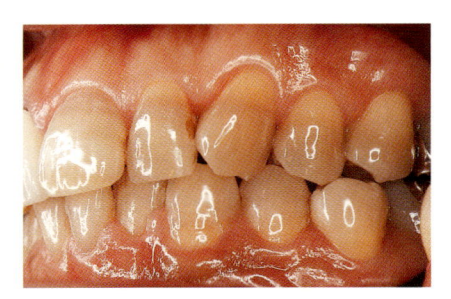

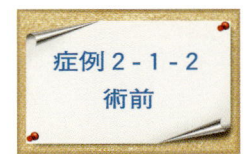

2-1-2b　PMTC術前の口腔内写真.

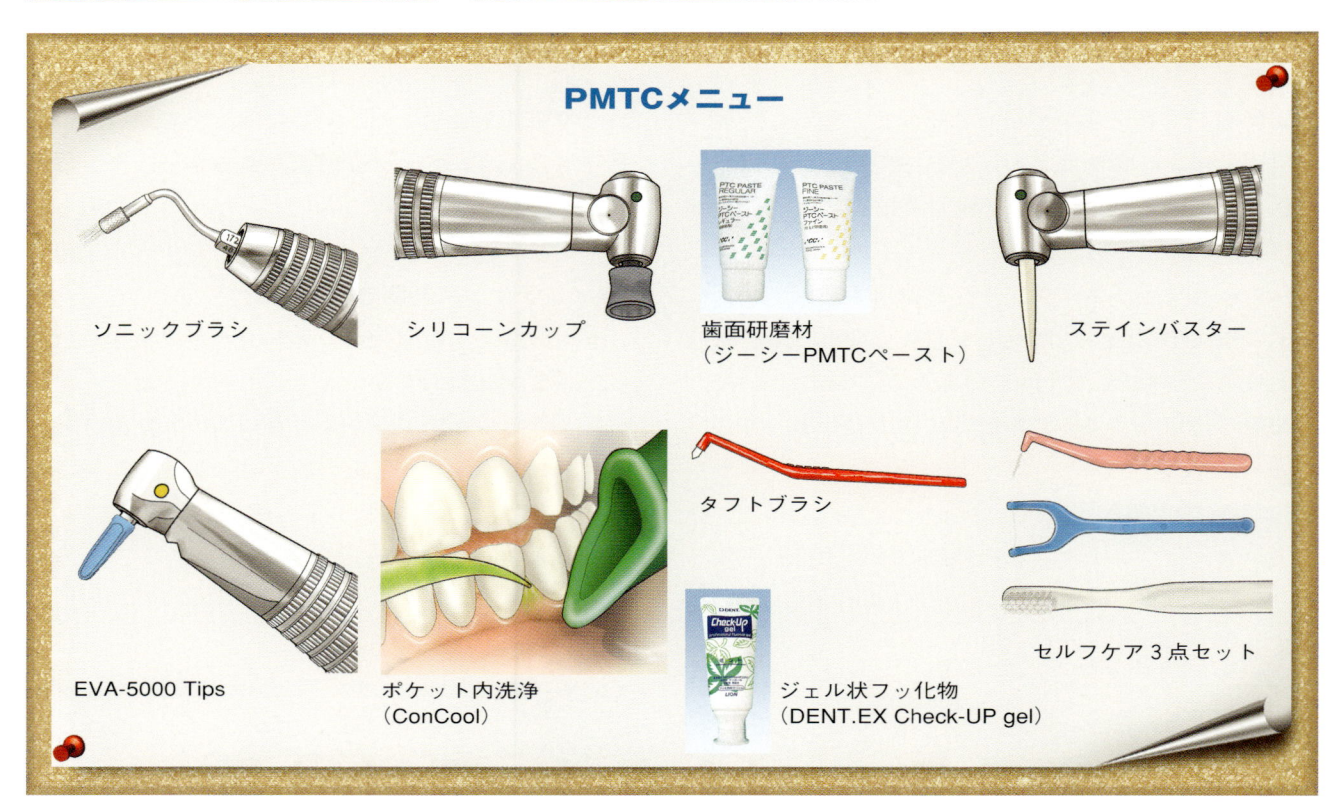

PMTCメニュー

- ソニックブラシ
- シリコーンカップ
- 歯面研磨材（ジーシーPMTCペースト）
- ステインバスター
- EVA-5000 Tips
- ポケット内洗浄（ConCool）
- タフトブラシ
- ジェル状フッ化物（DENT.EX Check-UP gel）
- セルフケア3点セット

[初診時の状態]

- 患者：41歳，男性
- 初診：1997年9月12日
- ブラッシング回数

　1日3回（朝食後，昼食後，就寝前：各2分）．

- 歯間清掃用具の使用

デンタルフロスを$\underline{3}$のみに使用（Food impactionがあるため）．

- 生活習慣に対して

　間食はしない．喫煙はしない．睡眠時間は6時間，定期的な運動をしていない．

- CPI診査値

　Sextants コード3，カテゴリィーⅡの中等度の歯周病（下表参照）．

0	0	3
3	2	2

2　目的別ショートカットPMTCの臨床応用例／レディーメードからテーラーメードのPMTC

担当DH
前田陽子

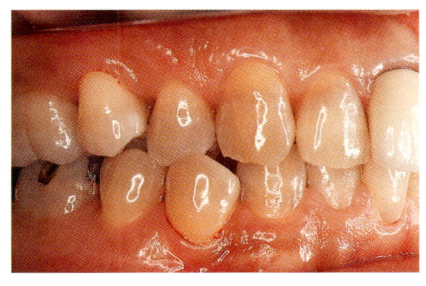

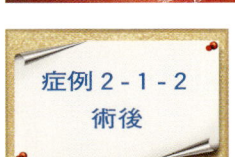

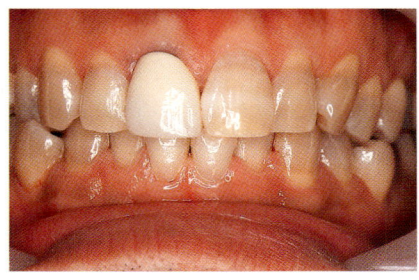

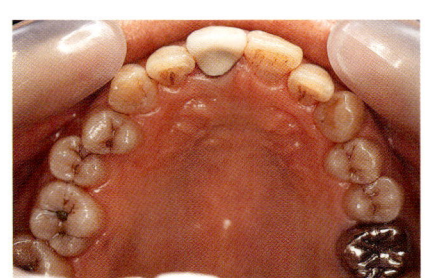

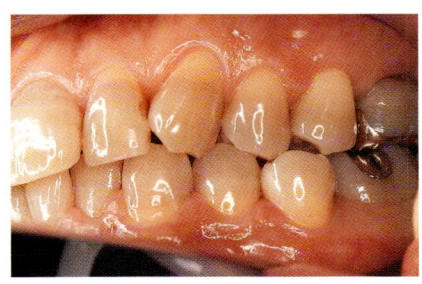

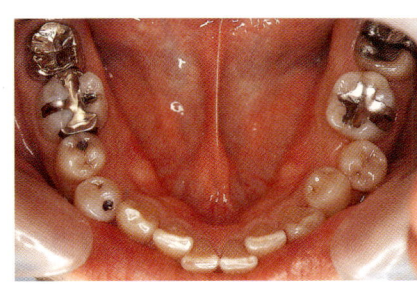

2-1-2c　PMTC術後の口腔内写真（26回目）.

●所見

専門業者による歯科検診を毎年受診していた．口呼吸のため口腔内は乾燥している．1|の修復物は辺縁が不良である．1|の頰側はプラーク付着が顕著であった（パノラマレントゲン写真：2-1-2a）．

[メインテナンス時の状態：経過報告]

① 初診時（2-1-2c）にデンタルフロスと歯間ブラシを指導し，4回目の来院時（1998年の10月）に再度CPI値を測定したところ，Sextants コード2，カテゴリィーⅡに改善した（下表参照）．

2	0	2
0	0	0

② 5回目～10回目（2000年9月～2001年12月）の口腔衛生状態は，歯間清掃の習慣化ができず，デンタルフロスを週に1，2回使う程度だった．ステインが多いため平滑面のブラッシングを再指導する．歯間出血のある部位は歯間ブラシSSSサイズを再指導した．

③ 11回目～16回目（2002年2月～2003年2月）の口腔衛生状態は，やはり歯間清掃が不十分であり，デンタルフロス，歯間ブラシともに1週間に1回程度の使用であった．家族から口臭とステインを指摘され気にかけていたので，歯磨剤をステイン除去用（シリカ＋フッ化物配合のもの）に変更してもらう．隣接面に歯石が沈着していたので，1歯磨き用のタフトブラシも指導した．この間，3か月に1度のメインテナンスを実施した．

④ 17回目～23回目（2003年3月～2004年9月）の口腔衛生状態は安定している．セルフケアが定着しなくとも3か月ごとの来院で健康状態を維持している．

⑤ 24回目～25回目（2004年12月～2005年3月）の口腔衛生状態は，今までのなかで一番良好であった．出血も歯石沈着もないので，次回は6か月後のメインテナンスを勧めるも本人の希望で3か月後とする．

⑥ 職域型Routine checkupの趣旨に則り，自発的な来院を心がけてもらうためにも，3か月ごとのリコールの通知をしなかったが，5か月間を空けて，自発的に来院された．26回目（2005年8月）の定期健診である．この間，デンタルフロスと歯間ブラシを週に1回程度使用していた．

[メインテナンス時のPMTCメニュー：来院26回目]

① 暫く来院されなかった（5か月）間の様子を聞く（問題はなかったか．腫れなかったか．歯間清掃用具を使用していたか，その際，出血はしなかったかなど）．クリーニングに際しての患者の希望を聞く（この日の希望：上顎前歯部口蓋側を除く全顎舌側のステインの除去とクリーニングしながら全体のチェックを希望）．

② セルフケアの効果を確認するため，歯間ブラシを

使用してプラークと出血の有無をチェック．全体的に少量出血があったが，下顎大臼歯部は歯間ブラシを通しづらく継続は困難と思われるので，タフトブラシとデンタルフロスの再指導をした．
③手用スケーラーを使いながら，全体のデブライドメントを行う．
④除石した歯面の研磨には，2種類のポイント（ファイバーグラス製とシリコーン製）で隣接面を研磨し，平滑面にはフッ化物配合の研磨材（粗，仕上げ用）2種類を用いてシリコーンカップで研磨．
⑤清潔になったポケット内をクロルヘキシジンとフッ化物を配合した溶液で洗浄し，歯ブラシにフッ化物ジェルを塗布して歯質全体にいきわたらせ仕上げとした（2-1-2c）．

[メニューのツボ]
PMTCで清潔になった直後のセルフケア如何が今後の口腔衛生状態の維持に繋がると考えている．歯間清掃の習慣化ができない懸念があるので，今日から1週間は，最低限1日1回，歯間清掃をするように指導し，再度セルフケアの重要性を説明した．

[インテナンス時期の決定]
本症例は，セルフケアの確立として，歯間清掃の習慣化が不十分であるが，8年間にわたり計26回の短期メインテナンスで口腔衛生状態を安定することができた．喫煙者でなかったことも救いであろう．今後はRoutine checkup（年に2回の来院を推奨）の軌道に乗せるために6か月後とした．

症例2-1-3
セルフケアではプラークコントロールが困難な症例

[頬粘膜の圧迫が強い最後臼歯の頬側歯頸部]

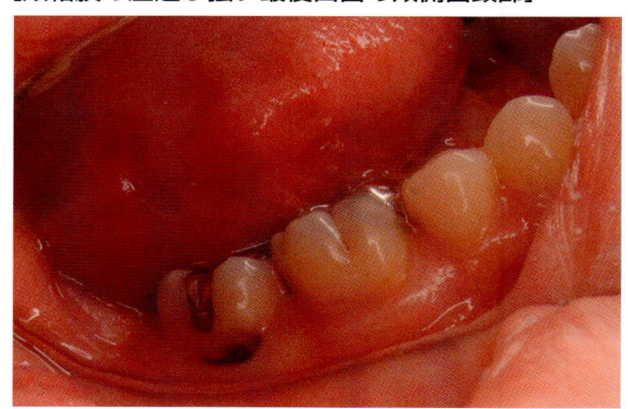

2-1-3a　最後臼歯の頬側面はプラーク除去が困難でう蝕になりやすい．

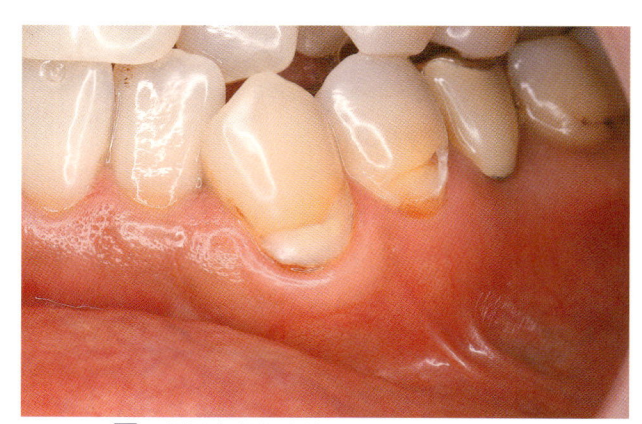

2-1-3b　「4」の頬側歯頸部充填のオーバーマージンによる歯肉の炎症，「5」の頬側歯頸部の楔状欠損．

最後臼歯の頬側歯頸部は，歯科医療従事者であってもプラークコントロールが困難かもしれない（2-1-3a）．通常の歯ブラシでは届きづらいので，ヘッドの小さい1歯ずつ磨く専用のタフトブラシとフッ化物の使用が必要になるが，やはり短期間のメインテナンスで，プロフェッショナルケアが必要な症例といえるだろう．同様に第三大臼歯のプラークコントロールもセルフケアだけではリスクが高くなるだろう．

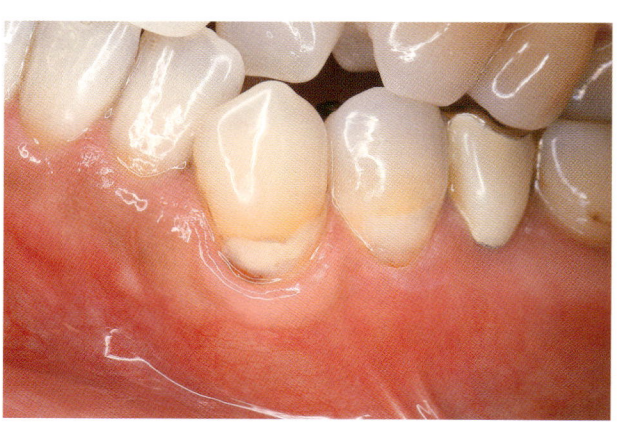

2-1-3c　オーバーマージンの修正とコンポジットレジン充填によりセルフケアをしやすい環境を作る．

[頬側歯頸部にコンポジットレジン充填している辺縁部と楔状欠損]

歯頸部充填が辺縁歯肉にかかってしまうと，その段差にプラークが溜まってしまい，歯肉炎を惹起してしまう（2-1-3b, c）．また，楔状欠損の凹面もプラークコントロールが困難な場所で，う蝕リスクが高くなる．充填した場合は，逆に歯周病リスクが高くなることを念頭に置き，辺縁部の充填を慎重に行う．オーバーな部分は金属製のヘラ状チップやバー類で研磨する（2-1-3d）．セルフケアをしやすい環境を作るのもPMTC時の重要なメニューの1つである．

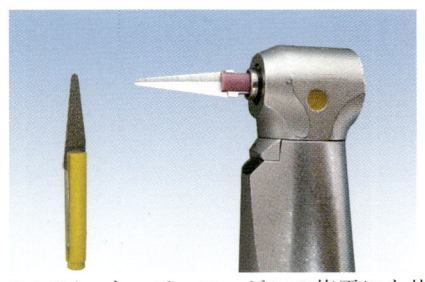

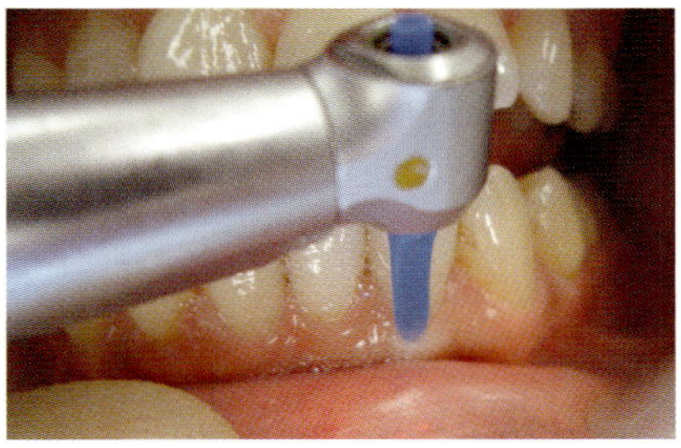

2-1-3d　オーバーマージンの修正にも使用できる金属製のチップ（Profin Lamineer Tips® 右：#15，左：#75：Dentatus）．

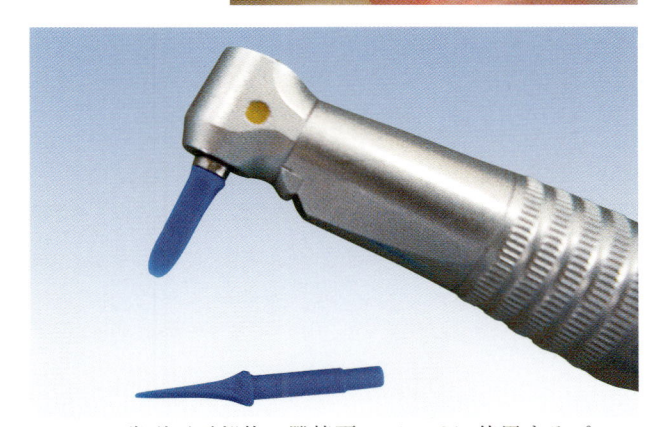

[歯列不正（前歯部の叢生など）]

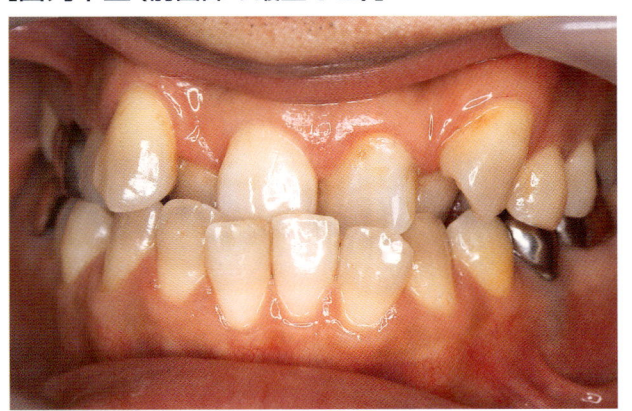

2-1-3e　歯列不正部位は歯間清掃用具を通しづらい．

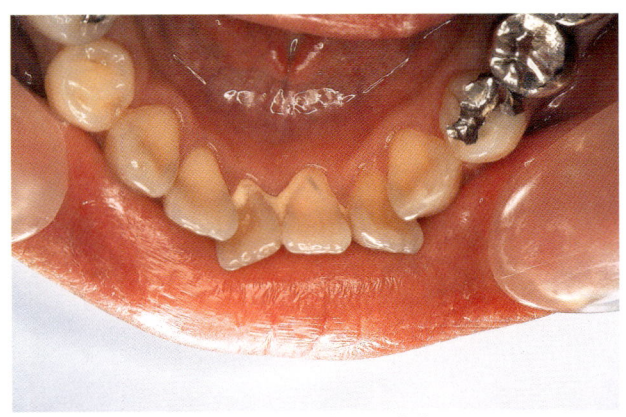

2-1-3f　歯間清掃が困難なため歯石が沈着している．

2-1-3g　歯列不正部位の隣接面のPMTCに使用するプラスティック製のチップ（EVA-5000 Tips®：Dentatus）．

[歯列不正（前歯部の叢生など）]

上下顎ともに歯間ブラシが入らないので，う蝕，歯周病ともにリスクの高い場所である（2-1-3e, f）．この部位には，デンタルフロスの細いタイプ（Sサイズ／図16）を指導する．また，フロスの先にフッ化物を塗布して用いるのも有効である．重なった隣接面のPMTCには，ヘラ状のプラスチックチップを用いてクリーニングする（2-1-3g）．

歯列不正の場合こそ，短期間のメインテナンスで，セルフケアとプロフェッショナルケアの両立が最も必要な症例といえるだろう．

セミテーラーメードのPMTC

　数か月前，新聞の読者欄に「歯科衛生士とクリーニング」に関する記事を見つけました．筆者は男性で，「歯科の看護婦（彼は歯科衛生士を看護婦と思っている）さんはいつも黙々と作業を始めるが，必ず最後にはブラッシングの不出来をいちいち指摘してくれる．頑張っているつもりでも怒られる．たまには褒めてもらおうと何日も前から入念にブラッシングしデンタルフロスなども使ってみるが，そういう時に限って何のコメントもない．肩透かしを食らったようだ……」というような内容でした．この記事を見て苦笑する歯科衛生士は多いのではないでしょうか．

　最近，SRPの本来の目的を見失って，除石や滑沢化に専念するのは問題があるのではないかとの声を聞きます．歯周組織の改善のため，ひいては口腔衛生向上のためにも歯周治療は重要です．しかし，私たちの歯科診療所にRoutine checkupのために訪れる患者の目的は，おそらく口の中をきれいにしてもらいたいという願望が強いと考えられます．私たちも「クリーニングしてもらって良かった．気持ちよかった．また来たい」と思わせるような施術を心がけるべきですし，かつ患者に喜んでもうらことがPMTCの大前提と考えます．

　そして，私たちの患者が転勤したり，定年になって通院できなくなったりしても，自立して口腔衛生状態を保てるセルフケアの確立こそが最終目的であり，それを遠くから支援する（子を思う親のような）立場が理想であるとの考えに行き着きました．

　ご紹介した「職域型Routine checkup」は，結果的に歯周治療のミニマルインタベーション化を目指すものとなっています．本論の趣旨は「レディーメードからテーラーメードのPMTCへ」ということでしたが，私たちの職域型PMTCは，歯科医療とサービスが融合した「セミテーラーメード」ともいえるかもしれません．

　本稿や新聞のエッセイを通して，歯科診療や歯科医療従事者のあり方も時代や患者のニーズとともに変遷しなければならないと考えさせられました．

参考文献

1. Mombelli A, Nyman S, Bragger U, Wennstrom J, Lang NP：Clinical and microbiological changes associated with an altered subgingival environment induced by periodontal pocket reduction. J Clin periodontal. 1995；22(10)：780-787.
2. Lang NP, Joss A, Orsanic T, Gusberti FA, Siegrist BE：Bleeding on probing. A predictor for the progression of periodontal disease? J Clin periodontol. 1986；13(6)：590-596.
3. Tunkel J, Heinecke A, Flemming TF：A systematic review of efficacy of machine-drive and manual subgingival debridement in the treatment of chronic periodontitis. J Clin periodontol. 2002；29 Suppl 3：72-81, discussion 90-91.
4. 深川優子，前田陽子：LANを活用した遠隔保健教育の試み，KEEP YOUR SMILE．日本歯科衛生士会学術雑誌．2002；31(2)：26-34.

目的別PMTCとオーラルケア／バイオフィルム制御とオーラルケアの到達点

2 口腔内の現状に応じた テーラーメードPMTC

東京都中野区開業（日野浦歯科医院）

日野浦　光／清水麻理子／園田麻衣子／木藤奈緒

症例2-2-1
良好な状態を長く現状維持する

[考え方]

　口腔衛生習慣は，口腔衛生教育，訓練，そして自己による診断などで確立されることになる．質の高い口腔衛生習慣を持っているなら，歯肉縁上のプラークの除去が容易に行われ，その成果として歯肉縁下プラークの形成抑制にも良い結果を与えることになる．しかし歯列や歯の形態は複雑であり，どうしてもブラッシングだけでは取りきれないプラークは部位により存在することになる．

　本症例は，口腔内の清掃状態が非常に良好で新たなう蝕の発生もなく，口腔衛生に熱心な20代後半の女性である．もちろん，口腔衛生に関する知識も広く持っている．しかし，そのような女性でも毎日のケアのなかで清掃しにくい，あるいは清掃できない歯面は存在する（2-2-1a）．

　このようなご本人がセルフケアで清掃できなかった歯面に対して，定期的な専門家によるPMTCが行われる．それは，良好な状態を長く現状維持するために行われるもので，すなわち「健康な人がより健康になるために」来院していただくことになり，予防型とも呼べるものである．将来の加齢に対して，強力なサポートとなるものと考えていいであろう．

　このような症例では，現状で歯周組織や歯牙は健全であり，いかにしてその健全な組織を現状維持し細菌やその結果生じるバイオフィルムを最小限にするかに努力が傾けられる．すなわち，PMTCは健康な状態の歯周組織や歯の現状維持をサポートするために行われる．

[注意点]

　本人によるセルフケアでは，プラークは下顎の小臼歯や大臼歯の舌側空隙に多く取り残されやすい．とくに偶角部にあるプラークは，フロッシングによってもあるいは歯間ブラシによっても取り残しやすい．PMTCでは，舌側空隙からペーストを挿入して機械的清掃を行う．同部の歯肉や歯面を傷つけないようにするために，有効に歯間ブラシを応用することも当医院では行っている．

　定期的なPMTCにより口腔内細菌数を一定期間少なくすることはできるが，口腔内細菌叢を変化させることは難しそうである．私事で恐縮だが，最近大腸の内視鏡検査をした．検査は2日前の下剤飲みを端緒として，前日の3度のレトルトパックの食事と下剤，当日の2リットルもの飲み物，その結果として消化管は全く空にして始まる．これほど空っぽにしたので，胃の中にいる細菌や腸内細菌も少なくなっているのではとそのとき考えた．もしそうなら，検査が終わったらビフィズス菌のような善玉菌を最初に食して大腸菌を善玉にしたい．しかし，そのときの内視鏡の先生は，免疫の関係から細菌叢を変化させることはできないとおっしゃっていた．大腸内

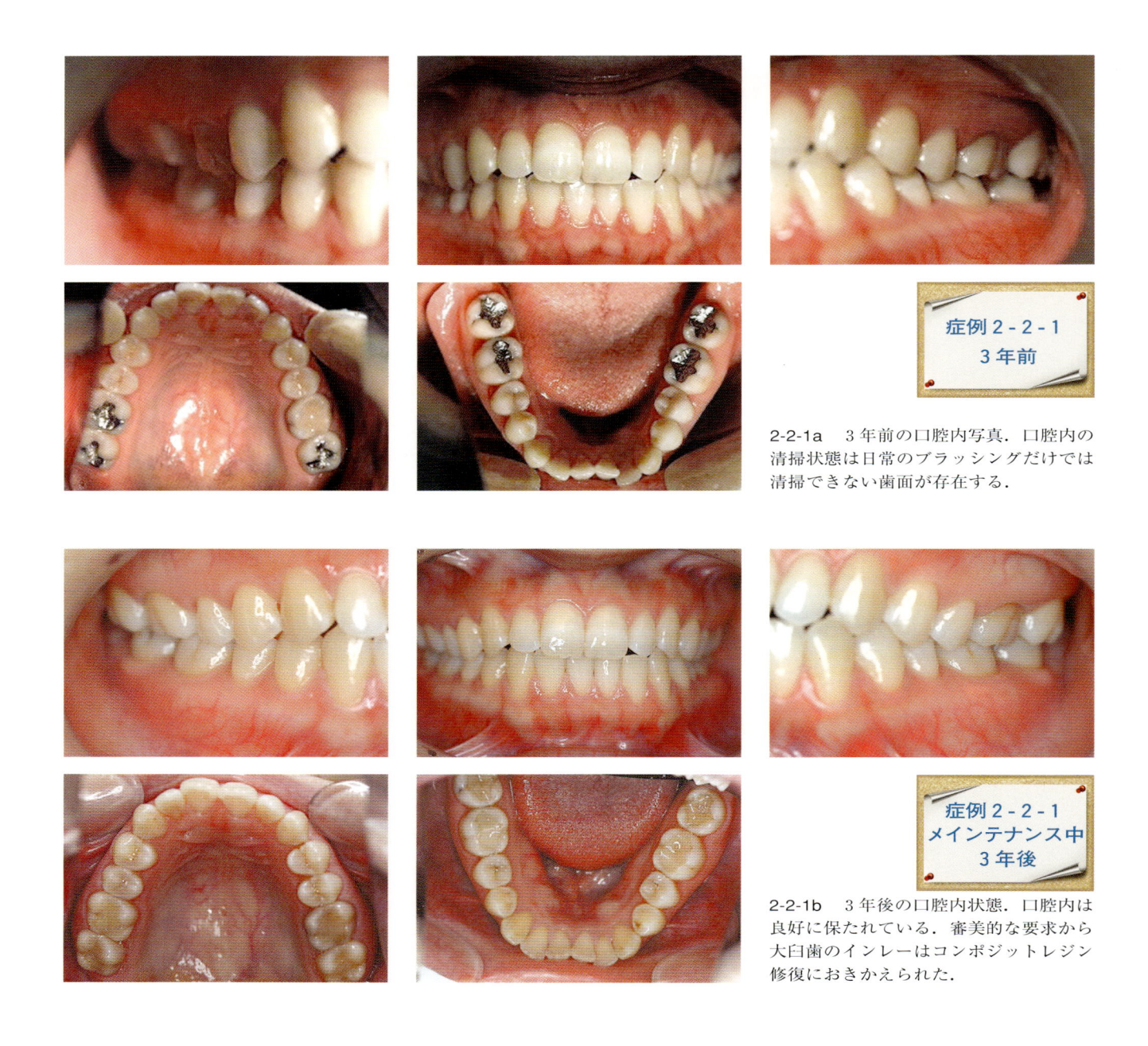

■ 目的別PMTCとオーラルケア／バイオフィルム制御とオーラルケアの到達点

症例2-2-1
3年前

2-2-1a　3年前の口腔内写真．口腔内の清掃状態は日常のブラッシングだけでは清掃できない歯面が存在する．

症例2-2-1
メインテナンス中
3年後

2-2-1b　3年後の口腔内状態．口腔内は良好に保たれている．審美的な要求から大臼歯のインレーはコンポジットレジン修復におきかえられた．

の細菌叢は，やはり幼児期に獲得されるということであった．これは，口腔内の細菌叢の獲得と同じ論理ではないだろうか．そのときの内視鏡検査はとても楽しくできたが，口腔は消化管の一部だということを改めて強く感じた．もっとも口腔内は見ることも触れることもできる部位であり，セルフケアやプロフェッショナルケアによって細菌叢の改善に可能性を残している．

このように，口腔内の細菌数の維持管理は口腔内を現状維持する上で大変重要な要素となる．定期的な来院を促し，口腔内をチェックしながらその健康歯質を失わせないような現状維持を目指すことは，口腔内管理の大きな目標となるものである．

[3年後の状態]

2-2-1bは，3年後の状態である．口腔内は良好に保たれ，数値的に悪化している部位はまったくない．審美的な要求から，大臼歯部の咬合面に装着されていたインレーはコンポジットレジン修復に変化している．修復物にオーバーハングやマージンの欠損，不適合，未研磨などがあると，歯肉縁上プラークを簡単に付着させることになる．そのような危惧される部位は，事前に対策を立てておく必要がある．

さらに歯肉縁下プラークが付着しやすい部位とし

ては，深い骨縁下ポケット，根分岐部病変，根やセメント質の不規則さ，セメント質形成不全，歯根吸収，歯石などが挙げられよう．これらの不利益をもたらしそうな事項はたえずチェックし，認められた際には常に対処していく必要がある．

このように良好な状態を保つためには，本人のセルフケアは最重要事項であろう．その高い意識を効果的に持続させるためには，口腔内の定期的チェックは必要である．また，さまざまな口腔衛生用補助器具の必要性をその定期的チェックの際に評価し，その使用を指導するべきであろう．とくに，デンタルフロスや歯間ブラシは歯ブラシだけでは除くことのできないプラークを除去する手段として，積極的に指導していく必要がある．

本症例では，ご自身が音波歯ブラシを朝晩使用している．ポケット内の清掃器具として，効果が実証できるものである．

症例2-2-2
現状に妥協してPMTCで現状維持を図る

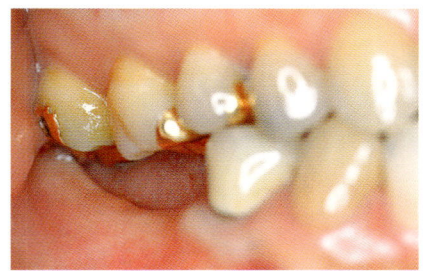

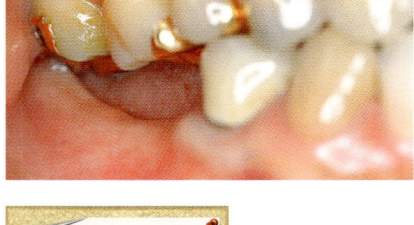

2-2-2a　補綴物が多数装着されている．PMTCを積極的な治療の成果として経験していただき，口腔内を清潔に維持しようとする意識をあげていきたい．

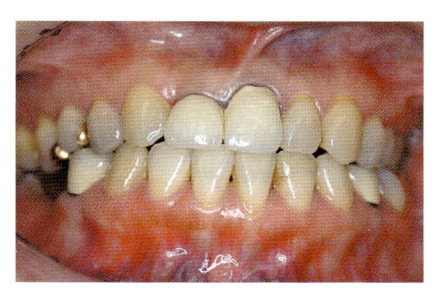

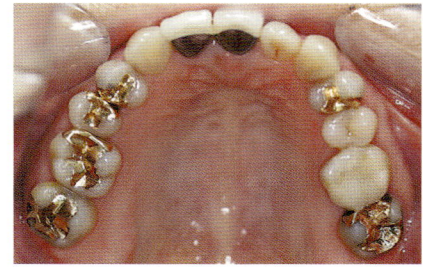

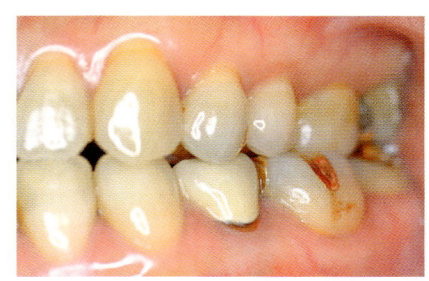

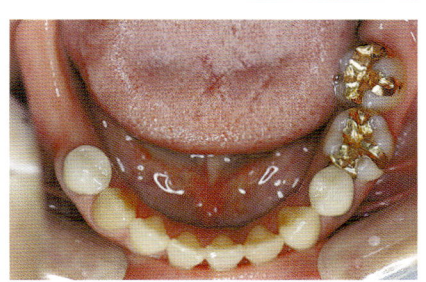

[考え方]

ご本人が若いころ（20代）に数本の歯をう蝕などにより失ってしまった症例である．口腔内には補綴物が多数装着され，右下には欠損部もある．このような症例では，最低でも口腔内現状維持を図りながらその個人のQOLを維持していく試みがなされる．不良補綴物をチェックする必要があるが，この症例ではまず定期的に歯科医院に通院しながら口腔内を維持・管理していくモチベーションを高めることから始める．そのためには，口腔内の細菌数チェック，唾液緩衝能，プラークの染め出しなどが行われる．

PMTCの予防効果として，PMTCを行った後のポケット部では通常のブラッシング後と比較してプラークの再形成が遅れることが知られている．さらに，口腔への意識を高めて強い動機づけ効果も期待できると考えられる．この症例のように補綴物が多数装着されているような口腔では，これ以上ご自身の歯は増えないという現状に妥協してPMTCの効果を実感していくことになる．さらに，PMTCを積極的な治療の成果として経験し，自身の努力による清潔感を維持しようとする口腔内への意識が高まってくる．

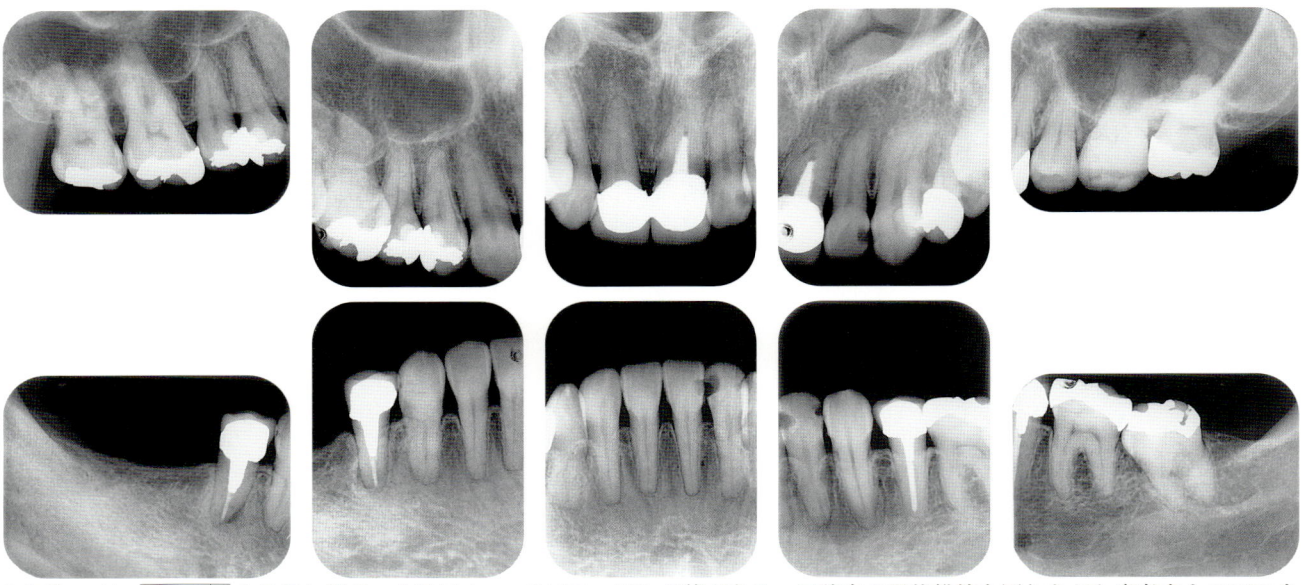

目的別PMTCとオーラルケア／バイオフィルム制御とオーラルケアの到達点

2-2-2b 　1｣，7 6 5｣4 の5歯欠損で，7｢7 は4mmのプロービング値がある．口腔内の現状維持を図りながら患者本人のQOLを維持していきたい．

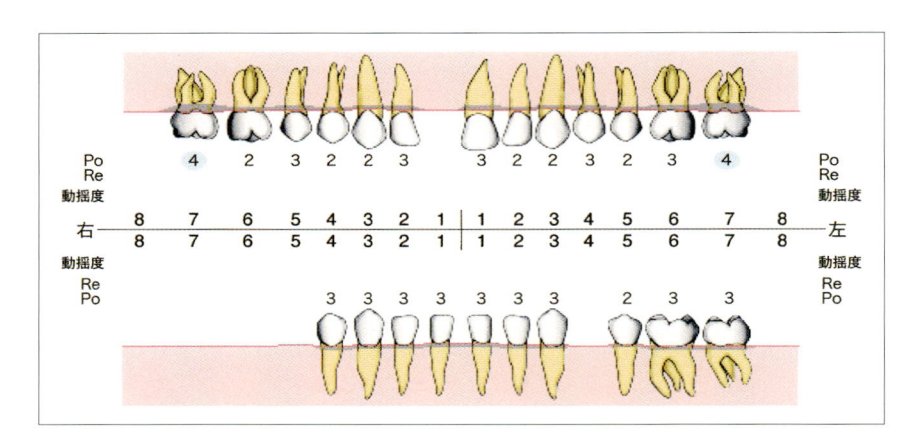

2-2-2c　歯周診断書．

症例2-2-2
PMTC後

[注意点]

　歯肉縁上プラークを沈着させる要因として，不適合な補綴・修復物は避けては通れない問題である．そのなかにはマージン部の不適合，厚いセメントライン，不完全な修復物の研磨，カウントァの豊隆度合い，などが含まれる．しかし，口腔内ですべての補綴・修復物の形態，マージン部などを理想的に維持することは困難を伴うものである．そのためにも定期的な来院を促すことは，それらのチェックのために必要なことであろう．

　しかし，補綴・修復物の表面に対するPMTCの方法は，確立されたものはない．現状では，修復された部位のPMTCについてはその修復物によって方法や材料を変えずに，現状では歯表面と同じように行われている．しかし，最終修復物の表面は鏡面研磨（金属），グレージング（セラミックス），艶出し研磨（硬質レジン），さらに最終研磨（コンポジットレジンやグラスアイオノマーセメント）などの表面処理が装着時に施されている．

　これら補綴・修復物の表面をPMTCという名のもとで歯面と同様の表面処理を行うことは，修復物表面の艶をなくし，傷をつけ，腐食や変色，さらには細菌のたまり場となりうる原因を作ることになりかねない危惧がある．将来，修復物の光沢を長持ちさせるためにも被研磨面によって材料を違える提案がなされてくる可能性もある．PMTCは，ややもするとオーバートリートメントになりやすい．オーバートリートメントだけは避けたい事項である．

　修復物のPMTCを行う前に，修復物表面をチェックすることは大切である．修復物表面の変化

が，着色か，変色か，あるいは内部ステインなのかによってそれぞれ対応は違ってくる．艶出しのみによって，修復物が生き返ることも経験する．また，コンポジットレジン表面は吸水によって着色しやすかったり，水和膨張によってマージン部に段差ができやすかったりするので，とくに審美性を維持するために要求されることも多い．ffのバーによる微妙な形態修正や，コンポジットレジン最終研磨用のポイントによって再研磨することもある．

症例2-2-3
PMTCと3DSの併用

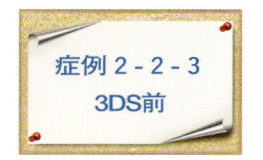

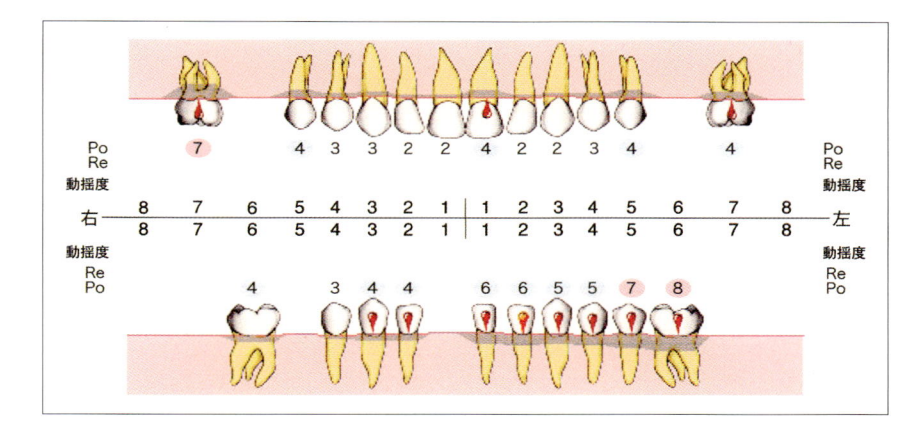

症例2-2-3 3DS前

2-2-3a 歯周診断書．

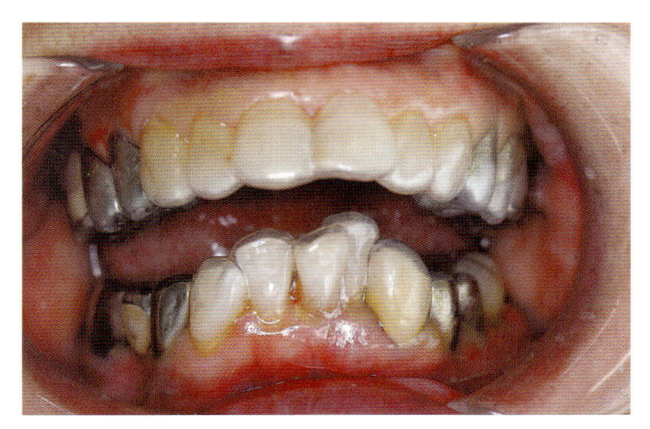

2-2-3b 活発な根面う蝕を不活発にし，炎症を起こしている歯周組織を至急治すために3DSを行った．

[考え方]

一般的にメインテナンスで行われることは，口腔内の細菌数のダウンサイジングが基本となる．メインテナンスのために来院した患者の最初の選択肢となるPMTCは，プラークコントロールすることの気持ちよさを実感してもらうとともに，口腔内の細菌数をダウンサイジングするための有力手段である．

しかし，定期的なPMTCのみで口腔内が維持できない症例もある．そのような症例では，積極的に3DSもメインテナンスとして行われることもあるが，これは細菌数の減少が主な目的である．これは薬剤を使用するために，化学的なプラークコントロールとも呼べるものである．

[注意点]

この症例では，活発な歯根面う蝕を不活発にするため，またできるだけ早く炎症を起こした歯周組織を治すために3DSを行うことにした．念入りなPMTC後に，トレー法を用いて薬剤を注入し3DSを行った．3DS後の患者の反応は，「気持ち良い」というものであった．現実に，細菌数を測定してもその

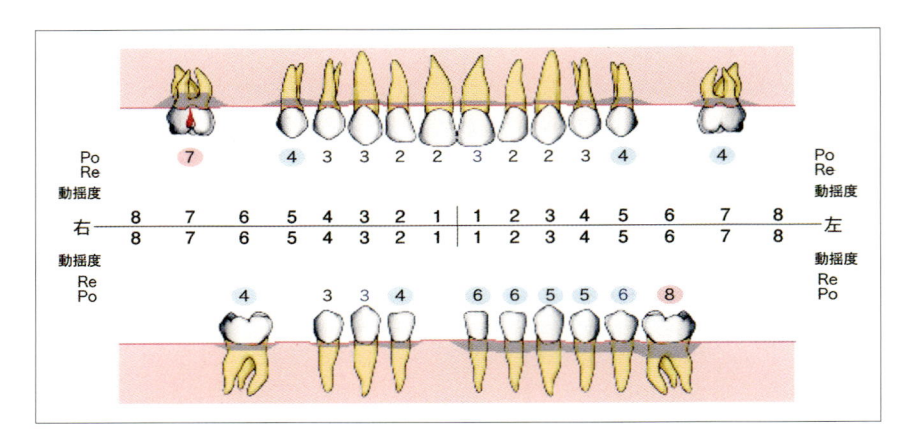

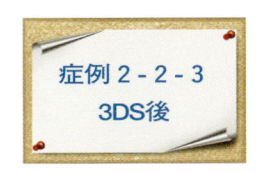

2-2-3c　3DS後の歯周診断書.

直後では計測されることはない．

　高いレベルでプラークコントロールを行うことは，メインテナンスの目標である．そのためには，スケーリングやルートプレーニングなどの初期治療，必要に応じたデブライドメント，さらにセルフケアと定期的な来院によるPMTCは必須項目となっている．さらに必要に応じた3DSは，治療の選択肢を広げている．

若い人のセルフケアを中心として

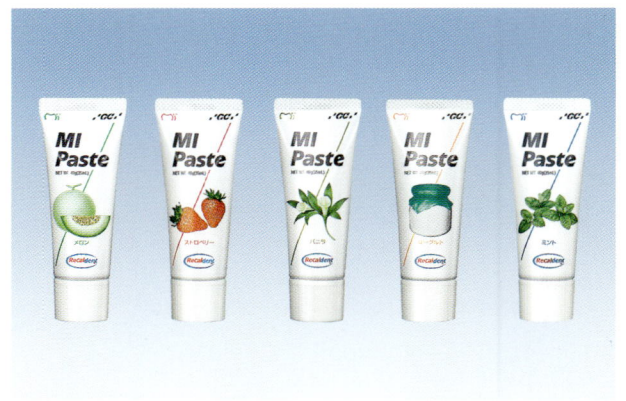

2-2-4a　MIペースト（ジーシー）．

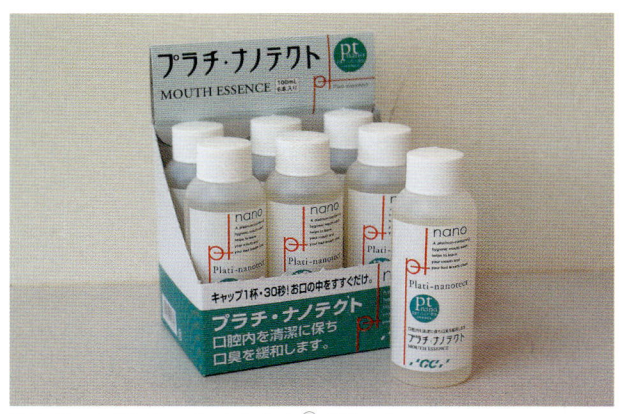

2-2-4b　プラチ・ナノテクト®（ジーシー）．

[考え方]

　PMTCは，あくまで患者が毎日のセルフケアで上手に清掃できない歯面がターゲットである．なかには口腔清掃を毎日時間をかけて入念に行っているため，歯面にプラークがほとんど認められず，総ミュータンス菌数や唾液緩衝能，生活習慣などのう蝕リスクが低い方もいる．

　そのような方でもチェックアップのために定期的に来院していただくことは，口腔内の障害や将来の不快事項を早期に発見するために必要である．しかし，来院のたびに入念なPMTCを毎回時間をかけて行う必要があるかは疑問のあるところである．そのような症例における頻回なPMTCは，ややもするとオーバートリートメントになりかねない危惧を持つ．

[注意点]

　口腔衛生状態が良好な患者でも，それに安心することなく口腔内の健康を維持する必要がある．そのためには，毎日のセルフケアが重要となってくる．毎日のブラッシングやフロッシングはもちろん，その他にも応用可能なプログラムがある．

　たとえば，特定保健用食品に指定されているガムを毎日かむことは，そのプログラムのひとつである．さらに，CPP-ACP（商品名：MIペースト®，ジーシー）の塗布は，その効果として認められている知覚過敏に対する処置・予防などのほかに，歯表面のさらなる強化に有効である．

　また，最近プラチ・ナノテクト®（発売元：ジーシー）が発売された．これは液体中にナノ粒子の白金を均等に分布させた（コロイド状）溶液であり，うがいすることにより口腔内活性酸素の除去に有効であるとされる．過剰な活性酸素といえば老化を思い浮かべるが，プラチ・ナノテクト®の使用によりいわゆる口腔内若返りのために有効であろう．

小児歯科領域における定期的来院とPTH

　あるデンタルケアメーカーが，「歯を磨くのではなく，歯を強くするという発想」というキャッチコピーのコマーシャルをテレビで流している．このイメージは，今後の乳歯や幼弱永久歯を扱う上で大切な言葉になっている．

[PTH（Professional Tooth Hardening）]

　乳歯や幼弱永久歯のクリティカルpHは5.8～6.2といわれ，比較的高い．ということは，容易に脱灰が起こりやすいということになる．しかし，成熟した永久歯のクリティカルpHはそれよりも酸性側にあり，脱灰は幼弱永久歯より起こりにくいとされている．いい換えると，乳歯や幼弱永久歯がより成熟した永久歯に近い歯の表層構造を持つようになると，脱灰が起こりにくくなるということになる．すなわち，萌出直後の歯をいかに早く脱灰が起こりにくい歯に改変させるかがわれわれ歯科医師の仕事となってきた．

　ところで，小児歯科領域においてはPMTCという言葉はなかなかなじむものではない．定期的に来院してくる小児に対して，まず行うことはチェックアップである．カリエスや初期脱灰病変の有無をはじめとして，ブラッシングの状態，歯列の現状などをチェックすることになる．必要に応じて，リスク検査を行うこともある（図1）．その後，問題が発見された点を指摘し，さらに積極的にその歯や口腔内

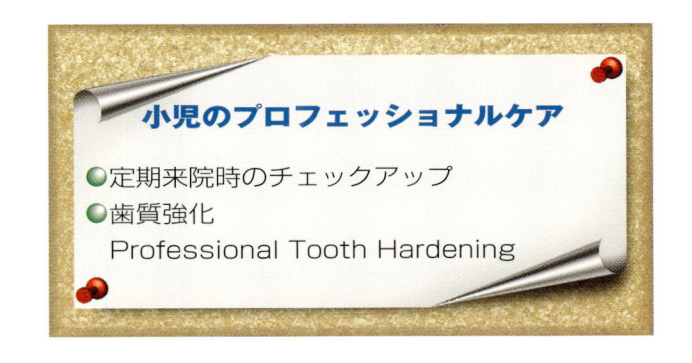

[リスク検査キット]

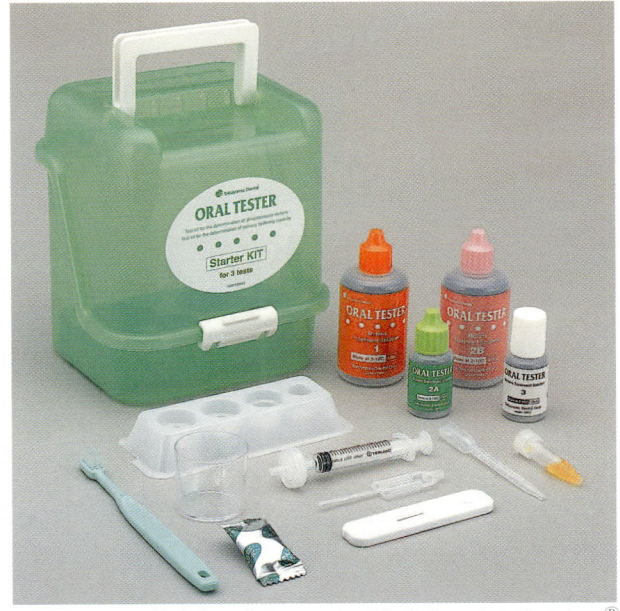

図1　リスク検査キットシステムであるオーラルテスター®（トクヤマデンタル）．細菌検査や唾液の緩衝能検査を，20分以内で当日に行うことができる．さらに，付属のソフトを使用して，結果の開示や説明を容易にできるように用意されている．

[PTH（Professional Tooth Hardening）]

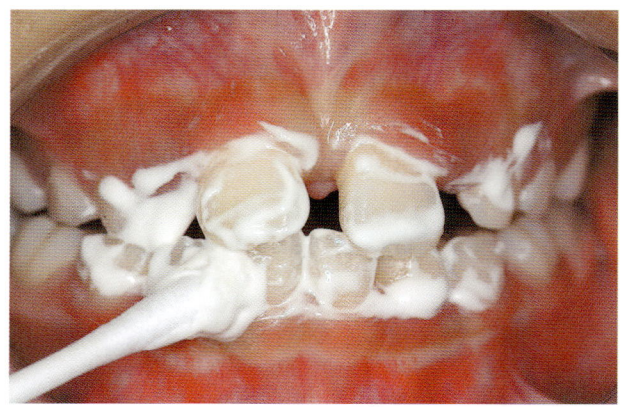

図2　幼弱永久歯に，MIペースト®を綿棒につけて歯表面に塗布している．もちろんMIペースト®には研磨剤は含まれていないために，このような使用法でも歯を傷めることはない．

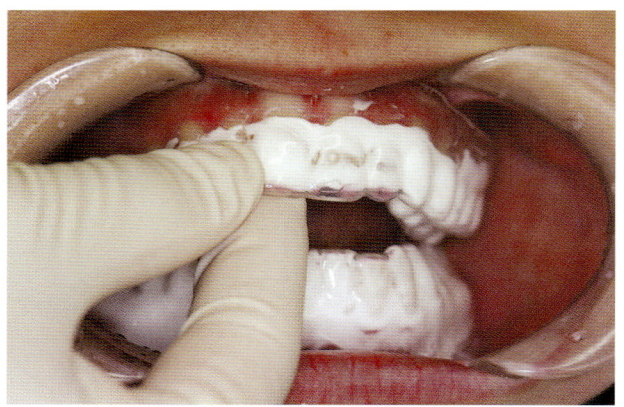

図3　マイトレーを患者個々に制作して，そのなかにMIペースト®を入れて，歯の表面全体にいきわたるように保持している．歯表面を硬くするのみではなく，知覚過敏の予防にも効果的である．

にとって必要なことや良いことを行うことになる．その行為はPMTCではなく，歯の汚れを取って，さらに歯が硬くなるように処置を行うことになる．

私はこの行為を，PTH（Professional Tooth Hardening）と呼んでもいいのではないかと考えている．脱灰の起こりにくい歯表面を，できるだけ早く作るという行為である．

そのなかでProfessionalに行う行為として現在主流となっているのは，フッ化物やCPP-ACP（MIペースト®）の適応（図2），シーラントなどである．日野浦歯科医院では，乳歯や幼弱永久歯に対して，MIペースト®をラバーカップや綿棒につけて歯を磨いている．MIペースト®の味は5種類用意されているが，そのなかからその日に使用する味を子ども本人に選ばせることで子どもの主体性を得るようにしている．フッ化物とMIペースト®を組み合わせて使用する際に，フッ化物の濃度がその程度であれば効果的か，あるいはどちらを先に応用するのか，などの知見はまだない．

いずれにしても，定期的に来院してくる小児は切削治療を要するような歯はほとんどない．そのような子どもに対して，チェックアップとその問題点の指摘だけではなく，積極的に「虫歯になりにくい歯を作る」という処置を行うことは，今後の口腔内の維持・管理を考える上でも，さらには口腔に関心を持ってもらうためにも，重要なことと考えている．

オーバートリートメントを避ける

PMTCについては，すべての人に当てはまる普遍的な方法はないと考えている．それぞれの口腔内の状況，リスクに合わせてその方法は選択されるべきである．さらにPMTCの考え方は，セルフケアでは清掃が十分にできない口腔内の部位について定期的な清掃を行うことである．したがってセルフケアで十分に清掃が行き届いている部位については，過度のPMTCを避けるべきである．

現状では，オーバートリートメントになりかねないPMTCの概念がまかり通っているように感じるときがある．その口腔内のメインテナンスとして何が必要か，そしてどこまでが必要か，セルフケアに対する取り組みと患者からの協力を考えながらプログラムをテーラーメイドで考える必要があろう．

3 口腔内のリスク判定に基づくPMTC

大阪府大阪市開業（医．福西歯科クリニック）

山本信一／北垣順子／福西一浩

ショートカットメインテナンス

　予防処置を目的としたオーラルケアを考えるとき，それぞれの患者が持つリスク因子や固有の口腔内環境などを十分に考慮することが重要である．

　当院では患者のリスク度を大きくう蝕型とペリオ型に分類し，それぞれのリスク度に応じたショートカットメインテナンスプログラムを組むようにしている．

口腔内のリスクを知る

　当院では下記のような口腔内診査により患者のリスク度を判定している．ルーティーンワークとして実践可能であるようにシンプルで，かつ最小限の診査項目としている．

リスク判定のための診査項目

[問診]

　全身的既往歴，服用している薬物，喫煙の有無，食生活（嗜好品の種類や食事の間隔など），生活習慣（睡眠時間やストレスなど），ブラッシングの習慣．

[口腔内写真]

　正面観，側方面観，上下顎咬合面観．

[エックス線写真]

　デンタルエックス線10枚法，あるいは14枚法．

[歯周基本検査]

　ポケットデプス，BOP，動揺度，根分岐部病変，歯肉退縮量．

[カリエスリスクテスト]

　う蝕原因菌数，う蝕原因菌酸産生能，唾液緩衝能，唾液量，唾液の性状．

　当院では，う蝕原因菌（ミュータンス菌，ラクトバチラス菌）の数，う蝕原因菌が産生する酸の強さ，唾液緩衝能，唾液分泌量をワンセットとして検査している．

● う蝕原因菌の数

　う蝕原因菌であるミュータンス菌，ラクトバチラス菌をデントカルトSM®（ミュータンス菌），およびデントカルトLB®（ラクトバチラス菌／オーラルケア）で選択培養する（図1）．

　口腔内のう蝕原因菌数を簡単に判別できる．

● う蝕原因菌が産生する酸の強さ（う蝕活動性）

　う蝕原因菌のつくる酸の強さを色調で判定できる（CAT21 test®，モリタ／図2）．

目的別PMTCとオーラルケア／バイオフィルム制御とオーラルケアの到達点

[う蝕原因菌の数]

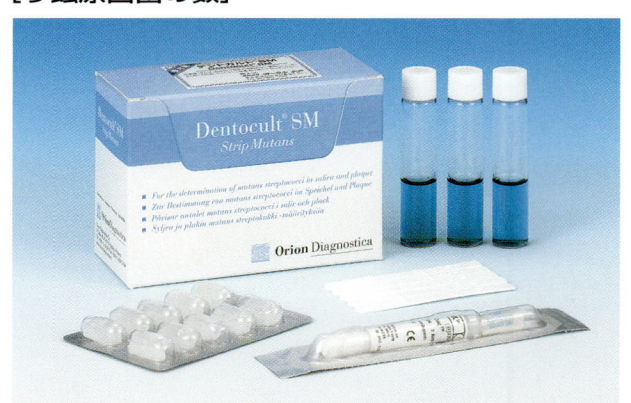

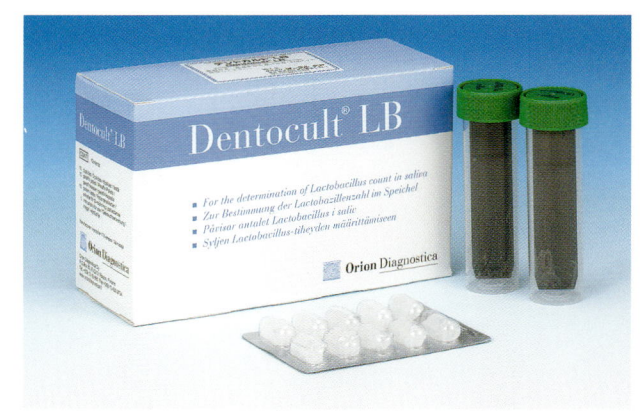

図1　う蝕原因細菌を選択培養するデントカルトSM®（ミュータンス菌）とデントカルトLB®（ラクトバチラス菌）（オーラルケア）．

[う蝕原因菌が産生する酸の強さ（う蝕活動性）]

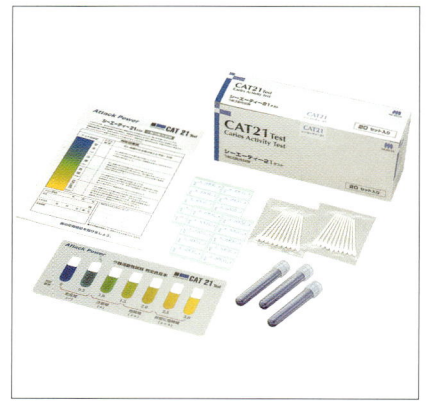

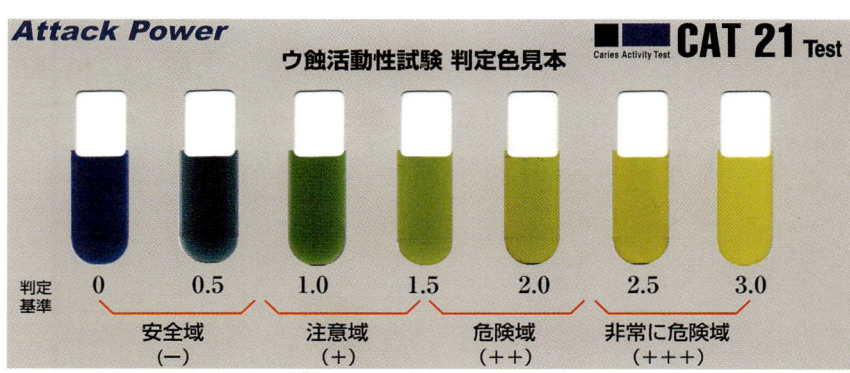

図2　う蝕原因菌が産生する酸の強さを色調で判定できる（CAT21 test®，モリタ／図2）．

[唾液緩衝能と分泌量]

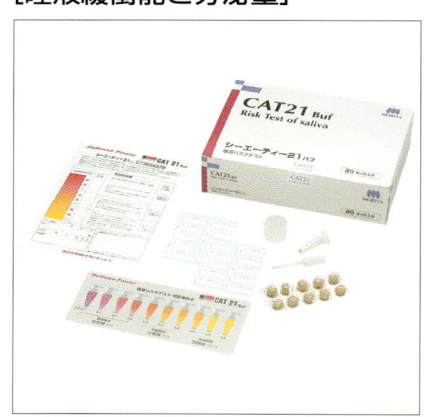

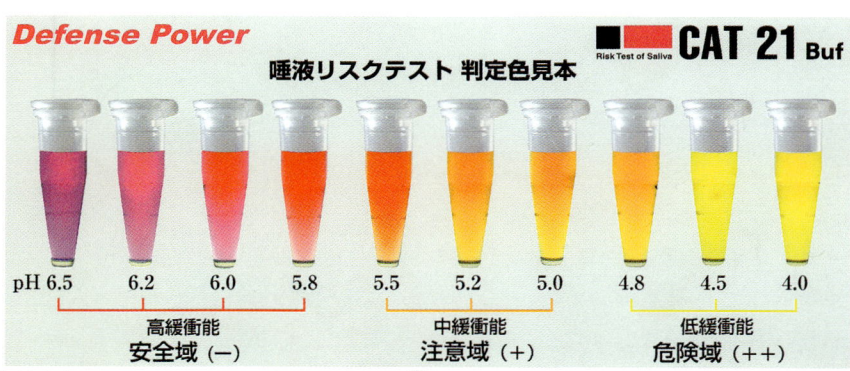

図3　唾液緩衝能（酸を中和する能力）と分泌量を調べることができる（CAT21 Buf®，モリタ）．

●唾液緩衝能（酸を中和する能力）と分泌量（CAT21 Buf®，モリタ／図3）

　チューイングペレットを噛んでもらい採取した唾液から，酸を中和する唾液緩衝能の強さと分泌量を調べることができる．

オーラルケアメニュー

　う蝕や歯周病を予防するには，患者自身によるセルフケアを徹底したうえで，それだけではカバーしきれない部分を，プロフェッショナルケアであるPMTCなどにより補う必要がある．

　プロフェッショナルケアでは，う蝕型口腔内とペリオ型口腔内にかかわらず，セルフケアでは難しい部分のバイオフィルムの破壊，除去を主な目的としている．ただし，う蝕型とペリオ型では，標的とするバイオフィルムの形成場所が異なることから，主にケアのターゲットが歯肉縁上か縁下かに分かれ，またそれに用いる器具，器材や薬剤にもいくつかの違いがある．

う蝕型ショートカットケアメニュー

- 問診
- ブラッシングチェック（プラークスコア），TBI
- 縁上スケーリングおよびバイオフィルムの破壊
- ステイン除去
- フッ素塗布
- 場合により3DS（フッ素）

ペリオ型ショートカットケアメニュー

- 問診
- ブラッシングチェック，TBI
- Bleeding check
- SRPおよび縁下バイオフィルムの破壊（とくに骨縁下ポケット，分岐部病変）
- ポケット内洗浄（弱酸性水）
- 抗菌剤塗布
- 場合により3DS（クロルヘキシジン）

当医院におけるPMTCの考え方とその役割

　口腔内の状態を改善し，健康を維持するには定期的なPMTCが重要であると考えている．セルフケアの難しい部位やリスクの高い部位をコントロールするためのPMTC，歯質を強化するためのPMTC，審美性の改善のためのPMTCなど，その役割はさまざまである．

ペリオ改善のためのPMTC

　歯肉縁上，および縁下のバイオフィルムの破壊を目的としている．とくに深いポケットや分岐部病変など，セルフケアの困難な部位に対して定期的にPMTCを行うことは，メインテナンスするうえでも非常に重要である

う蝕予防のためのPMTC

　う蝕原因菌の除去（主に歯肉縁上のバイオフィルム）を行い，フッ素による再石灰化ならびに歯質の強化を目的とする

審美のためのPMTC

　ステインの除去と歯面研磨を目的とする．またホワイトニング後のあと戻りを抑えるためにも，定期的なPMTCは有効であると考えている．

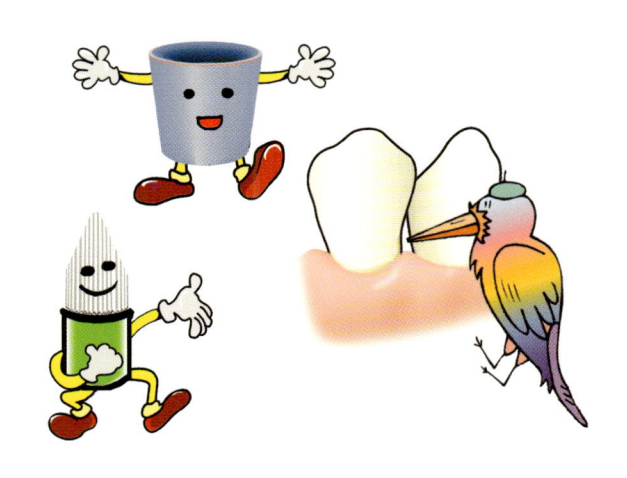

目的別PMTCとオーラルケア／バイオフィルム制御とオーラルケアの到達点

症例をとおして考える

症例 2-3-1
う蝕型

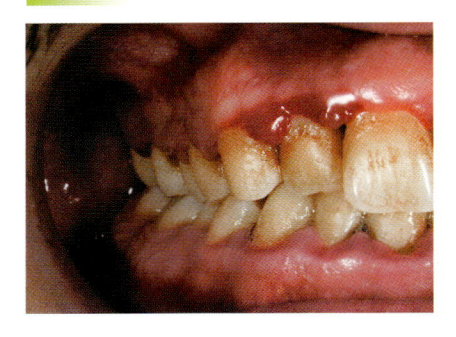

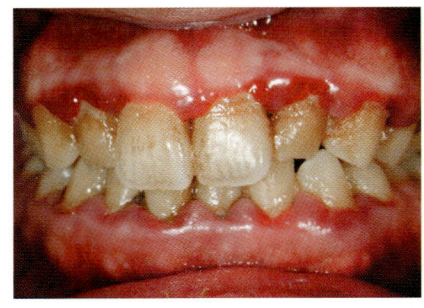

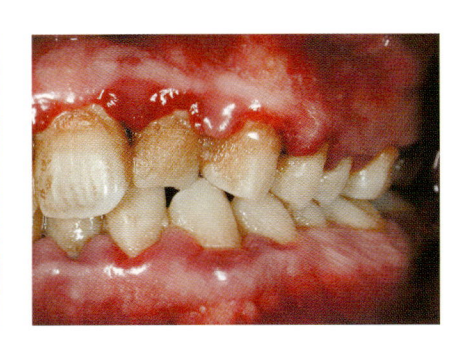

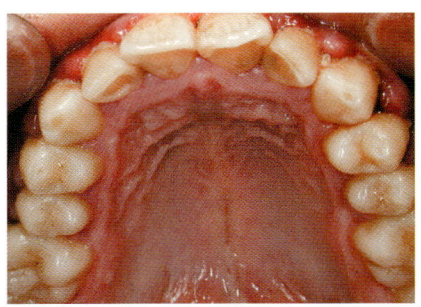

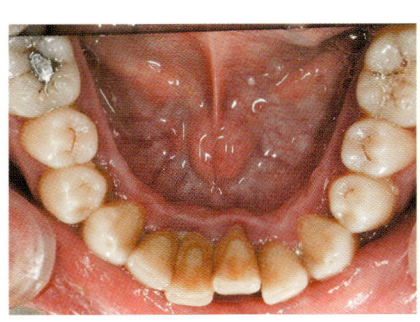

2-3-1a 初診時のプラークコントロールはきわめて悪く，口腔内全体に浮腫性の歯肉の腫脹が認められる．増殖性歯肉炎と思われる．

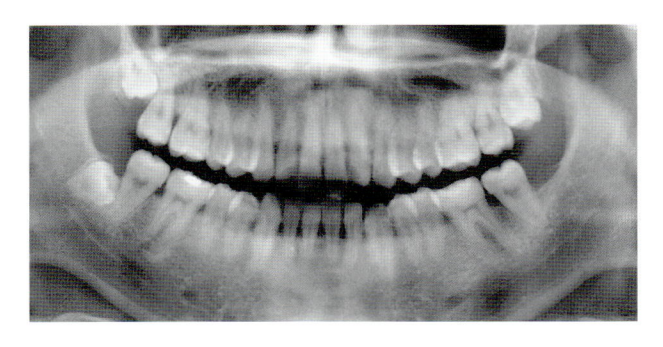

2-3-1b 全顎的に顕著な骨の吸収は認められない．

患者：25歳，男性
初診時：プラークコントロールはきわめて悪く，口腔内全体に浮腫性の歯肉の腫脹が認められる（2-3-1a）．一見するとペリオ型のような口腔内所見であるが，歯肉の腫脹のわりに骨吸収は認められず（2-3-1b），むしろ広範囲にわたる歯牙の脱灰部位が認められたため，カリエスリスクが高いものと推測された．

[口腔内のリスクを知る]
カリエスリスク
　唾液の緩衝能は安全域だが，う蝕原因菌の酸産生能力は高い．また，SM菌とLB菌の両方の数が非常に多い．総合的にみて，う蝕のリスクが非常に高いと考えられる（2-3-1c）．
ペリオリスク
　全体的に浮腫性の歯肉腫脹であり，仮性ポケットを形成している．エックス線写真の所見では骨吸収像は認められない．ペリオリスクについては初期治

2-3 口腔内のリスク判定に基づくPMTC

唾液緩衝能＝安全域　　　酸産生能＝危険域　　　SM菌＝多い　　　LB菌＝多い

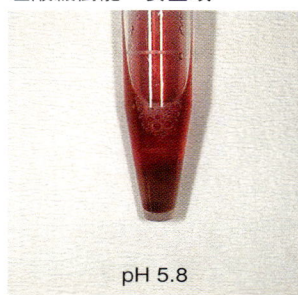

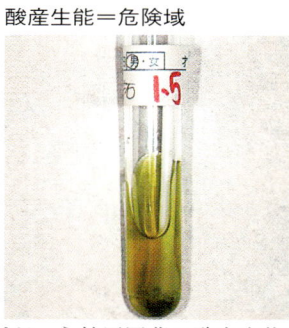

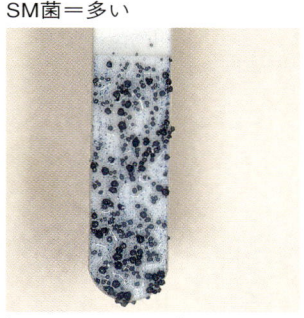

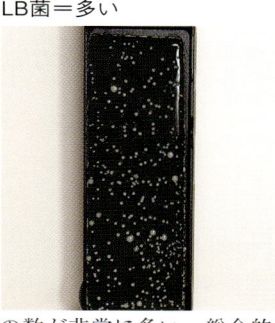

pH 5.8

2-3-1c　唾液の緩衝能は安全域だが，う蝕原因菌の酸産生能力は高い．また，SM菌とLB菌の両方の数が非常に多い．総合的にみて，う蝕のリスクが非常に高いと考えられる．

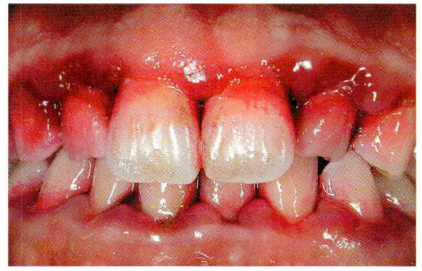

2-3-1d　初診時にプラークの染め出しをしてみると，歯面のほとんどが赤く染色される状態であった．

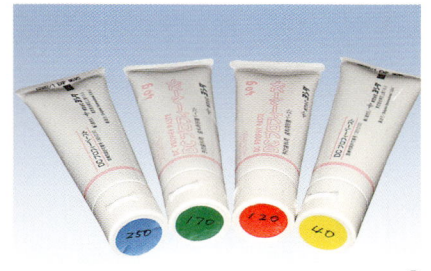

2-3-1e　DCプロフィーペースト®（RDA40・120／ヨシダ）．

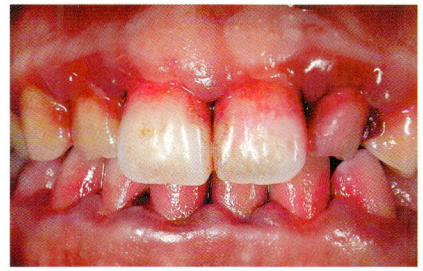

2-3-1f　プラークコントロールが定着してきたところで，染め出ししてみると染色部の範囲はかなり減少した．

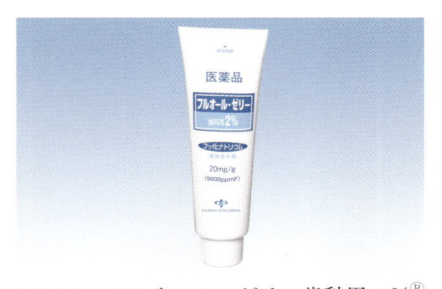

2-3-1g　フルオール・ゼリー歯科用2％®（ビーブランド・メディコーデンタル）．

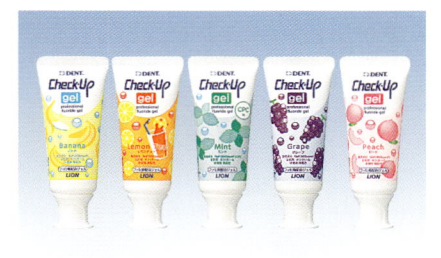

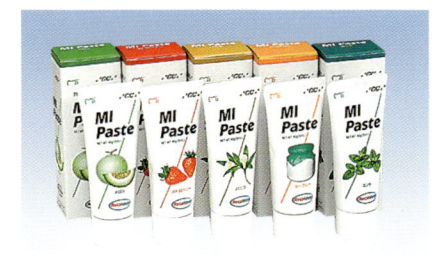

2-3-1h　Check-Up gel®（ライオン）．

2-3-1i　MIペースト®（ジーシー）．

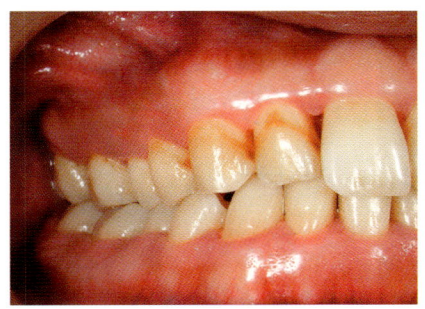

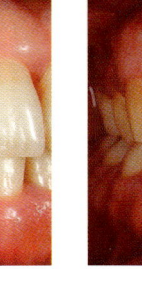

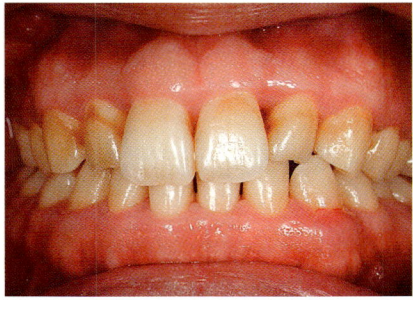

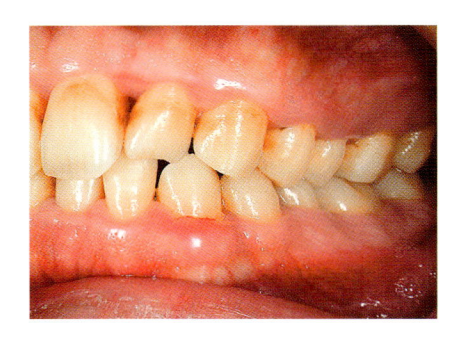

2-3-1j　メインテナンス中の口腔内写真．歯肉の炎症は改善され，プラークコントロールも良好である．脱灰部位も問題なく経過している．

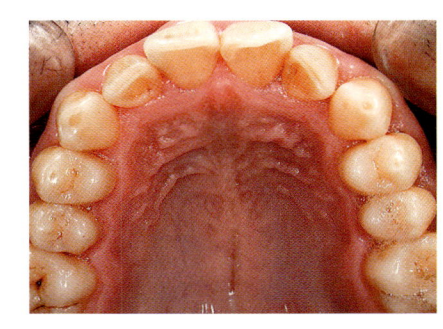

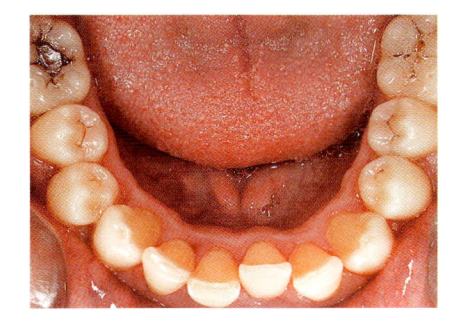

2　目的別ショートカットPMTCの臨床応用例／レディーメードからテーラーメードのPMTC

療を行い，患者自身によるプラークコントロールが定着すれば問題ないものと考えた．

[PMTCメニュー]

歯肉の炎症が強いため，段階に分けてPMTCを行う計画を立てた．ある程度TBIが定着するまでは歯面研磨を繰り返し，歯肉の炎症が軽減してから超音波スケーラーにより歯肉縁上，および縁下のスケーリングを行った．

初診時にプラークの染め出しをしてみると，歯面のほとんどが赤く染色される状態であった(2-3-1d)．そこでTBI中に粒子の細かい研磨用ペースト（RDA40・120，DCプロフィーペースト®／ヨシダ）で歯面研磨を行った(2-3-1e)．

粘着状の強固に付着したプラークは，通常のブラッシングでは除去しにくく，プラークリテンションファクターとなる．比較的早い段階で歯面研磨によってこれらのプラークを除去すると，ブラッシングの効果はいっそう大きくなる．

プラークコントロールが定着してきたところで，染め出ししてみると染色部の範囲はかなり減少した(2-3-1f)．この段階で歯肉縁上，および縁下のスケーリングを開始した．

脱灰部分が多いため，スケーリング後には再石灰化と知覚過敏予防を目的に，フッ素塗布を行う(2-3-1g)．またホームケアとして，フッ素入りの歯磨剤を使用するように指導した．当院ではフッ化ナトリウム含有の歯磨剤(2-3-1h)を使用し，フッ化第一スズ含有のものは着色しやすいため推奨していない．

さらにこのケースの場合，広範囲にわたるエナメル質の脱灰が認められたため，再石灰化と歯質の強化，さらに知覚過敏の予防を期待してホームケア用のリカルデント成分（CPP-ACP）配合ペーストを薦めた(2-3-1i)．ペーストはブラッシング後に歯ブラシで歯質に適量塗布し，30分間はそのまま洗口しないように指導している．

現在，1か月に1回のメインテナンスを行っているが，歯肉の炎症は改善され，プラークコントロールも良好である(2-3-1j)．脱灰部位も問題なく経過している

症例2-3-2
ペリオ型

患者：25歳，女性

初診時：口腔内は全体的に歯石の沈着がみられ，臼歯部では深いポケットが認められた(2-3-2a)．また上顎前歯はフレアアウトを呈している

レントゲン所見では全体的に骨吸収像がみられる

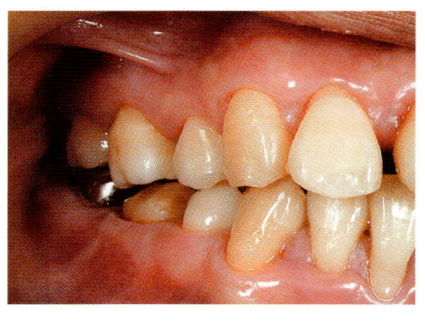

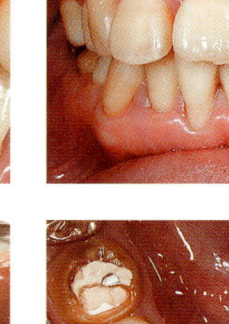

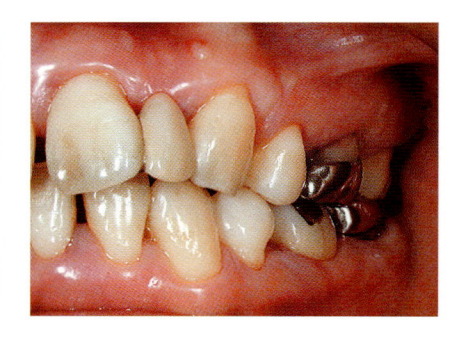

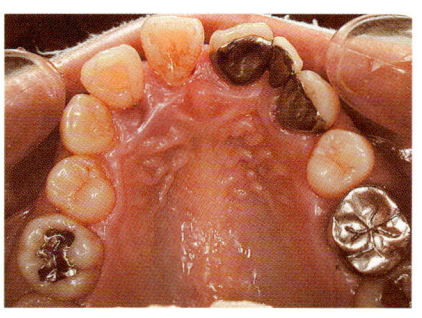

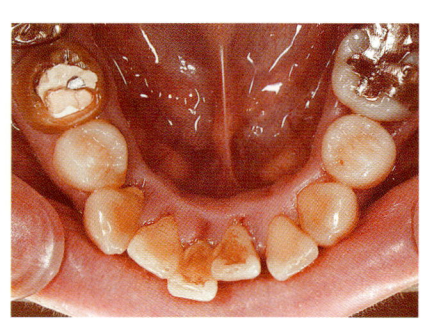

2-3-2a　初診時，全体的に歯石の沈着がみられ，臼歯部では深いポケットが認められた．

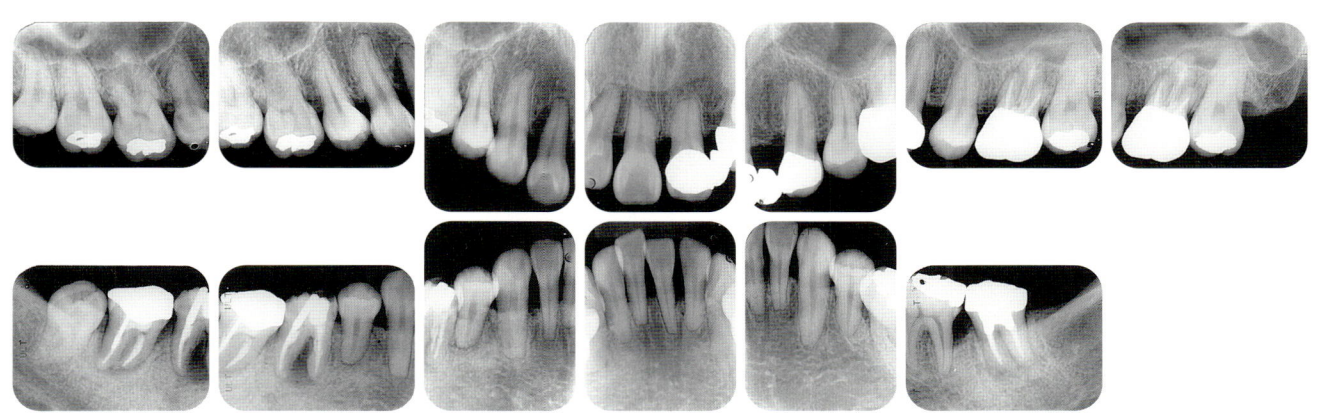

2-3-2b 初診時レントゲン所見では全体的に骨吸収像がみられるが，とくに上顎前歯部と下顎大臼歯部に深い垂直性の骨縁下欠損が認められる．

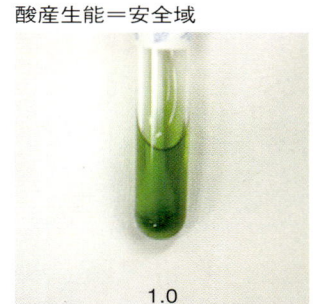

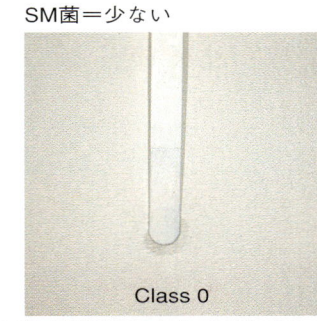

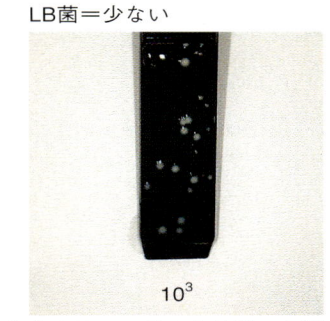

唾液緩衝能＝安全域　　酸産生能＝安全域　　SM菌＝少ない　　LB菌＝少ない

pH 5.8　　1.0　　Class 0　　10^3

2-3-2c SM菌，LB菌は比較的少なく，酸産生能も低い．また唾液の緩衝能は安全域であることからカリエスリスクは低いと判断できる．

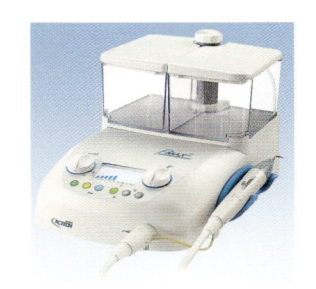

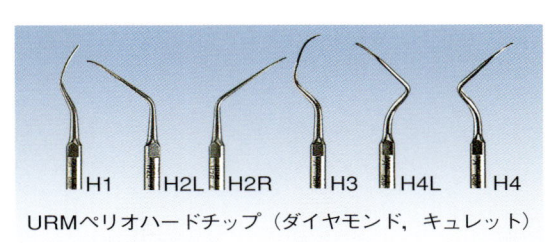

2-3-2d 超音波多目的治療器（スプラソン P-MAX 2®／白水貿易）．

URMペリオハードチップ（ダイヤモンド，キュレット）
H1　H2L　H2R　H3　H4L　H4

が，とくに上顎前歯部と下顎大臼歯部に深い垂直性の骨縁下欠損が認められる（2-3-2b）．

補綴，および充填処置を施されている歯牙も多いが，患者の年齢を考慮するとペリオリスクが高いものと判断した．

[口腔内のリスクを知る]

カリエスリスク

SM菌，LB菌は比較的少なく，酸産生能も低い．また唾液の緩衝能は安全域であることからカリエスリスクは低いと判断した（2-3-2c）．

ペリオリスク

歯肉退縮の部位と深いポケットが存在する部位が混在し，ペリオのリスクは高いと思われた．セルフケアしやすい口腔内環境をつくるためには，ポケット除去などの歯周外科処置が有効な手段と思われるが，年齢が若く，術後の審美障害と知覚過敏が懸念された．

そこで，上顎前歯部と下顎左側臼歯部には再生療法，また 6| についてはヘミセクションを行うことを計画した．

[PMTCメニュー]

歯肉縁上，および縁下のバイオフィルムの破壊，除去を主な目的とするPMTCが必要と思われた．とくに骨縁下ポケットや根分岐部では，ブラッシン

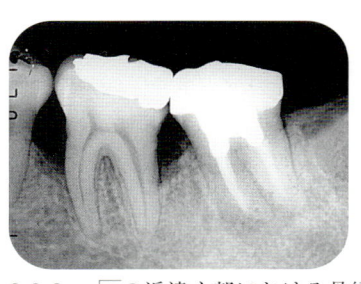

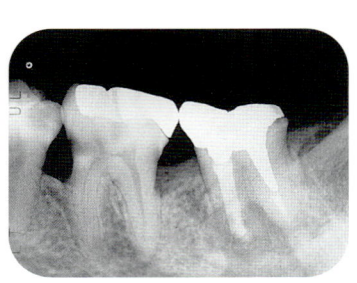

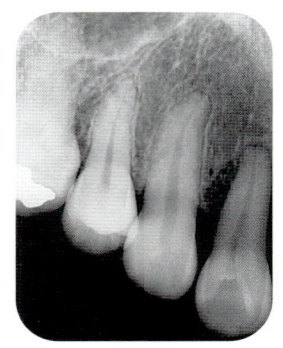

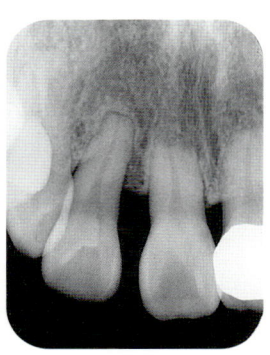

目的別PMTCとオーラルケア／バイオフィルム制御とオーラルケアの到達点

2-3-2e 6̲の近遠心部における骨縁下欠損，および2̲の囲繞性の骨欠損に対してエムドゲイン®による再生療法を試みた．それぞれの術後3年目のエックス線写真より，骨の再生が認められ，ポケット値も減少した．

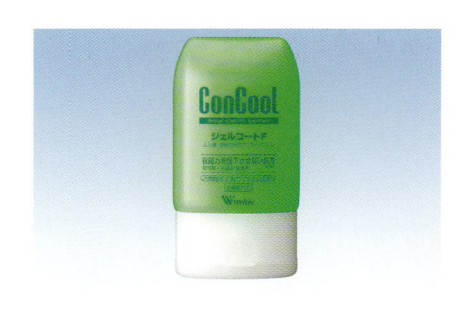

2-3-2f　ジェルコートF®（ウェルテック）．

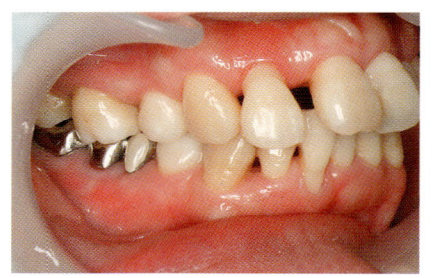

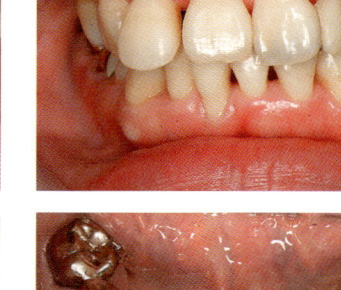

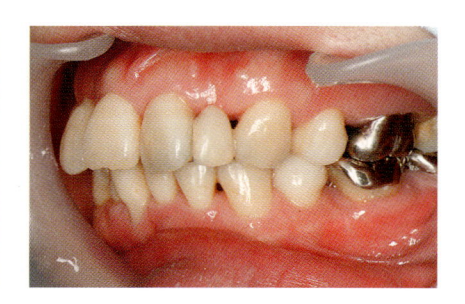

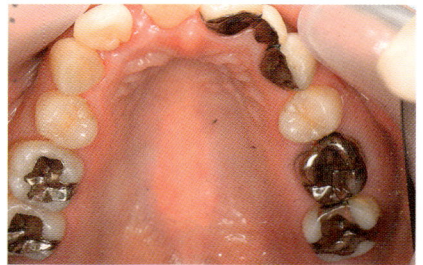

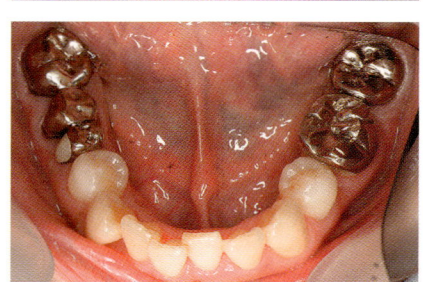

2-3-2g　メインテナンス中の口腔内写真．

グの効果が及びにくいため，頻繁なPMTCが必要となる．

ペリオリスクの高い患者では，深いポケット内のバイオフィルムを確実に破壊するために超音波スケーラー（スプラソン P-MAX2®，白水貿易）を用い，プローベ型のチップを使用している（2-3-2d）．また根分岐部には専用のファケーションチップが有効である．

エムドゲイン®による再生療法やヘミセクションを行うことで，ポケットも減少し，メインテナンスを行いやすい歯周環境が構築されたと考えている（2-3-2e）．

ペリオリスクが高い患者のホームケアでは，歯磨剤としてクロルヘキシジン配合のジェルコートF®を薦めることが多い（2-3-2f）．

現在，1か月に1回のメインテナンスを行っているが，歯周組織の状態も落ち着いており（2-3-2g），今後も継続的に経過観察を行いたいと考えている．

2-3 口腔内のリスク判定に基づくPMTC

症例2-3-3
う蝕とペリオ（矯正治療）の混合型

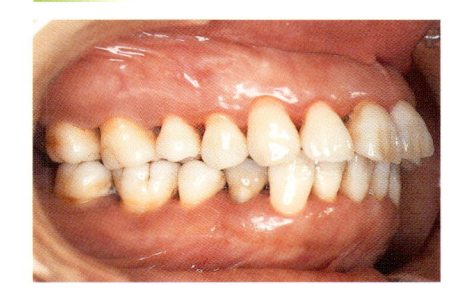

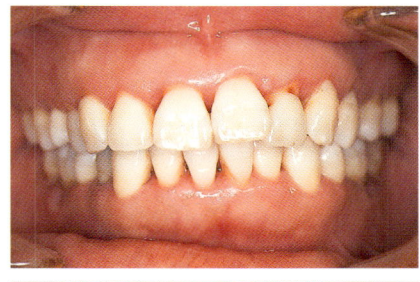

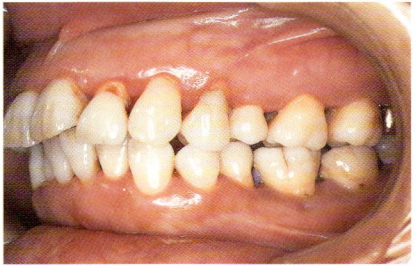

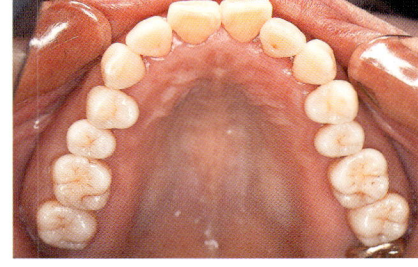

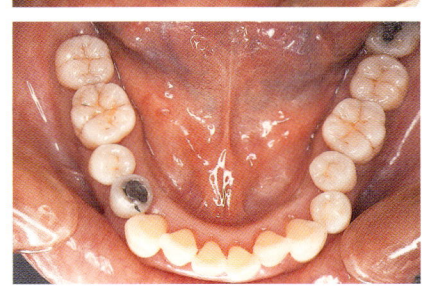

2-3-3a 全顎にわたり歯肉が退縮し，いくつかの歯牙に根面カリエスも認められる．また，全体的に知覚過敏が生じている．

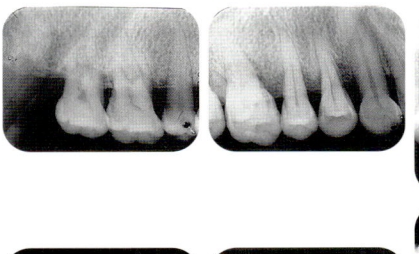

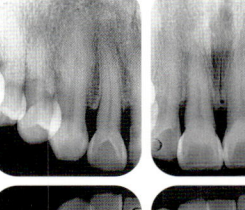

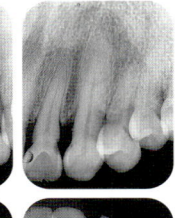

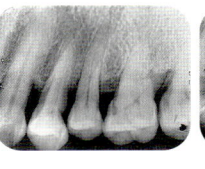

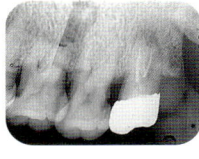

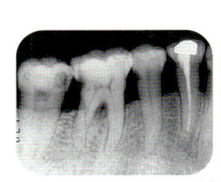

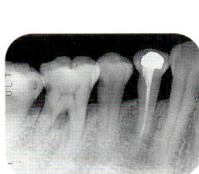

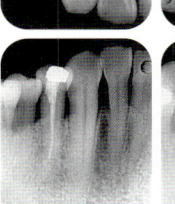

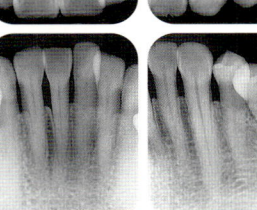

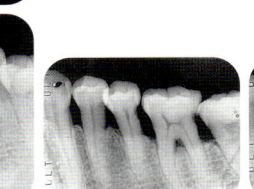

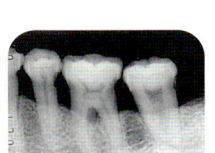

2-3-3b エックス線所見では，全顎的に水平性の骨吸収像を呈している．とくに下顎大臼歯部にはⅡ〜Ⅲ度の分岐部病変が認められる．

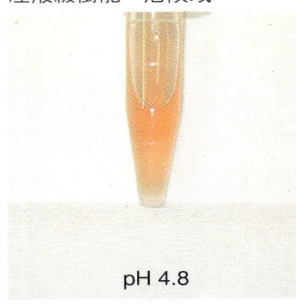

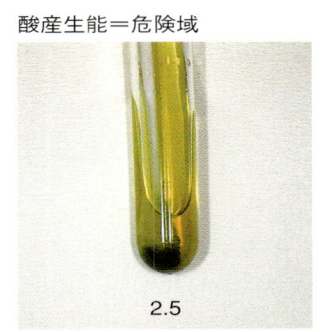

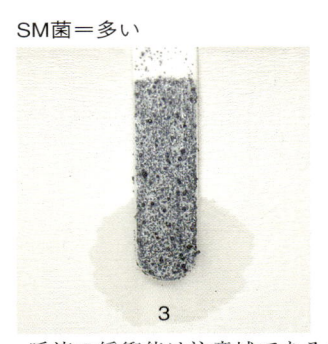

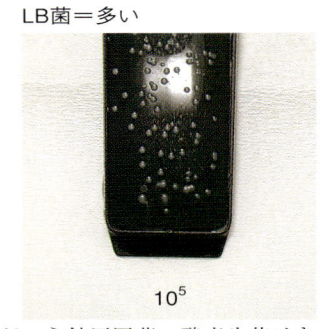

唾液緩衝能＝危険域　　酸産生能＝危険域　　SM菌＝多い　　LB菌＝多い

pH 4.8　　2.5　　3　　10^5

2-3-3c SM，LB菌とも，数が多く，危険域に入っている．また，唾液の緩衝能は注意域であるが，う蝕原因菌の酸産生能はきわめて高い．総合的にみて，カリエスリスクは高いと判定される．

患者：58歳，女性
初診時：全顎にわたり歯肉が退縮し，いくつかの歯牙に根面カリエスも認められる．また，全体的に知覚過敏が生じている（2-3-3a）．

エックス線所見では全顎的に水平性の骨吸収像を呈しており，とくに下顎大臼歯部にはⅡ〜Ⅲ度の分

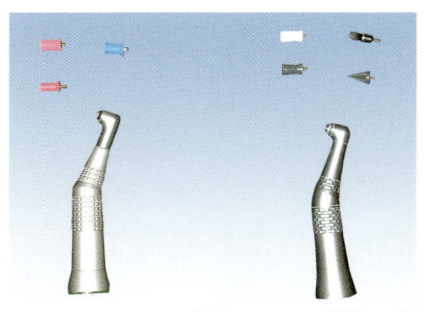

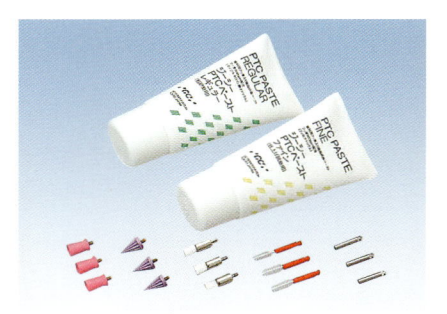

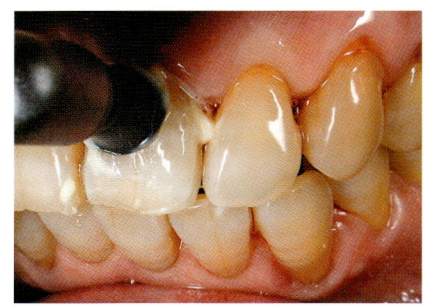

目的別PMTCとオーラルケア／バイオフィルム制御とオーラルケアの到達点

2-3-3d　PMTCで使用している器材・器具とPTCペースト®（900ppmフッ素含有／ジーシー）．

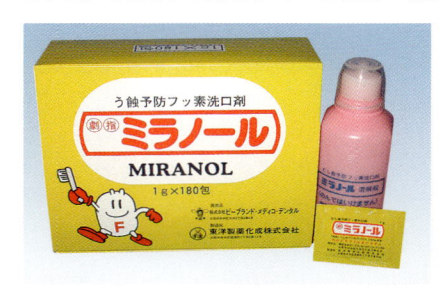

2-3-3e　フッ素洗口剤のミラノール®（0.05〜0.1％NaF溶液／ビーブランド・メディコーデンタル）．

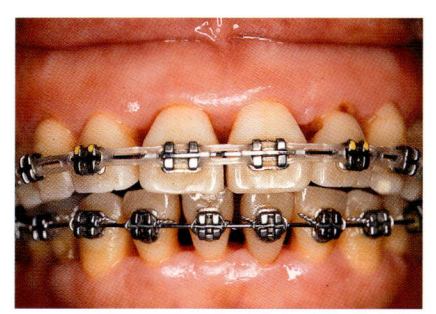

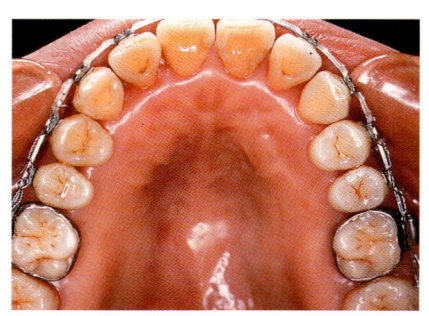

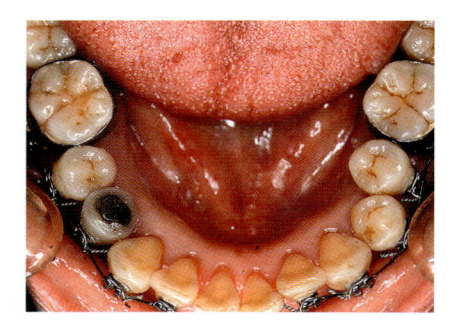

2-3-3f　骨レベルの水平化と咬合の改善のため，矯正治療を行った．

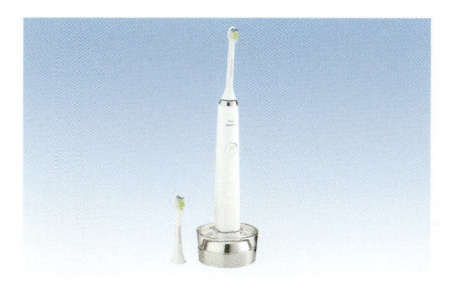

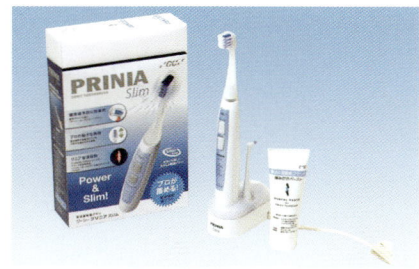

2-3-3g　ソニッケアーダイヤモンドクリーン®（フィリップス）．
2-3-3h　プリニアスリム®（ジーシー）．

岐部病変が認められる（2-3-3b）．

[口腔内のリスクを知る]

カリエスリスク

　SM，LB菌とも，数が多く，危険域に入っている．また，唾液の緩衝能は注意域であるが，う蝕原因菌の酸産生能はきわめて高い．総合的にみて，カリエスリスクは高いと判定される（2-3-3c）．

ペリオリスク

　全体的に4〜6mmの歯周ポケットがみられ，水平的な骨吸収像を呈する．また，上下顎大臼歯部には一部骨縁下欠損が存在し，根分岐部病変も認められる．部位的な歯肉の性状の違いにより，歯肉退縮と深いポケットが混在するペリオタイプでもある．

[PMTCメニュー]

　付着歯肉が少なく，歯肉が薄い部位では，歯肉退縮が起こり，根面カリエスの発生がみられる．一方，大臼歯部にはポケットが深い部分や分岐部病変も認められる．ポケットを浅くする目的の歯周外科も考慮したが，カリエスリスクが高いために，これ以上の歯根露出は回避すべきであると判断した．さらに，

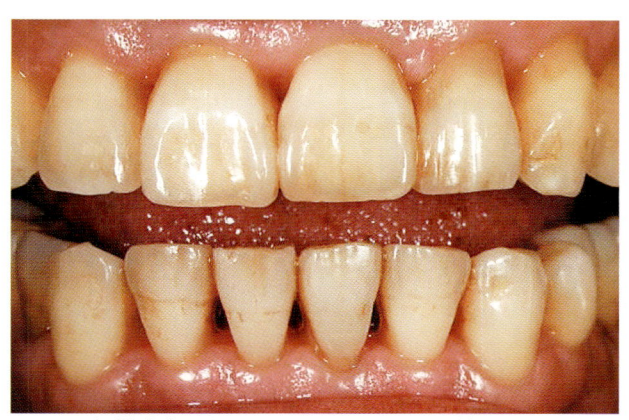

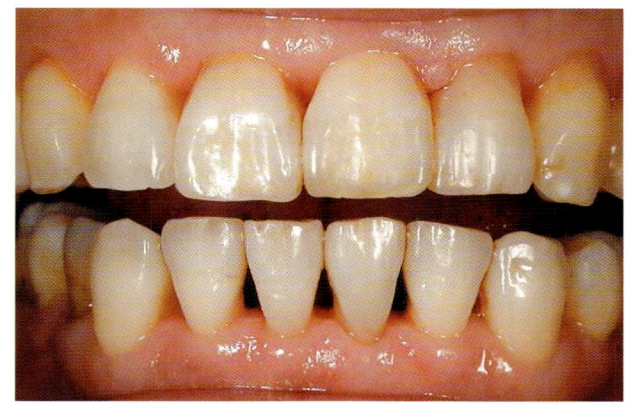

2-3-3i　初期治療中とメインテナンス中の比較．ホームケアに音波歯ブラシを使用するようになってから着色はずいぶん減った．

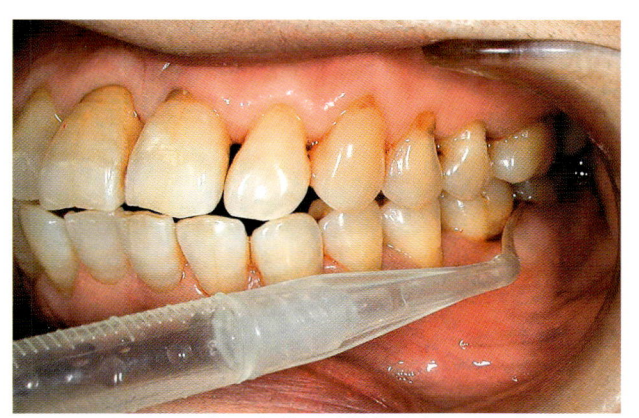

2-3-3j　ポケットの深い部位，分岐部病変ではバイオフィルムを破壊した後，弱酸性水でポケット内洗浄を行う．

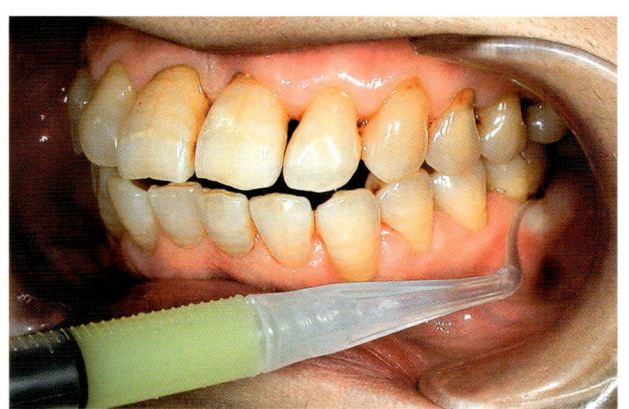

2-3-3k　排膿や出血がみられた部位，骨縁下ポケット，そして分岐部病変には抗菌剤を投与することにより，バイオフィルムの再形成を抑制する．

ほとんどが天然歯であるため，いま以上の知覚過敏の懸念があることや，骨吸収が水平的であることなどの理由から，ポケットメインテナンスによりケアすることを選択した．

根面はエナメル質よりも脱灰されやすく，カリエスリスクの高い患者では，PMTC（2-3-3d）によるフッ素の局所塗布を行い，ホームケアでのフッ素洗口（ミラノール®：ビーブランド・メディコ・デンタル／2-3-3e）を徹底するように指導する．

骨レベルの水平化と咬合の改善のため，矯正治療を行った（2-3-3f）．矯正治療中のう蝕予防には，とくに配慮する必要がある．頻繁にPMTCを行い，その後には必ずフッ素塗布を行うようにした．

矯正治療中のホームケアとして音波歯ブラシの利用は有効であると考えている（2-3-3g，h）．ブラケットやワイヤーなどで清掃しにくい部分や，それに伴う着色などに対して大きな威力を発揮する．

初期治療中とメインテナンス中の比較でわかるように，ホームケアに音波歯ブラシを使用するようになってから着色はずいぶん減った（2-3-3i）．

また，ポケットの深い部位や分岐部病変では，バイオフィルムを破壊した後，弱酸性水でポケット内洗浄を行うと効果的である（2-3-3j）．

その後，歯肉溝内に抗菌剤を投与することにより，バイオフィルムの再形成を抑制する（2-3-3k）．現在，歯周組織も安定し，良好にメインテナンスされているが，若干の歯肉退縮に伴い，知覚過敏症状は継続している（2-3-3l）．

[知覚過敏への対応]

歯肉退縮に伴う知覚過敏には，硝酸カリウム配合の歯磨剤（シュミテクト®／グラクソ・スミス・クライン）の使用が非常に有効である．その作用機序は，硝酸カリウムがカリウムイオンとなり，歯髄神経周辺に

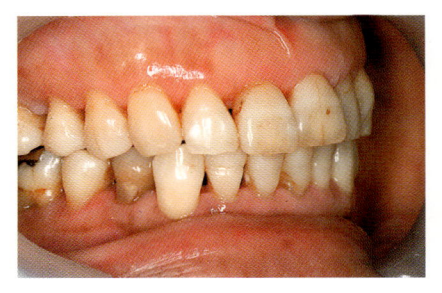

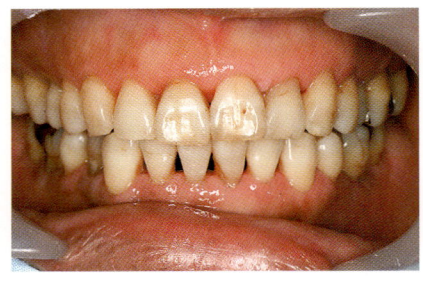

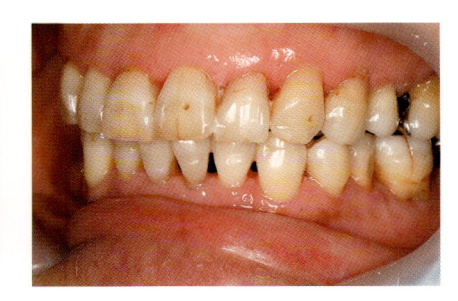

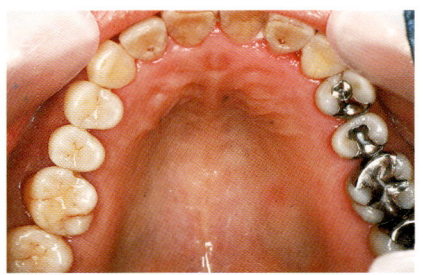

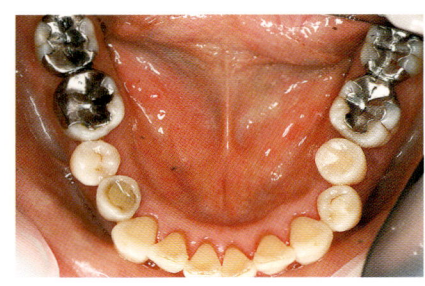

2-3-3l　歯周組織も安定し，良好にメインテナンスされている．

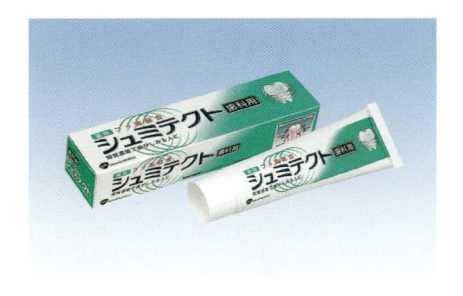

2-3-3m　シュミテクト®（グラクソ・スミス・クライン）は，硝酸カリウムがカリウムイオンとなり，歯髄神経周辺にイオンバリアを形成する．

イオンバリアを形成することで，歯髄で神経伝達をブロックし，知覚過敏による痛みや不快感を緩和すると考えられている（2-3-3m）．

稿を終えるにあたり

　歯科の世界で予防の重要性が叫ばれて久しい．しかし近年になって，やっとその概念が定着し，定期的なメインテナンスで受診される患者が増えてきた感がある．また，最近では，審美性の改善を主訴に来院される患者も多くなり，時代の流れとともにPMTCの目的や方法も変わってきたように思う．

　そのため，われわれは患者が来院された理由をよく知り，それぞれの患者のもつ口腔内リスクを調べたうえで，適切なPMTCメニューを選択し，プロフェッショナルケアを施すことが重要となる．

　現在，多種多様なPMTC用の器材が存在するが，それらの特性を理解し，どのような器材をどのような目的で使用するのか，またなぜその部位に用いるのかなどをよく考えたうえで施術することが必要であろう．

目的別PMTCとオーラルケア／バイオフィルム制御とオーラルケアの到達点

4 口腔内状況に応じた ステイン除去の実際

(医)聖和会 永山センター歯科／協同歯科クリニック

西田佳史／鹿島長門／浦口昌秀

天然歯と補綴物のステイン沈着

　目的別PMTCの一つとしてステインの除去があるが，それは現代社会でのコミュニケーションの上で大きな意義を持つものである．ステイン除去は，日本でも欧米でも歯科衛生士が行うことがほとんどであるが，その方法についてまだ明確なコンセンサスは得られていない．

　そこで，ステイン除去の技法や材料選択の基準において，エナメル質に為害性を与えぬためには，何が重要であるかを論じてみたい．また実際の口腔内にはさまざまな種類の修復物，補綴物（以下修復物とする）が存在し，天然歯と同様にステインの沈着が認められる．これらさまざまな修復物と，天然歯を同様の除去技法でアプローチして良いものか疑問が残るところであり，合わせて考えてみたい．

　天然歯については，現在のところ，ステイン除去時に削除されたエナメル質表面をできる限り滑沢に磨き上げ，フッ化物を十分量補填するなどの処置により，ステインの再沈着を防いだりう蝕の予防効果を得るようなアプローチが一般的になされている．

　一方，修復物については，そのリカバリー法についてまだ十分論じられていない．今まで人体に無害とされてきた歯科用レジン，金属などがイオンとしてタンパク質と結合し，新たなアレルゲンとなり生体を感作することで，患者によっては種々のアレルギー症状を引き起こすことが報告[1]されている．

　そうした視点で，ステイン除去が，人体に為害作用を引き起こす原因と成り得ることを十分に考慮すべきである．筆者らの医院で行ったステイン除去のアプローチ法と，天然歯および各歯科素材の表面性状との関係のデータを紹介しながら，口腔内の状況に応じたステイン除去について考えてみたい．

ステイン除去の ゴールドスタンダードを求めて

　筆者らの関連施設でステイン除去後における，エナメル質および修復物の表面性状について理工学的手法で解析を行った．ステイン除去に伴う天然エナメル質および修復物の表面性状は，研磨器具，研磨材料，研磨時加圧量，研磨時間のどれにも左右されると考えられるが，今回，研磨は1つの器材と材料の組み合わせに対し時間を30秒，加圧量を25N，回転数を7,000rpmに固定し，以下に示すそれぞれの条件で測定を行った．

　研磨後の表面性状の3次元解析では，試験片からランダムに選んだ5点のエリア（50μm×50μm）を計測し5点の平均を粗さデータとして採用した．

[天然歯の表面性状の変化]

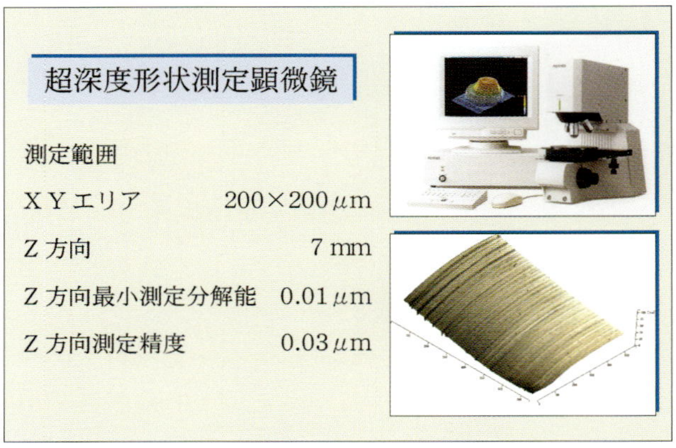

図1　計測機器（株式会社キーエンス VK-8500）．

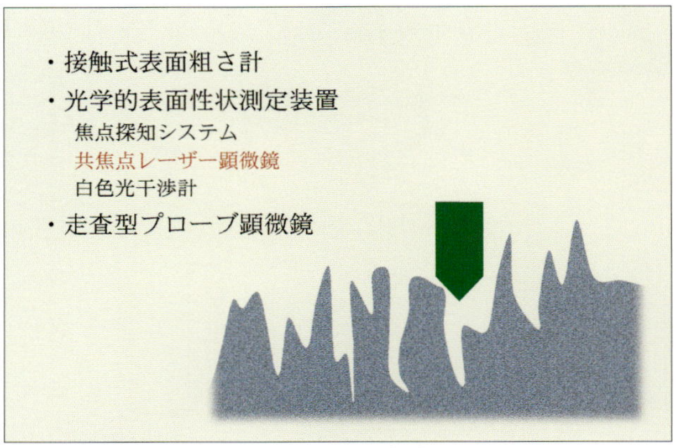

超深度形状測定顕微鏡

測定範囲
XYエリア　　　　　　200×200μm
Z方向　　　　　　　　7mm
Z方向最小測定分解能　0.01μm
Z方向測定精度　　　　0.03μm

図2　表面性状評価における計測方法．

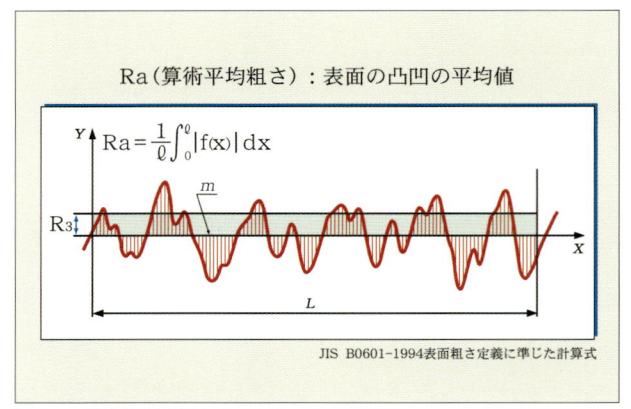

- 接触式表面粗さ計
- 光学的表面性状測定装置
  焦点探知システム
  共焦点レーザー顕微鏡
  白色光干渉計
- 走査型プローブ顕微鏡

図3　評価に使用したパラメーター．

Ra（算術平均粗さ）：表面の凸凹の平均値

$$Ra = \frac{1}{\ell}\int_0^\ell |f(x)|dx$$

JIS B0601-1994表面粗さ定義に準じた計算式

図4　実験に使用したエナメル質断片の処理法．

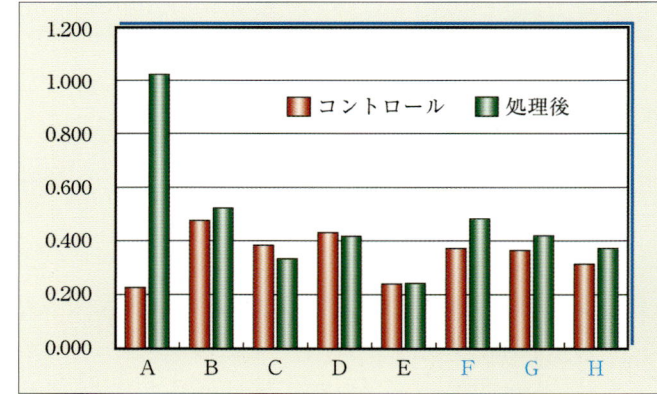

参　考
- すべてのサンプルは抜歯後，2日以内の天然歯を使用
- サンプルの天然歯は，水洗およびアルコールにて簡易的に洗浄したのみで，コントロール計測を行った
- 計測においては，天然歯の「うねり」の要素を極力除外するために，倍率50倍のレンズを使用した
- コントロール計測から24時間以内に，研磨材による処理を行った
- 研磨処理は，いずれの材料においても処理時間を30秒とした
- 処理から24時間以内に再度計測を行った
- 研磨処理後の計測前に，歯面の不純物を取り除くために，アルコール洗浄を簡易的に行った

	ポリッシュ	コントロール	処理後
A	エアーフロー	0.220	1.015
B	RDA250ブラシ	0.471	0.517
C	RDA170ブラシ	0.374	0.332
D	RDA170＋120カップ＋40カップ	0.421	0.416
E	RDA170カップ＋40カップ	0.236	0.233
F	エアーフロー＋120カップ＋40カップ	0.367	0.475
G	エアーフロー＋120カップ＋40カップ＋アパガードリナメル	0.358	0.411
H	エアーフロー＋120カップ＋40カップ＋アパガードリナメル＋フルオールゼリー	0.311	0.366

図5　ポリッシュ材における天然歯表面粗度の変化．

口腔内ステイン除去用各種研磨材による天然歯の表面性状の変化

図1に示す測定器機を用いて，A～Hまでの代表的ステイン除去操作を施した天然エナメル質表面の性状を図2の方法で測定評価した．評価に使用したパラメーターRaは，表面凹凸の平均値である（図3）．天然エナメル質断片は，図4に示す条件で処理を行った．

各種ステイン除去操作の天然エナメル質断片表層への結果は，エアーフローやRDA250を用いると表面性状は粗糙になるが，RDA170より細かい研磨材ではコントロールと同等か，それ以上の良好なコンディションとなる（A，B，C，D，E）．エアーフローを用いると，その後いくら細かい粒子の研磨材を用いてもコントロールの表面性状よりも粗糙にな

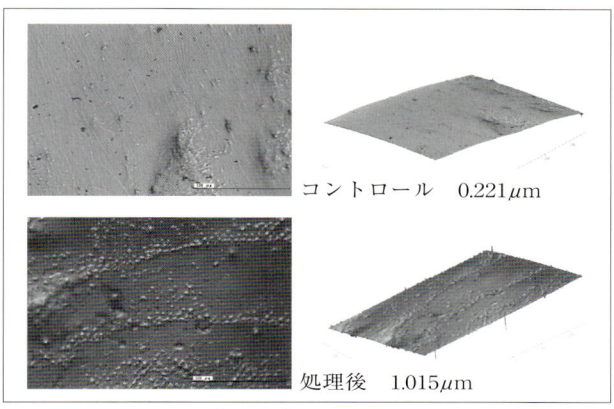

図6　エアーフロー単独研磨．
コントロール　0.221μm
処理後　1.015μm

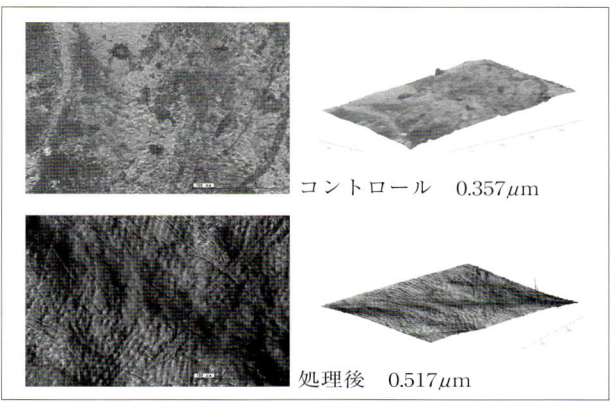

図7　RDA250（ブラシ）単独研磨．
コントロール　0.357μm
処理後　0.517μm

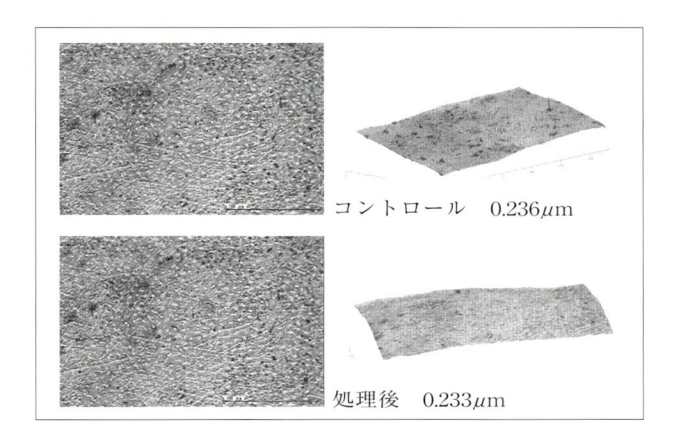

▶図8　RDA170（ブラシ）＋40カップの研磨．
コントロール　0.236μm
処理後　0.233μm

る（F，G，H）ことが明らかとなった（図5）．

　図5のデータの基となった実際の表面性状の代表的画像を図6（エアーフローのみ），図7（RDA250のみ），図8（RDA170＋40番をカップにて研磨）に示す．

　ステイン除去操作によって，いかにエナメル質表層が変化しているかが理解できる．反面，RDA番号の小さなペーストへと着実に処置するならば，満足のいく表面性状が得られていることも理解できる．

口腔内ステイン除去用各種研磨材による代表的修復材料の表面性状の変化

　代表的修復物に対するステイン除去操作の影響を，天然エナメル質に対し実施したのと同じ方法で検討した．

　各種ステイン除去操作の代用的修復物への結果は，コントロールの表面性状よりもさらに滑沢な状態になったのは，金属素材のすべてでRDA120をブラシで用いた後，RDA40をラバーカップで使用し

た場合である．それ以外のレジン系とセラミックは，一度研磨をすると二度と元の表面性状には戻らない．どの素材でもエアーフローをかけると元の表面性状に戻すのは難しいが，金属素材ではラバーを用いた後に最終研磨でナノ粒子を使うと元よりも良好な表面性状が得られることが明らかとなった．

　結果を図9に示す．図9のデータの基となった実際の表面性状の代表的画像を図10（12%パラジウム合金），図11（12%パラジウム合金3次元画像），図12（硬質レジン），図13（硬質レジン3次元画像）に示す．ステイン除去操作によってエナメル質同様に修復物表面も変化しているかが理解できる．

この解析でわかったこと，臨床応用すべきこと

　今回の結論から，RDA170番程度で除去できるような比較的軽度なステイン沈着に対しては，順次段階的に研磨操作を行って滑沢化することで，短期的に本来のエナメル質表面の性状回復が十分可能であ

[修復材料の表面性状の変化]

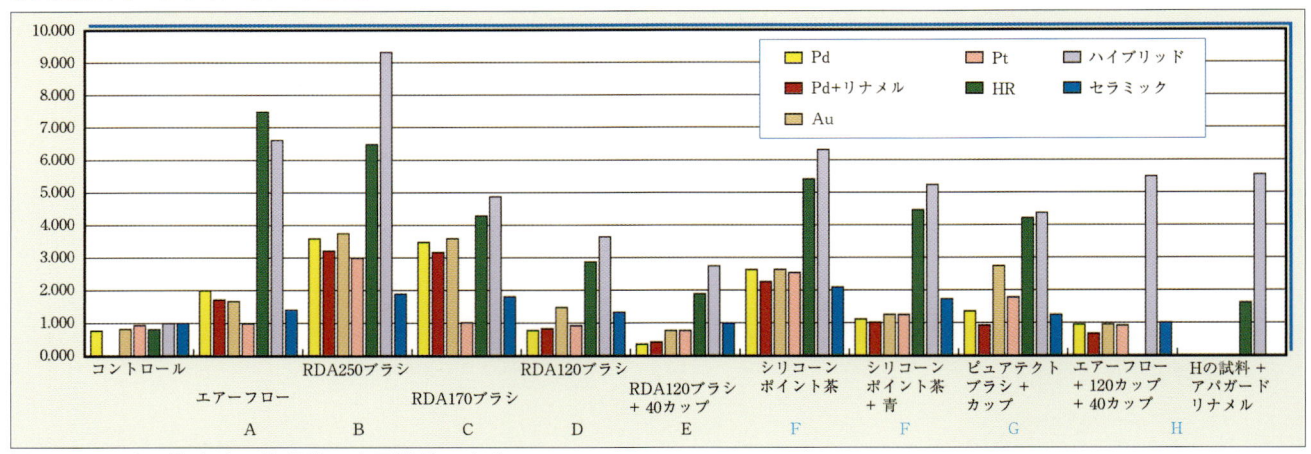

図9 ステイン除去時の修復物の表面性状の変化.

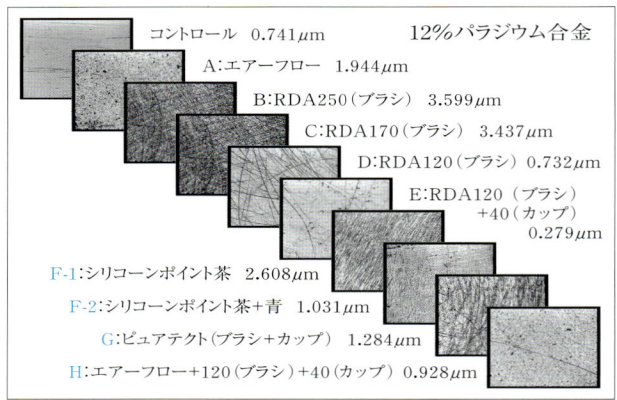

図10 12％パラジウム合金の表面性状の変化.

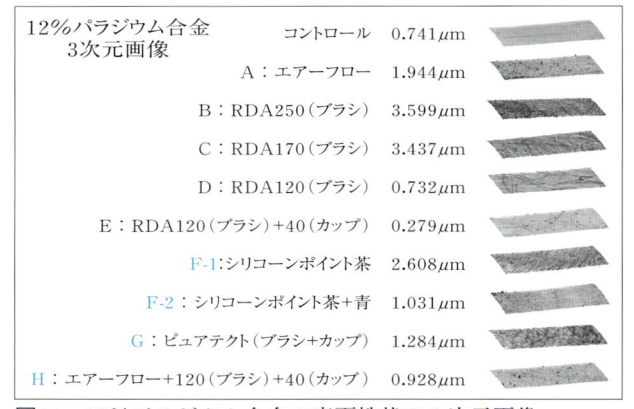

図11 12％パラジウム合金の表面性状の3次元画像.

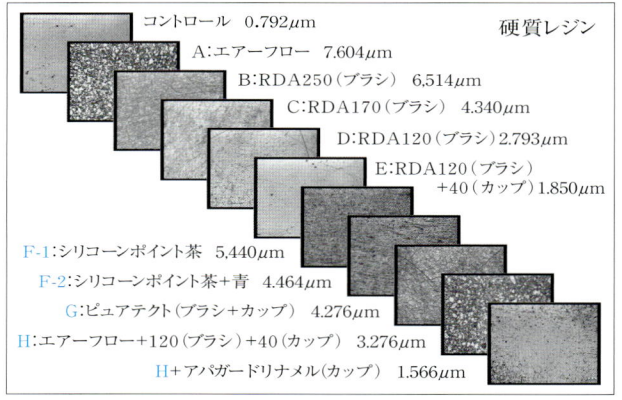

図12 硬質レジンの表面性状の変化.

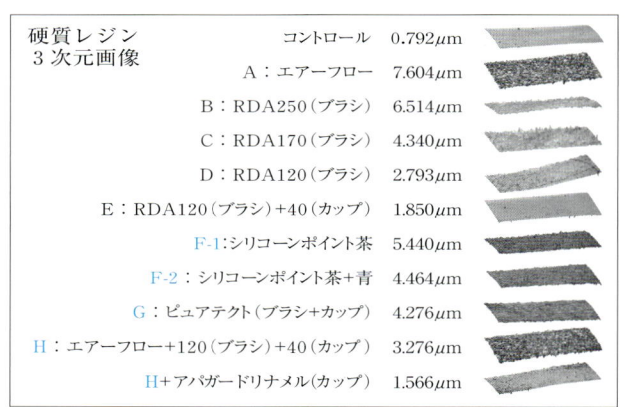

図13 硬質レジン＋の表面性状の3次元画像.

ると考える．また，半永久的なステインの再沈着抑制が可能である．

この実験での収穫は，エナメル質の研磨として何が良いか，ではなく何が悪影響をおよぼすかが明確となった．総じていえることは，エアーフローやRDA250番の使用を余儀なくされるような強固なステインが沈着しない環境作りが大切である．それは歯科治療時においても，PMTCなどの予防処置時においても，エナメル質表面を常に滑沢に保つことに細心の注意を払うべきであり，同時に強固なステイン沈着を喚起するような喫煙などの生活習慣をいち早く察知し，指導を行うことが再沈着抑制のための第1条件となろう．1度強固なステインが沈着すると，その後のそのエナメル質の将来に多大な影響を及ぼすことを十分に理解し，日々の臨床にあたるべきである．

では，すでに強固なステインが付着してしまったケースでは，エアーフローやRDA250などで沈着を除去した後，短期的に表面性状は粗糙であることを考慮して，生活習慣指導と平行して，フッ化物やハイドロキシアパタイトペーストを使用し，長期的視野に立って再石灰化能促進による，本来のエナメル質表面性状への回復を積極的に行う必要があると考える．ちなみに，エナメル質の最終研磨で用いるアパガードリナメルは，メーカーで3分間の使用を推奨しており，今回の実験ではその特性を発揮できていないと考えられる．実際の臨床で使用する場合は使用時間を考慮すると，さらに良好なコンディションが得られるかもしれない．一考されることをお勧めする．

一方，修復物に対する知見では，使用する器具と材料を段階的に的確にプログラムすることで，ステイン除去前よりも格段にステインがつきにくい表面状態に仕上がることが十分可能である．いい換えると，ステインが沈着している修復歯はその表面がかなり粗糙であり，その状態で口腔内に存在し続けることは，将来にわたり何らかの問題を生じる可能性を示唆していると考えられる．

また表面が凸凹になった修復材料は，それだけ破損しやすく，唾液に溶けやすく（金属イオンが溶出しやすく），またプラークも付着しやすいため，将来のアレルギー症状出現の可能性も示唆される．さらにう蝕や歯周病のリスク喚起につながるかもしれない．それゆえ臨床では，各修復物が前述の写真のような表面状態になっていくであろうことを頭のなかでイメージしながら，的確にプログラムし慎重に作業を行わなければならない．

症例をとおして考える

症例2-4-1
天然歯のステイン除去

- 患者：26歳，男性
- 口腔特性：う蝕リスク／低い，歯周病リスク／高い，修復物／少ない，上顎前歯舌側に矯正保定装置装着中（2-4-1a）
- 生活習慣：喫煙／1日あたり20本，コーヒー／毎日6杯

[PMTCメニュー]
上下顎すべての歯のステイン除去のアプローチ
大まかな流れ
ステインの除去⇨滑沢に研磨⇨フッ化物の補填
詳細な流れ
エアーフロー⇨プロフィーペースト・グリーンRDA170（研磨ブラシ）⇨プロフィーペースト・レッドRDA120（ラバー）⇨プロフィーペースト・イエローRDA40（ラバー）⇨アパガードリナメル（ラバー）⇨フルオールゼリー（歯ブラシ）

[考え方]
エナメル質のステイン除去では，
①研磨用器具，材料
②研磨時の加圧量
③研磨時間
④再コーティングの材料，技術
の4つが重要である．

この患者の場合，主に上下顎前歯に，喫煙によると思われる強固な外来性着色が多量に認められ，これまで他の医院で毎月同部位のステイン除去を行っていたとのことだった．毎日の喫煙本数は20本程度で毎日飲むコーヒーも6杯と，ステインの原因物質はほぼ明確であるのだが，毎月その部位には現在と同じくらいの量のステインが沈着するとのことであったため，エナメル質表面が滑沢ではないままで処置が終了されていることが予想された．

そこでまず，この患者が高血圧症ではないことを確認した後，強固に沈着したステインに対して，エアーフローにて徹底的に除去し，次にプロフィーペーストのグリーン（RDA170）を研磨用ブラシにて用いた．続いて頰舌部はラバーカップ，隣接部はラ

目的別PMTCとオーラルケア／バイオフィルム制御とオーラルケアの到達点

症例2-4-1
初診時

2-4-1a　初診時口腔内.

2-4-1b　ステイン除去時.

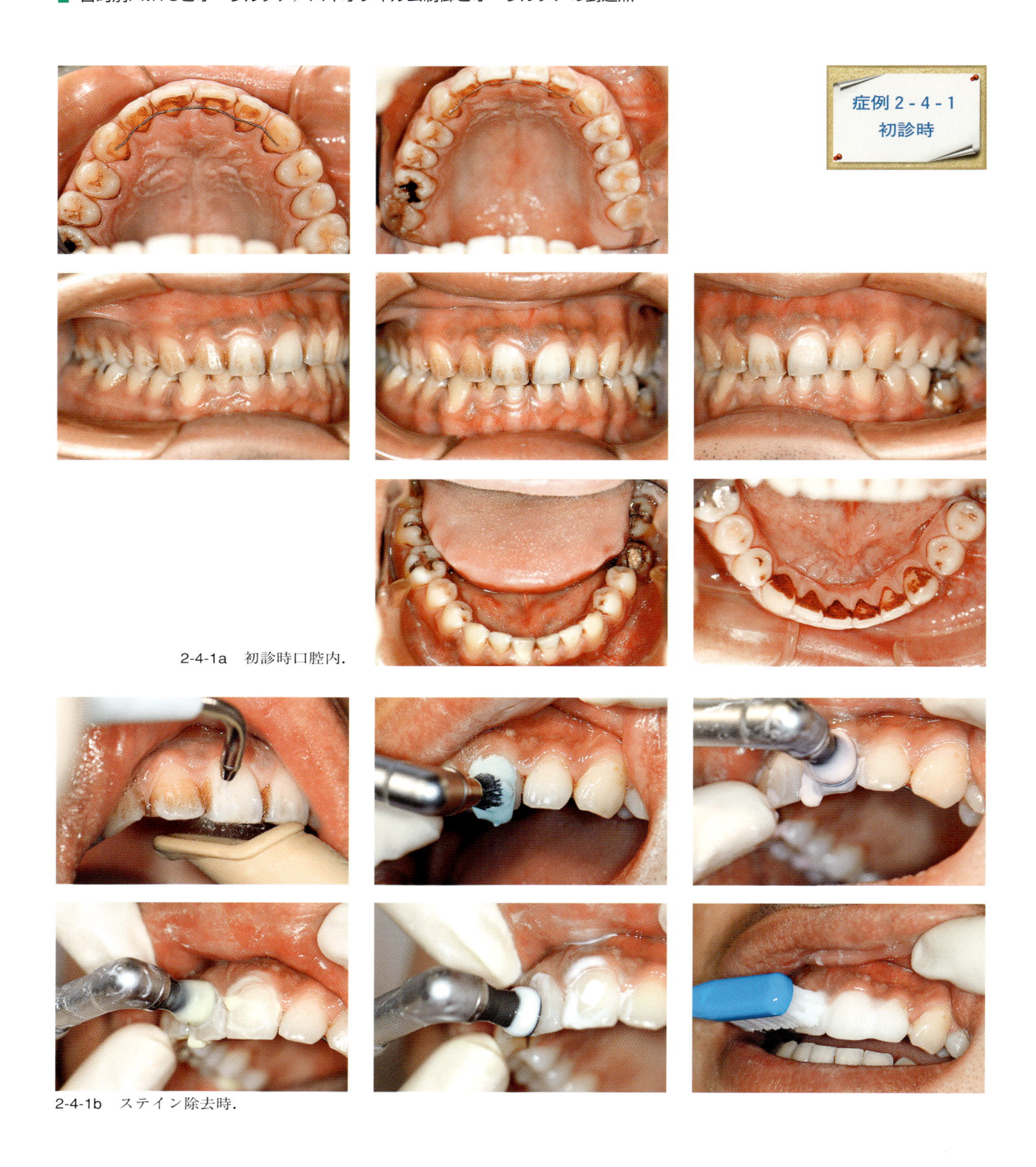

バーチップにて同ペーストのレッド（RDA120），イエロー（RDA40）と順次使用していく．その後，さらに粒子を細かく（ナノ粒子）し，エナメル質の表面を滑沢に補修する性質のあるアパガードリナメル（オーラルケア）をラバーカップ，またはチップにて使用する（2-4-1b）．

エアーフローはステインをほぼ除去できるまで使用し，グリーン（RDA170）とブラシは取り残したステインを完全に除去できるまで使用する．その後のラバーやチップはRDAが小さい番号になるにつれ

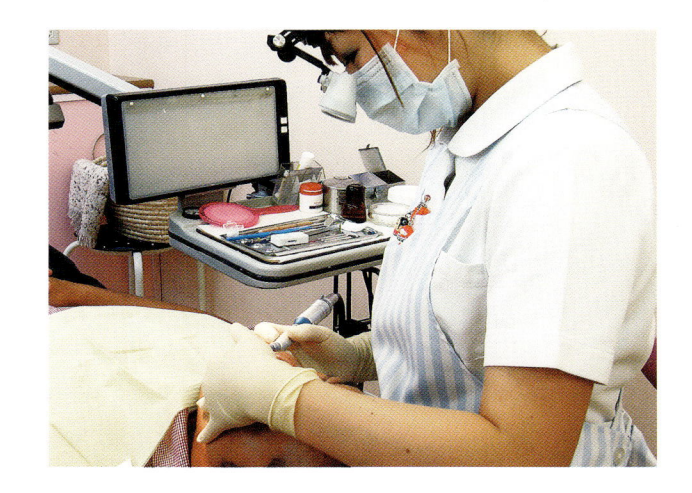

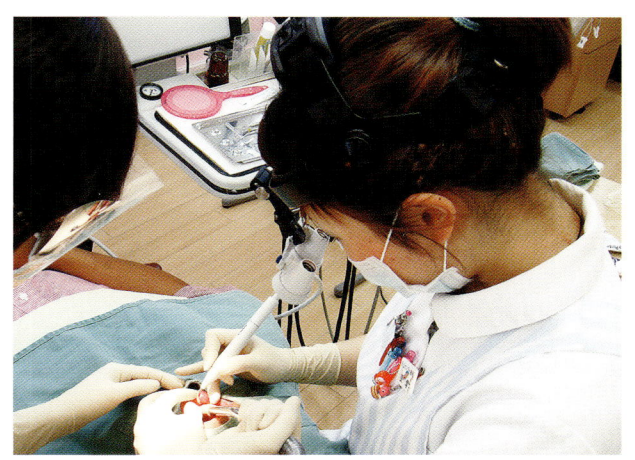

2-4-1c　ルーペにより表面の滑沢化を確認している．

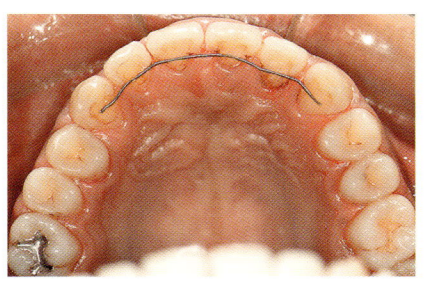

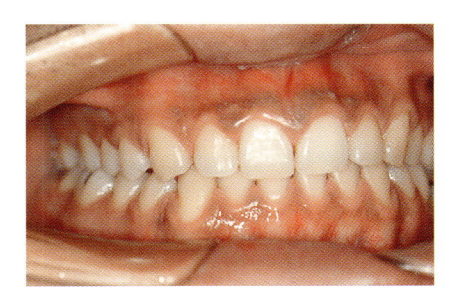

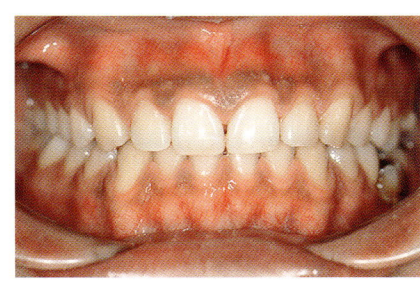

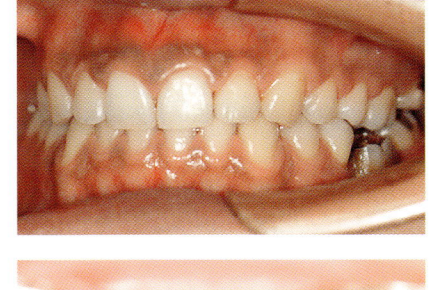

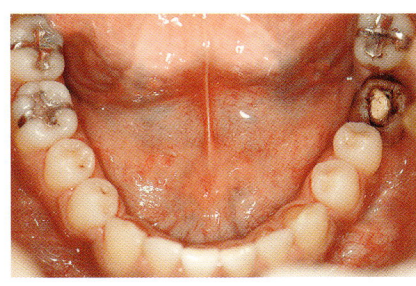

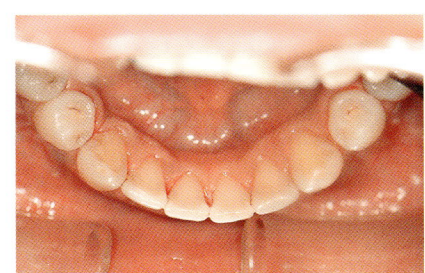

2-4-1d　ステイン除去後の口腔内．

症例2-4-1
ステイン除去

て研磨時間を長くとるようにし，それぞれのステップで必ずルーペグラスにて表面の滑沢化を確認する．

ちなみに最終研磨で使用するアパガードリナメルは，業者は1歯につき3分間の使用を推奨している．筆者らの医院ではそれぞれのステップでのおおよその時間配分を考慮した上で，ルーペによる確認で表面の滑沢化の最終判断としている（2-4-1c）．

以上でステインの除去とエナメル質表面の滑沢化が終了すると，最後にこれら一連の作業で失われたエナメル質表層のフッ素を十分に補填するために，フルオールゼリー®（ビーブランド）2 mlを歯ブラシにて3〜4分間歯面に擦り込むように塗布し，その後30分間洗口，飲食を避けてもらう（2-4-1b）．

この症例のように強固なステインが付着していたり，歯列不正や歯の形態により除去が難しい場合に

は，エアーフローは有効なアプローチ法の一つとなる．しかし，対象が補綴歯の場合や高血圧症の場合は禁忌となる．高血圧症のケースでは，初めプロフィーペーストのブルー（RDA250）を研磨用ブラシで用い順次グリーン，レッド……とその後は前述と同様の方法で行っている．

補綴歯については次の症例で述べる．

エアーフローで除去したままではエナメル質表面は滑沢ではなく，必ずラバーカップと細かい粒子のペーストで表面を滑沢にする必要がある．そこで最終研磨には，ナノ粒子薬用ハイドロキシアパタイト配合のアパガードリナメル（オーラルケア）が非常に有効であり，短期間でのステインの再沈着がほぼ回避できた印象を受ける（2-4-1d）．

この患者も，以前のステイン除去と比較して，歯の表面がかなりツルツルする感じをもっておられ，ステインの再沈着もなくなったと満足していた．加えていうと，アパガードリナメルには歯科医院でのPMTC専用のものと，家庭でのブラッシング用の2種類があり，この患者には家庭用の同商品をご購入いただきホームケアに役立てていただいている．今後の指導方針として喫煙をやめていただくことが必須であったが，ステインが付きにくくなったことで逆に禁煙への意欲が薄れてしまったようで皮肉な結果となってしまった．

歯科医師の立場としては，ステイン除去が審美的観点のみでなく，タールによる歯周組織の化学的刺激や，全身の健康にとって「百害あって一利なし」である喫煙習慣の改善につなげたいものである．

症例2-4-2
修復物のステイン除去

- 患者：24歳，女性
- 口腔特性：う蝕リスク／低い，歯周病リスク／低い，修復物／少ない，歯列不正／顕著（2-4-2a）
- 生活習慣：喫煙／1日あたり10本，甘いもの／毎日食べる，コーヒー／毎日1，2杯飲む

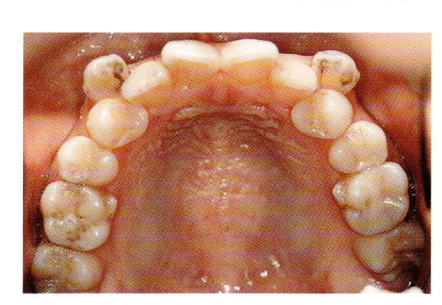

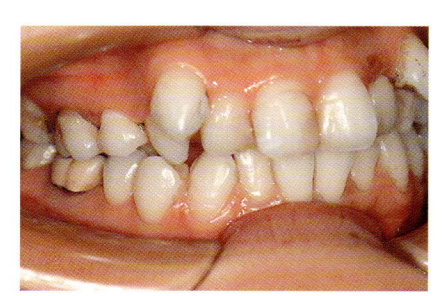

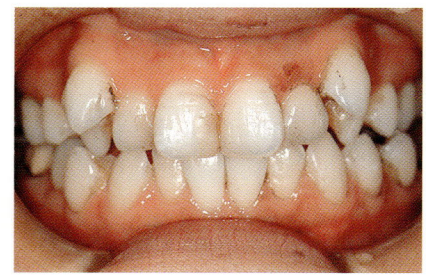

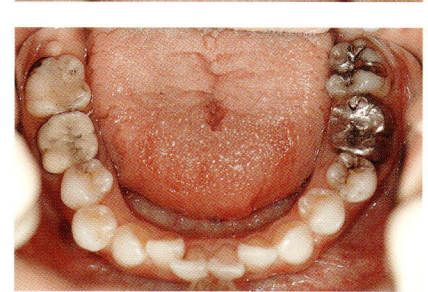

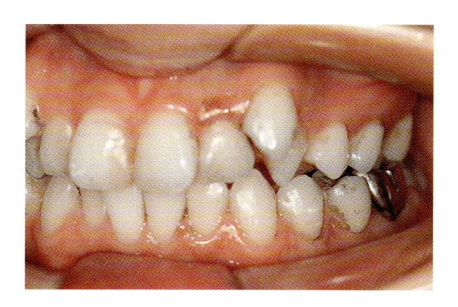

2-4-2a　初診時口腔内．

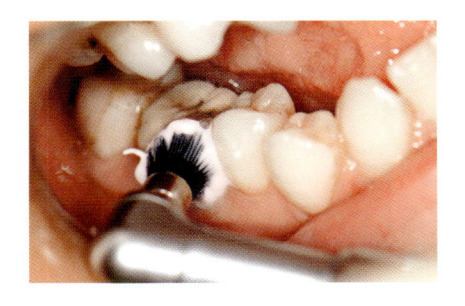

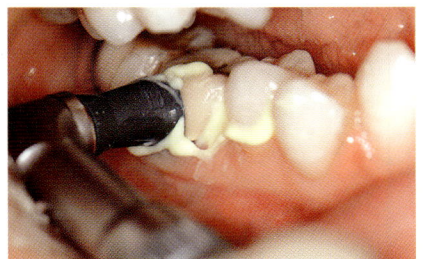

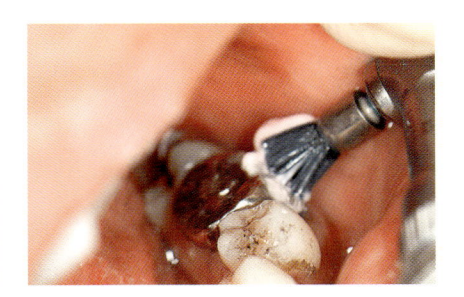

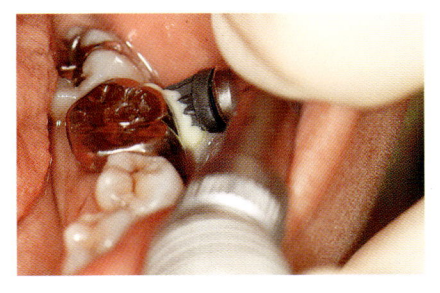

2-4　口腔内状況に応じたステイン除去の実際

2-4-2b　ステイン除去時．

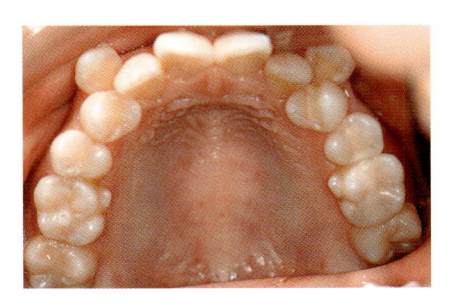

症例2-4-2
ステイン除去

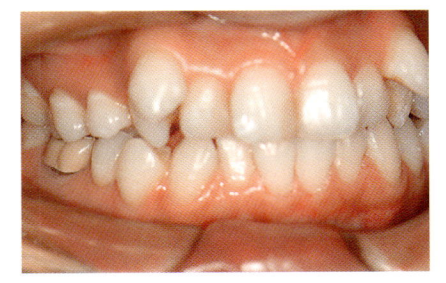

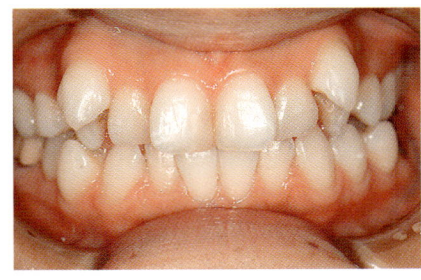

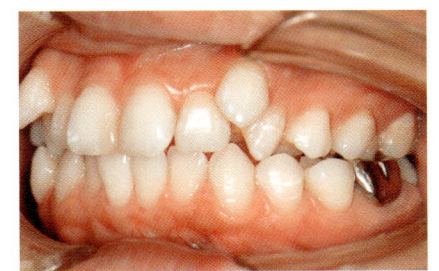

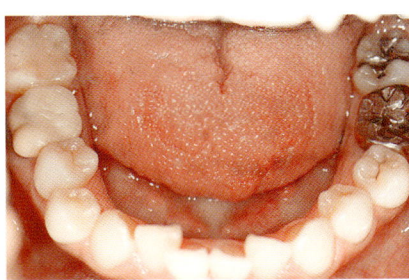

2-4-2c　ステイン除去後の口腔内．

[PMTCメニュー]

6｜メタルボンド，｜6 パラFCKへのアプローチ

大まかな流れ

ステイン除去⇨滑沢に研磨

詳細な流れ

プロフィーペースト・レッドRDA120（研磨ブラシ）

⇨プロフィーペースト・イエローRDA40（カップ）

[考え方]

　本例では，この患者の修復物は，オリジナルの滑艶面を十分保っている印象を受ける．なぜならステイン沈着のある修復物は，それほど変色や劣化が見

られず，昨年装着されたばかりということであった．

まずプロフィーペーストのレッド（RDA120）を研磨用ブラシで使用し，ステインの除去を行った．その後イエロー（RDA40）を，歯冠部はラバーカップ，隣接部はチップにて低速で使用し，光沢が得られるまで研磨した（2-4-2b）．

修復物表面のステイン除去では，その修復の種類によってアプローチの方法が異なる．

変色していないレジン充填上のステインの除去では，レジンが摩耗しやすいためペーストをRDA120，RDA40と順次ラバーカップやチップを低速で使用し，最後は艶出し用のペーストで光沢をだす．

レジン前装冠やハイブリッド冠，ポーセレン冠ではRDA170，RDA40のペーストを順次，ラバーカップやポイントを低速で使用していき，最後は艶出しペーストで仕上げる．

パラジウム合金や金合金は，RDA120のペーストを研磨用ブラシで使用し，その後RDA40をラバーカップやチップにて低速で使用する．

どの手技でも，修復物マージン部を傷つけないように細心の注意を払うこと，修復物自身にあるクラックに染み込んだステインには手をつけないことは共通して大切なことである（2-4-2c）．本来，修復歯は装着時に光沢を得るまで研磨されるべきだが，実際の臨床現場では，おそらくチェアサイドでの時間があまりとれないのであろう，研磨が不十分な修復歯を多く見かける．

ステインの沈着がみられた場合，その除去のプログラムを的確に行うことで，ステインの再沈着や修復物の生体に対する為害作用など，すべてまとめて一掃することができるといえる．つまり修復物のステインの沈着は，その除去作業後に修復材料の微量融出と生体感作によって，その修復物が生体にとって将来為害性をもたらすかもしれないというシグナルと捉えることもできる．

そうした情報によって，修復物を良好なコンディションにしたり，または再製したりと，その後の臨床の方向性にとって良い判断材料となる．これらの意味で主にステインの除去にあたる歯科衛生士は重要な任務を担うことになる．時には歯科医師の技術不足を補う役目となるかもしれない．

筆者らの医院ではPMTCやステイン除去のとき，その対象歯の表面の滑沢化の確認のために，歯科衛生士に2.5倍率のルーペグラスを使用させている（2-4-1c）．これはかなり有効なので使用を検討されることをお勧めする．この使用に関する研究はまたの機会にご報告したいと思う．

ステイン除去は，現代に生きる社会人にとってコミュニケーションの上で大変意義を持つ方法の一つである．しかし，そのアプローチにおいて十分な知識と熟達した手技がなければ，患者の期待とは全く反対に社会的に不幸にしてしまうことになりかねないことを十分認識しなければならない．

口腔内の天然歯の状態や修復の状況を十分に把握し，一つひとつの歯にあったステイン除去のプログラムを作成しアプローチを開始することが重要である．

参考文献

1．井上昌幸，中山秀夫ら：GPのための金属アレルギー臨床，デンタルダイヤモンド社，東京，2003．
2．伊藤公一，土屋和子ら：ワンランクアップ・PMTC，歯科衛生士別冊，クインテッセンス出版，東京，2001．
3．加藤久子：かとうひさこのプロフェッショナル・スケーリング・テクニック，医歯薬出版，東京，2001．

3 PMTCの技術論

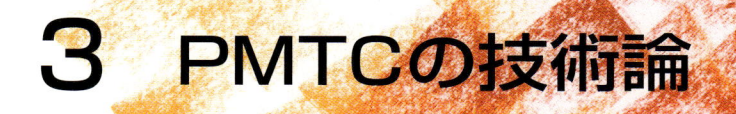

3-1 根面に対するPMTC ——————————————— 102
MIで考える根面う蝕の予防とPMTCでの研磨材の選択
吉山昌宏

3-2 PMTCペーストの選択ガイド ——————————— 110
その理解が予防プログラムを成功させる
奥田健太郎／高見澤俊樹／宇山　聡／武内博朗／
宮崎真至／花田信弘

3-3 修復処置とPMTC ——————————————————— 117
田上順次

目的別PMTCとオーラルケア／バイオフィルム制御とオーラルケアの到達点

1 根面に対するPMTC
MIで考える根面う蝕の予防とPMTCでの研磨材の選択

岡山大学大学院医歯薬学綜合研究科歯科保存修復学分野

吉山昌宏

根面う蝕の多発

　ここ数年，MI（Minimal Intervention）とPMTC（Professional Mechanical Tooth Cleaning）は歯科臨床において2大ムーブメントとなっているが，実はその根底にある概念は極めて類似しており，「できれば何もしないで済む歯科」を目指しているといえる．

　根面う蝕の多発は，「人生80年時代」の超高齢化社会のわが国ではある意味避けがたい現象といえる．また「白い歯ブーム」の現代社会で，PMTCは「審美のために歯科医院でしてもらう歯面研磨」として一般に考えられ，予防処置の一つであるという認識が歯科医師や歯科衛生士にも薄れつつある．また，過剰なPMTC，とくに粗い研磨材の乱用が歯根象牙質を摩耗させたり補綴物のマージンを傷つけたりするケースが見受けられる．

　本稿では，根面う蝕を予防するためのセルフケアとPMTCの重要性を述べるとともに，根面や補綴物の保護の観点から研磨材の功罪について説明したい．さらに過度なPMTCやホワイトニングが引き起こす知覚過敏についても論じてみたい．

根面う蝕の診断とステージ分類

　近年，わが国の歯科医院においては根面う蝕を有する患者の来院が増加しており，一般歯科医にとって根面う蝕の予防は歯冠部う蝕の予防に匹敵する重要な責務となってきた．根面う蝕（Root caries）は，加齢や歯周病によって歯肉が退縮することによって露出した歯根面に生じる硬組織疾患である．

　歯冠部エナメル質において歯質脱灰が始まる臨界pHは約5.7であるが，根面では約6.2といわれており，根面のカリエスリスクは歯冠部より高い[1]．とくに高齢者では，唾液量の低下や口腔内清掃状態の変化により発症のリスクが高まっている．

　根面う蝕の予防を考える上で，根面う蝕の発症と進行のステージを分類して理解することは極めて重要である．現在，わが国の診療現場で用いられている根面う蝕のステージ分類としては，表1に示す眞木の文献の評価が高い[2]．またそれに相当する根面う蝕病巣を有する抜去歯の写真を図1に示す．

　第1期はいわゆる初期う蝕病変であり，着色や白斑などを伴うが，明らかな実質欠損は認められない．第2期ではう蝕は進行期となり，黄色または褐色の着色のある明らかなう窩を形成する．第3期では，う蝕病巣は進行停止期になっており，病巣は黒色や茶褐色を呈している．

[根面う蝕の診断とステージ分類]

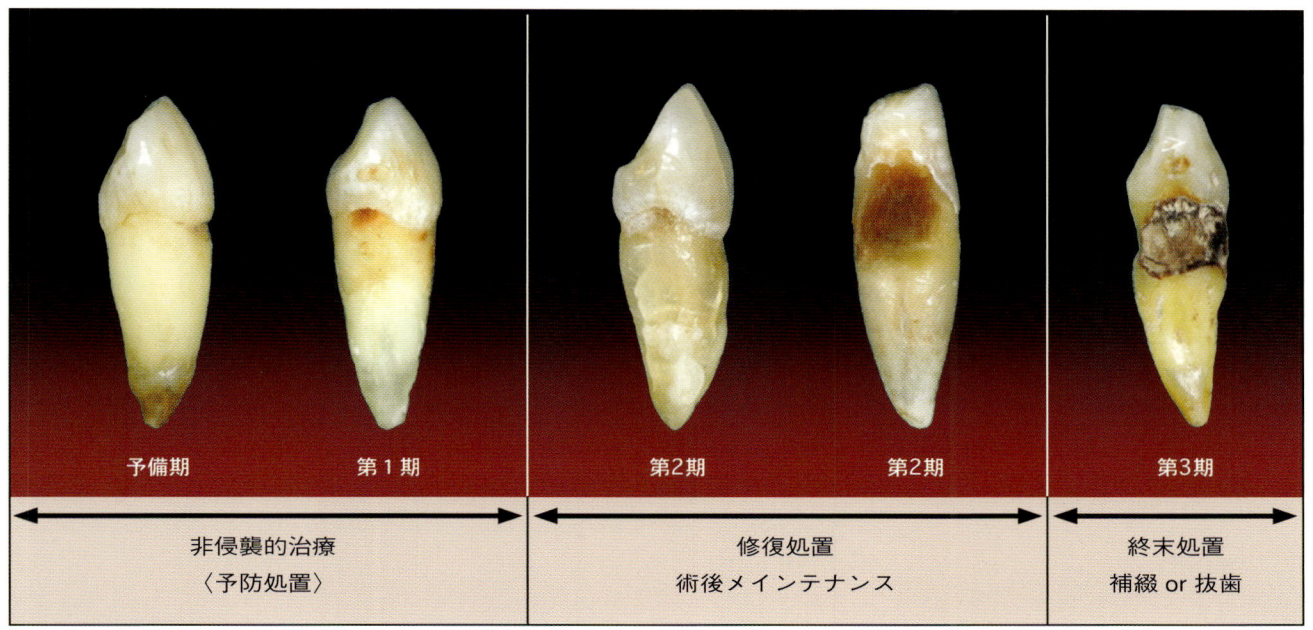

図1 根面う蝕の進行過程.

（予備期・第1期：非侵襲的治療〈予防処置〉／第2期：修復処置 術後メインテナンス／第3期：終末処置 補綴 or 抜歯）

表1 根面う蝕の発症と進行のステージ. (眞木, 1992)

予備期 pre-stage	第1期（初期） primary (initial) stage	第2期（進行期） secondary (active) stage	第3期（進行停止期） tertiary (inactive) stage
歯肉退縮 歯垢蓄積 咬合異常 口腔乾燥 加齢	初期歯根面う蝕 ①着色 ②白濁斑 ③ピンポイント状う蝕	中等度または進行性の歯根面う蝕．黄色または褐色の着色のあるう窩 再発性う蝕 知覚過敏	進行性崩壊（暗褐色または黒色のう蝕，進行の停止したう窩） 処置歯根面 環状う蝕

表2 根面う蝕のリスク判定基準.

リスクレベル	判定基準
Low	・唾液中の*Mutans streptococci*（M.s.）レベルが低い ・正常な唾液流量 ・う蝕病変のない露出根面を有する ・口腔清掃状態良好
Moderate	・唾液中のM.s.レベルが低い ・正常な唾液流量 ・進行の遅い少数の根面う蝕を有する ・活動性でない歯冠部う蝕を有する ・口腔清掃状態はまずまず良好
High	・唾液中のM.s.レベルが高い ・唾液流量低下 ・広い範囲に根露出を認める ・活動性の根面う蝕を多数有する ・活動性の歯冠部う蝕を多数有する ・口腔清掃状態不良

したがって，根面う蝕の予備期と第1期では修復処置は避け予防処置や再石灰化療法を行うことが重要である．またたとえ第2期において修復処置を終了したとしても二次う蝕の発生のリスクが高いことからメインテナンスが不可欠である．

根面う蝕のリスク診断

歯冠部ではカリエスリスク診断がかなり確立してきたが，歯根う蝕では明確なリスク診断基準が確立されていない．表2は今里の設定したリスク分類の表であるが，簡便かつ精度が高い[3]．

根面う蝕では，病巣内から*Actinomyces viscosus*（A.v.）が高頻度に検出されるが，その発症と進行の

目的別PMTCとオーラルケア／バイオフィルム制御とオーラルケアの到達点

[根面う蝕のリスク診断]

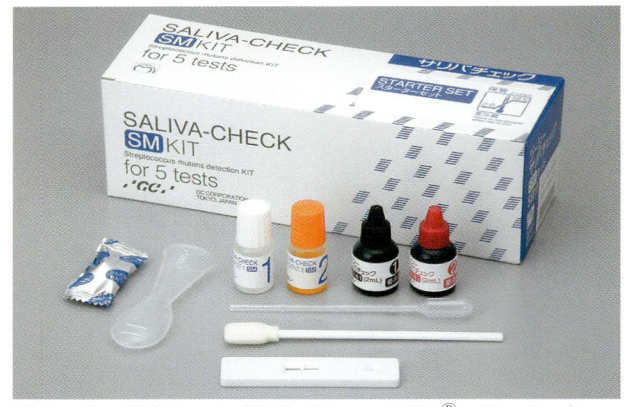

図2 S.m.判定キット（サリバチェックSM®，ジーシー）．

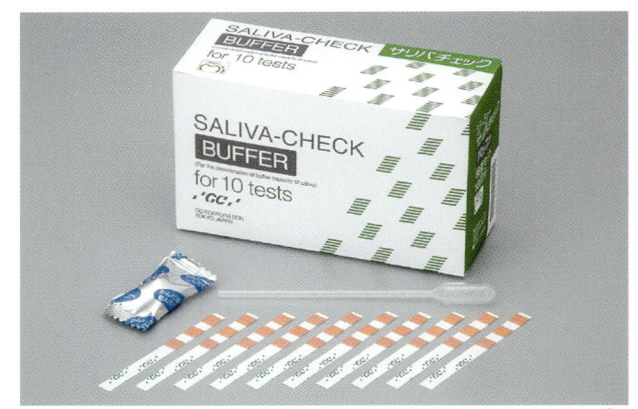

図3 唾液緩衝能判定キット（サリバチェックバッファ®，ジーシー）．

[根面う蝕の予防処置]

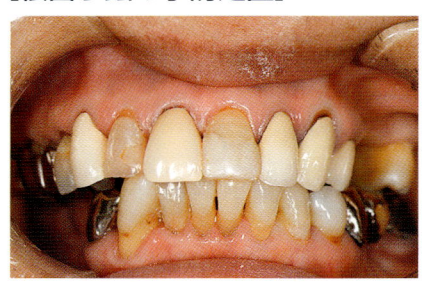

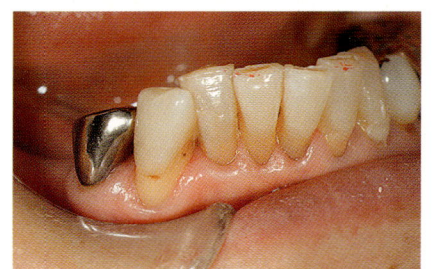

図4 根面う蝕のリスク部位を多く有する患者（60歳，女性）の口腔内写真．

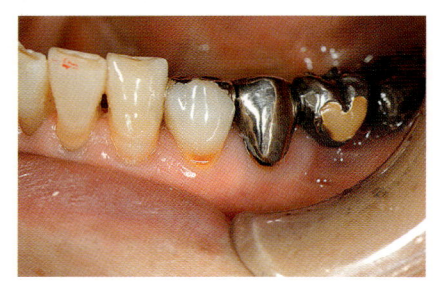

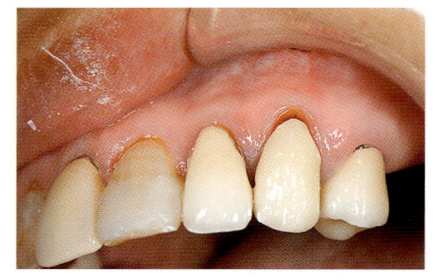

原因である菌が何であるかは明確になっておらず，リスク診断における菌種にはStreptococcous mutans（S.m.）を採用している研究者が多い．根面う蝕の発生とS.m.には密接な関係があることが報告されており，根面う蝕を有する患者では唾液中のS.m.のレベルが高いことが示唆されている[4]．

さらにS.m.の場合，図2のような簡便な判定キットが市販されており，すぐに臨床に取り入れることができる利点もある．唾液緩衝能を簡便に判定するキットも市販されており，より精度の高いリスク判定が可能な時代が到来したといえるだろう（図3）．

根面う蝕の予防処置

リスク診断のもとに根面う蝕の予防処置を行う上で最も重要なことは，セルフケアの確立とPMTCの必要最小限の実施である．

セルフケアを確立するためには，患者自身が口腔内のどこがリスク部位であるのかを知っておかなければならない．そのため術者は，患者に対してリスク部位を繰り返し指摘する必要があると，景山は指摘している[5]．リスク部位とはホームケアで落とせず，プラークが残ってしまう歯や歯面である．とく

3-1 根面に対するPMTC／MIで考える根面う蝕の予防とPMTCでの研磨材の選択

判定の仕方

1. **プラークを採取**
プラークチェックスティックで歯面からプラークをとり，プラークチェック溶液につけます．

2. **5分間放置**
プラークチェック溶液に浸漬したスティックをプレートに置き，5分間放置します．

判定結果

点線で示したラインより赤い方は，気を付けましょう．プラークが酸を多くつくり出しています．

1. **ジェルの準備**
「プラークチェックジェル BR」をプラークチェックプレートにとります．

2. **歯面に塗布**
プラークチェックブラシで歯面へ「プラークチェックジェル BR」を塗布．水で軽くすすいだ後，染め出された部位（プラーク付着部位）を確認します．

青紫色	古いプラーク
赤色	新しいプラーク

古いプラークが残っているところが青紫色に，新しいプラークがあるところが赤く染まります．

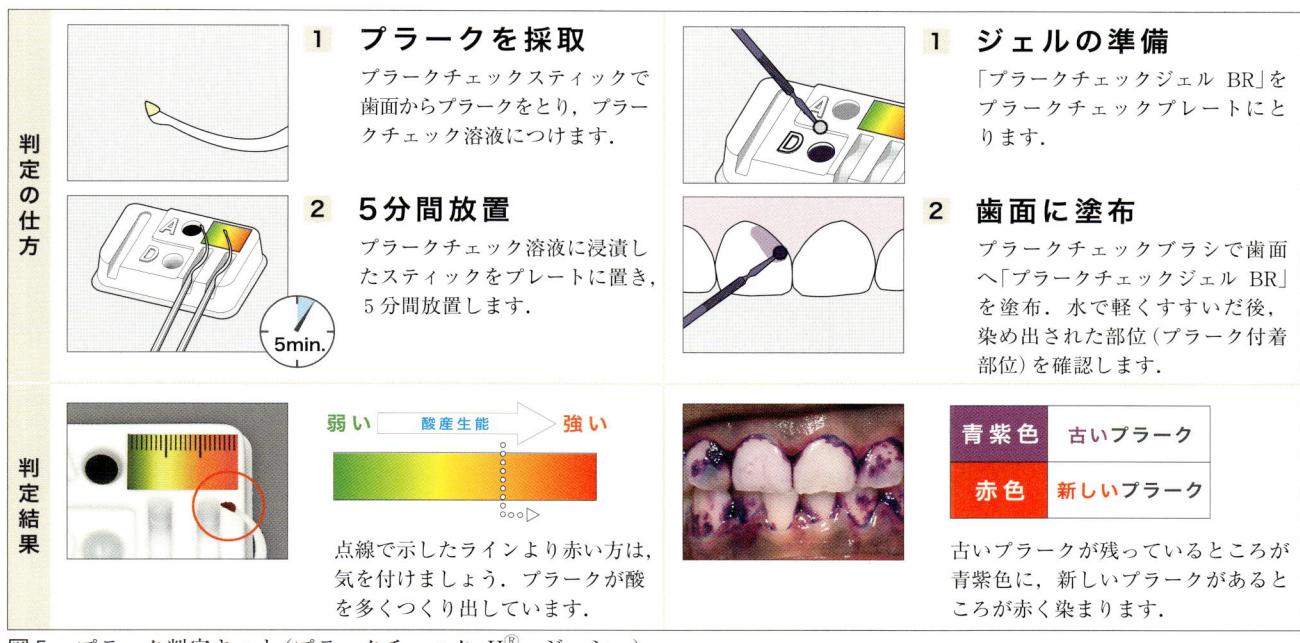

図5　プラーク判定キット（プラークチェックpH®，ジーシー）．

［フッ化物と抗菌剤の臨床応用］

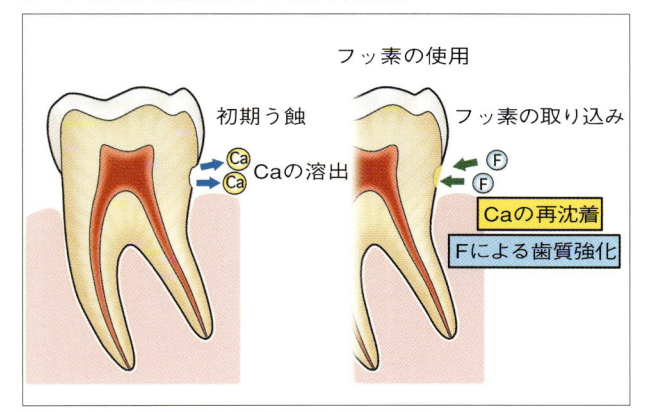

図6　フッ素による歯質強化と再石灰化．

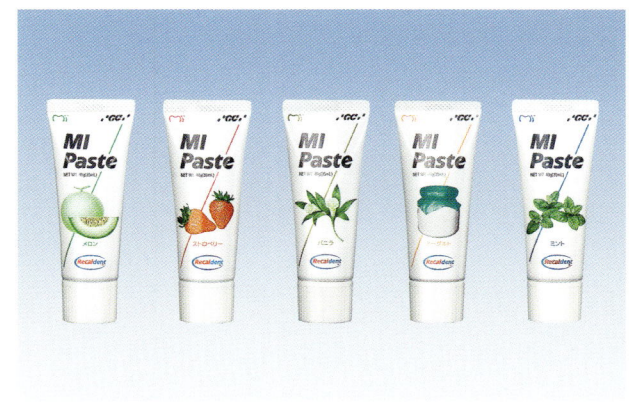

図7　フッ化物と抗菌剤．

に根面う蝕のリスク部位は歯肉の退縮した歯頸部や不適合な補綴物のマージン部である．

たとえば，図4は欠損部の補綴を希望して岡山大学病院歯科を受診した，60歳の女性の初診時口腔内所見である．彼女は根面う蝕のリスク部位が多数あり，第1期の根面う蝕が多数存在することに気がついていなかったのである．プラークの染め出しをまず行い，患者自身に自己診断してもらうことが予防の第一歩である．

プラークの判定キットとしては最近発売されたプラークチェックpH®（ジーシー）が大変有効である（図5）．キット付属のプラークチェックジェルＢＲ®で古いプラークと新しいプラークの染め出しができるだけでなく，プラークチェックスティックで歯面からプラークを取り，プラークチェック溶液に浸けることで酸産生能が判定できる．

もちろん従来のプラーク染色液でも十分であり，十分なTBIの後にPMTCを行う．しかしPMTCの目的はあくまでもプラークコントロールで，取り残しの多いリスク部位となる歯頸部や，隣接面のエナメル質や露出象牙質面のプラークを除去することである．プラークコントロールができているところは粗い研磨材を用いたPMTCは極力避けるようにする．

TBIではバス法を主体に患者に熟練させるとともに，フッ素配合歯磨剤の使用や歯間ブラシやフロス，さらには抗菌薬（クロルヘキシジンや塩化セチルピリ

3　PMTCの技術論

目的別PMTCとオーラルケア／バイオフィルム制御とオーラルケアの到達点

[PMTC前後における歯面の微細形態の変化（SEM像）]

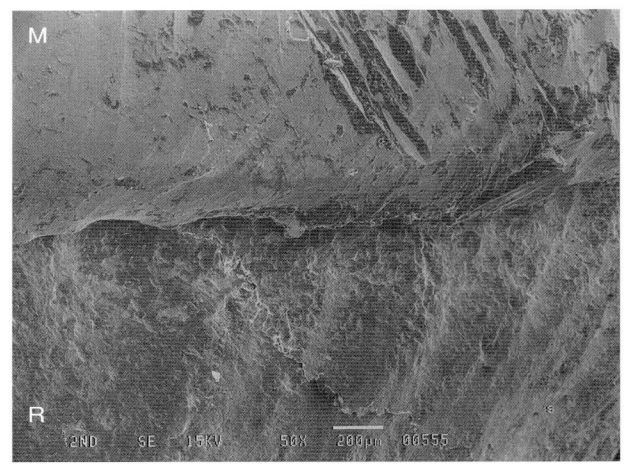

図8a　スケーリング後のメタルの傷（M：メタル，R：根面）．

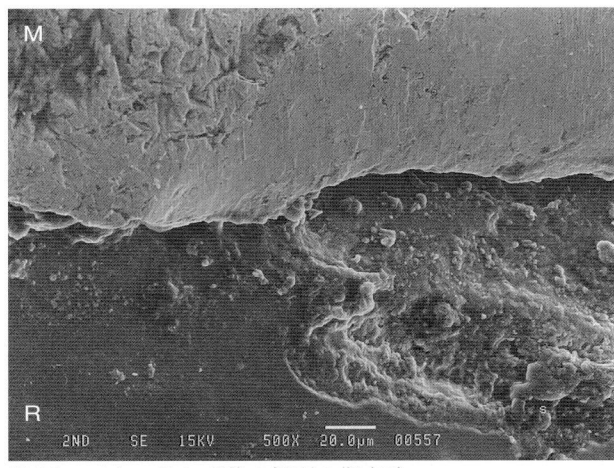

図8b　スケーリング後の根面の傷（R）．

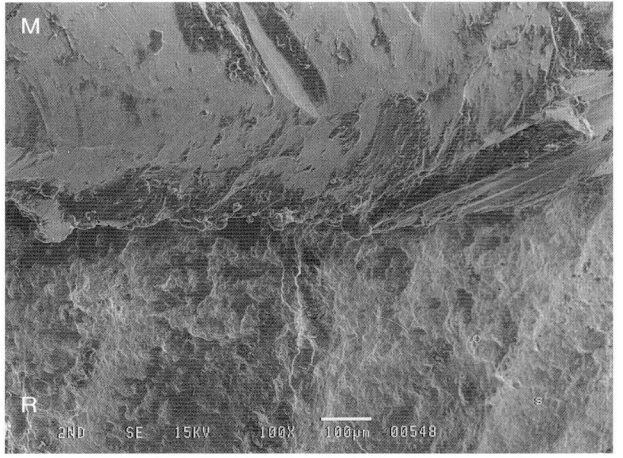

図8c　粗研磨後（傷が残っている）．

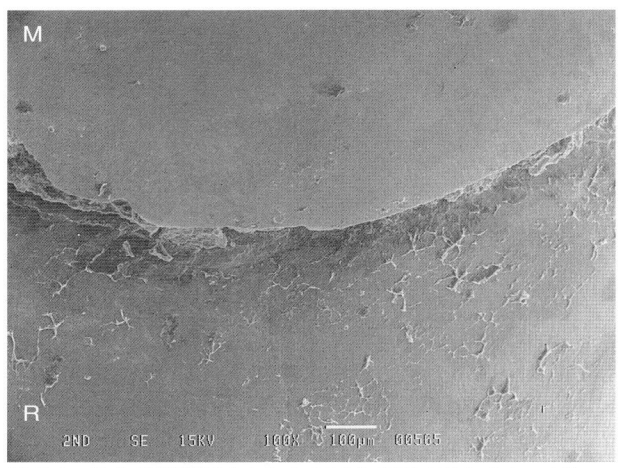

図8d　仕上げ研磨後（メタル：Mも根面：Rもスムーズ）．

ディニウム）配合洗口剤の日常での使用を進めることも重要である．フッ素は歯質に取り込まれることによって歯質を強化し，耐酸性を向上させることで根面う蝕の発生を抑制し，また第1期では再石灰化によって無機物の沈着を生じることが知られている（図6）．

PMTC以外の根面う蝕予防のためのプロフェッショナルケアとしては，再石灰化療法として局所的フッ素塗布やリカルデント成分（CPP−ACP）を配合した歯質再石灰化促進ペースト（MIペースト®）の応用や，抗菌薬（クロルヘキシジン）配合バーニッシュの塗布が有効である（図7）．

PMTCにおける注意事項

PMTCを行うにあたり，まず注意すべき点は，必ず染め出しを行いリスク部位を把握することであり，次に歯面の摩耗や補綴物の損傷を最小限に抑えることである．したがって，カップ，ブラシやコーンを使用する際には，必ずペーストを使用する．乾燥状態だと歯面を摩擦し発熱するため，ペーストが潤滑材の役割を果たす．さらに，一点のみを集中的に研磨せず，全体を満遍なく研磨することによって歯質への為害性は減少する．

実験室でクラウンを装着した抜去歯のマージン部

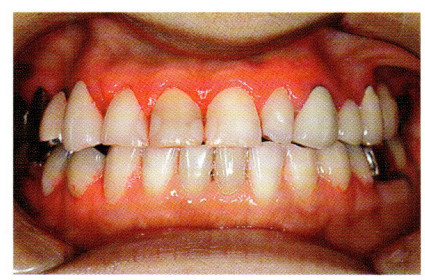

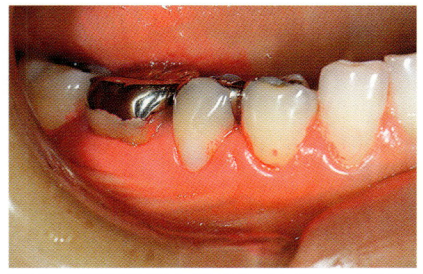

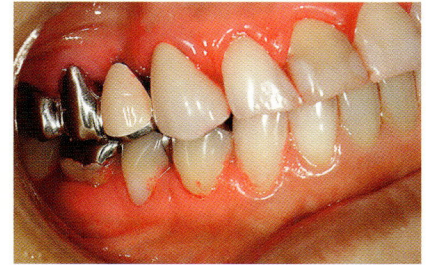

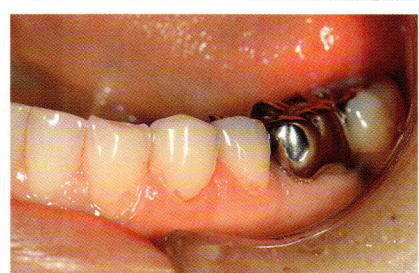

図9 根面に染め出されたプラーク付着部位.

図10a, b PTCカップ®（ジーシー）.

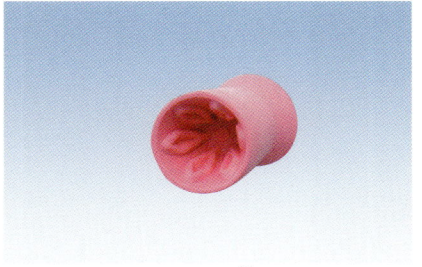

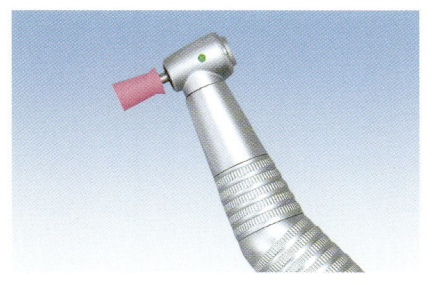

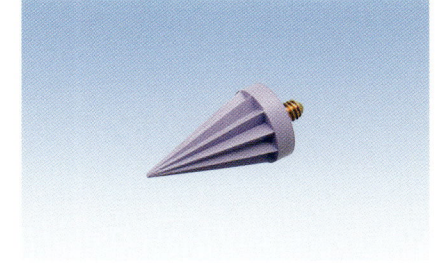

図11 PTCコーン®（ジーシー）.

根面のPMTCの留意点

- 根面の歯質脱灰の始まる臨界pHは6.2であり歯冠部に比べ脱灰しやすい
- 根面PMTC用にはRDA40〜50前後の製品を用いる
- PMTCを行うときの回転数は1,000rpm以下
- 過剰なPMTCは象牙細管が開口し，知覚過敏を引き起こすこともある

および歯根面を，エアースケーラーでスケーリングし走査型電子顕微鏡（SEM）で観察してみた．マージンメタル部にはミクロンオーダーの傷が多数生じており，根面部は数十ミクロンにわたり抉り取られていた（図8）．この部位をブラシを用いて粗研磨したところ傷は消えなかったが，仕上げ用研磨材を用いて研磨したところメタル部も根面部も非常に滑沢化されていた．

図9は，岡山大学病院むし歯科を受診中の患者の染め出し後の口腔内写真であるが，歯頸部や歯間部に磨き残しが認められる．このようなケースで有効なのがジーシーPTCシステムである．PTCカップ®は内側にダイヤモンドパターンがあり，先端部分で歯頸部や補綴物のマージン部を研磨し，ダイヤモンドパターンで平滑面を研磨できる（図10）．PTCコーン®はとくに歯間部や歯周ポケットなどの清掃研磨が効率よく行える（図11）．

[研磨材（ペースト）の選択基準]

	メルサージュ・レギュラー	RDA（相当値）170〜180	フッ素500ppm モノフルオロリン酸ナトリウム
	メルサージュ・ファイン	RDA（相当値）40〜50	フッ素500ppm モノフルオロリン酸ナトリウム
	メルサージュ・プラス	RDA（相当値）5〜15	フッ素950ppm フッ化ナトリウム

図12　PMTCペーストメルサージュの種類（松風）．　※メルサージュ各種のRDA値は，（株）松風が独自に類似試験を行った値．

[PMTCと知覚過敏]

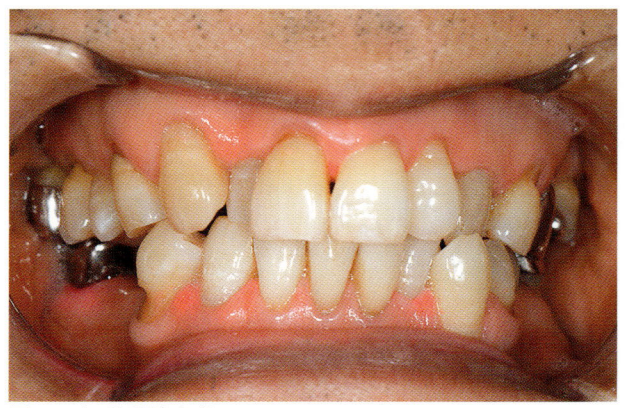

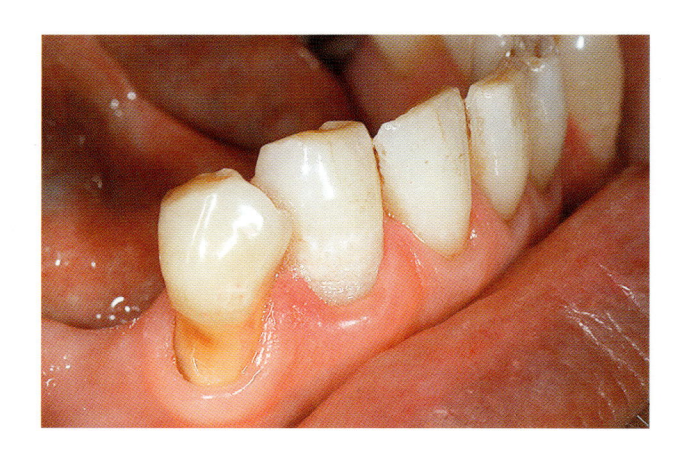

図13　知覚過敏患者．

研磨材（ペースト）の選択基準

　歯根面の象牙質やセメント質は，エナメル質や歯冠部象牙質に比べヌープ硬さが低く極めて摩耗しやすいことから，根面のPMTC用に用いるペーストはRDA値が40〜50前後の製品を使用すべきである．

　そこから判断するとPMTCペーストメルサージュのメルサージュ・ファイン®（松風）が適当になる．またジーシーPTCペースト・ファイン®もRDA値が40前後で，ナノオーダーレベルの超微粒子を配合しており，根面には適切であり，さらにフッ素や塩酸クロルヘキシジンを含有していることから，歯質強化や殺菌作用などが期待できる．慎重を期するにはRDA値が5〜15であるメルサージュ・プラス®があり，根面の損傷をさらに抑えることができる（図12）[6]．

　メルサージュ・レギュラー®はRDA値が170と大きいことから，エナメル質の着色や強固なプラークの除去には有効であるが，根面への応用は禁忌である．

　補綴物に対するPMTCについては，粗研磨は避けるべきであるが，プラークが存在するリスク部位であれば，メルサージュ・プラス®などのRDA値の低いペーストを用いての低速回転（1,000rpm以下）での最小限の研磨は問題がないと考えられる．

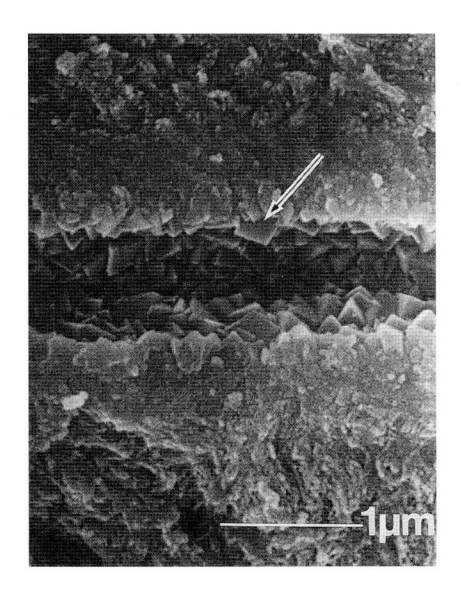

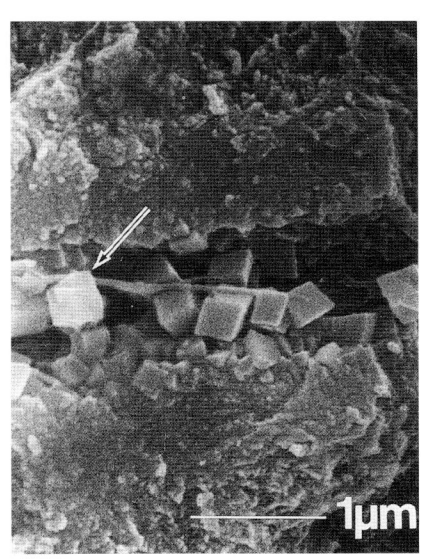

図14 知覚過敏が自然に消失した根面象牙質の象牙細管の内部のSEM写真であるが，無数の病的アパタイトが沈着して緻密に封鎖されていることがよくわかる．

PMTCと知覚過敏

根面象牙質は粗研磨では容易に摩耗することから，過剰なPMTCは象牙細管の開口させ，知覚過敏を引き起こすことがある．

図13は知覚過敏を訴える患者の口腔内写真である．このようなケースではPMTCを避け，フッ化物やMIペースト®を用いて再石灰化を促進させるとともに，シュウ酸カリウム配合歯磨剤であるシュミテクト®（グラクソ・スミス・クライン社）の使用を患者に勧め，知覚過敏を抑制した上で徹底したTBIを行い，象牙細管の生理的な封鎖を図るべきである．図14は，知覚過敏が自然に消失した根面象牙質の象牙細管の内部のSEM写真であるが，無数の病的アパタイトが沈着して緻密に封鎖されていることがよくわかる[7]．

ホームホワイトニングやオフィスホワイトニングを受けた患者にも20％以上の頻度で知覚過敏が生じることが報告されており，歯質の微小な亀裂が原因の一つとされているが，これら漂白後の患者のPMTCにも極めて慎重な配慮が必要である．

MI的なPMTCこそ患者に求められる

患者の口腔内には，種々の状態の歯面が存在しており，過剰なPMTCは患者のQOLを大きく損なう結果に繋がることを，術者である歯科医は認識するべきである．したがって，MI的なPMTCこそが患者に求められるのであって，あくまでも予防処置の有効な一つのオプションとして活用されるべきである．

参考文献

1. 山本浩正：怖い怖い根面カリエス，根面カリエスのバイオロジー．Quintessence．2000；19：57-65．
2. 真木吉信監修：これ一冊で分かる歯根面う蝕のすべて，21世紀のカリオロジー戦略．別冊・歯科衛生士，クインテッセンス出版，東京，1999．
3. 今里 聡：ミニマム・インターベンションに基づく根面う蝕のトータルケア．The Quintessence．2003；22(10)：32-37．
4. 吉山昌宏，桃井保子監修：う蝕治療のミニマル・インターベンション，歯髄象牙質を守るために．クインテッセンス出版，東京，2004．
5. 景山正登：診療システムを通じて見直すPMTCの原則．the Quintessence．2004；23：38-51．
6. 永井快子，渡辺かおり，山本浩正：ブラッシュアップ・PMTC2．デンタル・エコー．2004；137：8-19．
7. Yoshiyama M, et al.: Abnormal dentin as a bonding substrate. Dentin/Pulp Complex (Shimono M ed.), Quintessence Publishing, Tokyo, 2001；71-77．

目的別PMTCとオーラルケア／バイオフィルム制御とオーラルケアの到達点

2 PMTCペーストの選択ガイド
その理解が予防プログラムを成功させる

[1]九州大学大学院 歯学研究院 口腔保健開発学講座／[2]日本大学歯学部保存学教室修復学講座
[3]医療法人社団武内歯科医院（神奈川県開業）／[4]国立保健医療科学院　口腔保健部

奥田健太郎[1,4]／高見澤俊樹[2]／宇山　聡[2]／武内博朗[3,4]／宮崎真至[2]／
花田信弘[4]

適切な予防プログラム

　どのようなステージにある歯科診療においても，適切な"予防プログラム"を導入しながら処置を進める必要がある．したがって，疾病の発症前あるいは治療後の"予防プログラム"を行うなかで，Professional Mechanical Tooth Cleaning（PMTC）の位置づけは高く，セルフケアを補う口腔ケアの一手法としてハイリスク部位に対するアプローチであると認識されている[1]．

　しかし，トータルとした予防プログラムのなかでも重要な位置づけにあるPMTCではあるが，日常臨床では画一的なPMTCペーストの選択に始まる一連の口腔清掃に終始するのみで，患者のヘルスプロモーションに何ら益することがない状況も見受けられる．

　そこで本稿では，患者の生涯にわたって行われる予防プログラムを成功させるために，とくにPMTCペーストの選択に関する情報を提供する．

PMTCペーストの現在

　日常の臨床で行われるPMTCは，バイオフィルムおよび着色を除去するとともにエナメル質表層を滑沢化し，口腔内の爽快感を付与するために行われる．さらに，患者自身が行う口腔管理あるいは予防など，セルフケアに対する意識を強化させる効果も期待され，PMTCペーストおよびさまざまな機器が臨床に用いられている．

　とくにPMTCペーストについては，これらの目的を達成させるために，それぞれの症例あるいは必要性に応じた製品あるいは術式が選択されている（図1）．しかし，現実には多くの種類のPMTCペースト製品が市販されているにもかかわらず，使用される機器を含めてそれらに関する情報は限られている（表1）．そのために，術者による画一的なPMTCが行われ，患者サイドへの配慮がともすればおろそかになっている感がある．

　PMTCペーストに求められている基本的効果は，いかにして歯質に傷をつけることなく目的である付着物などを除去するかにある[2]．「取れるけれども削れない」という，相反する目的を効率よく行うことが求められる．PMTCペーストの研磨効果は，含有されている研磨粒子の形状，粒径あるいは硬さによって影響を受ける（図2，表2）．大きく硬い粒子ほど研磨効果が高く，小さく軟らかい粒子はこの逆となる．また，使用されている粒子の組成は，炭酸カルシウムやシリカなどであり，これに微量金属が混合されている（表3）．同一メーカーのペーストでも，粗さが異なるペーストでは粒径とともに組成も異なっており，筆者らはこの観点からの分類を現

3-2 PMTCペーストの選択ガイド／その理解が予防プログラムを成功させる

表1 市販PMTC製品とその特徴.

PMTCペースト	価格(税抜)	メーカー	RDA	薬効成分	フッ素量	香味	内容量	特徴
メルサージュ REGULAR	各1,500円	松風	170～180	モノフルオロリン酸ナトリウム	500ppm	ミント	40g	スケーリング後の歯面研磨
メルサージュ FINE			40～50	モノフルオロリン酸ナトリウム	500ppm	レモン	40g	う蝕・歯周病の予防
メルサージュ プラス			5～15	塩酸クロルヘキシジン(フッ素未配合)	950ppm	オレンジ	38g	ホワイトニング、シーラントの前処置
CCS ブロフィーペースト ブルー	各2,900円	井上アタッチメント	250 0.1%	フッ化ナトリウム	1,000ppm	—	40g	一次研磨
CCS ブロフィーペースト グリーン			170 0.1%	フッ化ナトリウム		フルーツミックスミント	60ml	一次研磨
CCS ブロフィーペースト レッド			120 0.1%	フッ化ナトリウム			60ml	二次研磨
CCS ブロフィーペースト イエロー			40 0.1%	フッ化ナトリウム			60ml	艶出し
ポリッシングペースト 1号 Hard	各1,200円	ビーブランド・メディコ・デンタル	250	フッ化ナトリウム	900ppm	フルーツミックスミント	30ml	粗粒子
ポリッシングペースト 3号 Fine			40	フッ化ナトリウム	900ppm	フルーツミックスミント	30ml	微粒子
グリッター	2,400円	白水貿易				ミント	60ml	飛散が少ない
クリニーク	4,000円	ハーベネオス	27	—	—	ミント	2g × 100個	ワンペーストで研磨から仕上げまで
プロキシット Coarse(ブルー)	各2,400円	白水貿易	83	フッ素 キシリトール	500ppm	ミントベース ラベンダー	55ml	飛散が少なく洗浄が容易
プロキシット Midium(グリーン)			36	フッ素 キシリトール	500ppm	ミントベース グリーンアップル	55ml	キシリトール配合
プロキシット Fine(ピンク)	(イボクラール ビバデント)		7	フッ素 キシリトール	500ppm	スペアミント	55ml	柔らかく飛散のないペースト
DCプロフィーペースト エクストラコアース(ブルー)	各1,500円	ヨシダ	250 0.2%	NaF キシリトール	970ppm	ミントベース	40g	キシリトール配合
DCプロフィーペースト コアース(グリーン)			170 0.2%	NaF キシリトール	970ppm	ミントベース	40g	
DCプロフィーペースト ミディアム(ピンク)			120 0.2%	NaF キシリトール	970ppm	ミントベース	40g	
DCプロフィーペースト ファイン(イエロー)			40 0.2%	NaF キシリトール	970ppm	クールミント	40g	
P・クリーン ポリッシングペースト スーパーコース	各1,200円	モリタ	240	—	—	—	170g シリカ・ジルコニア粒子使用	乳酸アルミニウム(知覚過敏抑制)
P・クリーン ポリッシングペースト ファイン			100	—	—	—	40g	
ザ・ケート プロフィーペースト FDファイン	2,600円	東京歯科産業(コーケ)	100	モノフルオロリン酸ナトリウム	—	トロピカルフルーツ	25g 水溶性で粘膜をつくらない	
コーラル	900円	ヘレウスクルツァー	240	—	—	—	10g、50g 最適な研磨粒子	
スケーリングクリーム アドネスト ネオ ポリッシングクリーム	500円, 1,500円	ネオ製薬	—	モノフルオロリン酸ナトリウム	—	ペーストが飛び散りにくい	50g ペーストが飛び散りにくい	
COARE GRIT(荒研磨用)			200	ピロリン酸ナトリウム	900ppm	ダブルミント	40g	汚れの再付着防止と血行促進
PTCペースト レギュラー ファイン	各1,200円	ジーシー	150 (フッ素未配合)	—	—	レモン	40g	プロケアとホームケア両用
クリーニングジェル レギュラー ソフト	各1,500円	ウェルデンツ						

3 PMTCの技術論

111

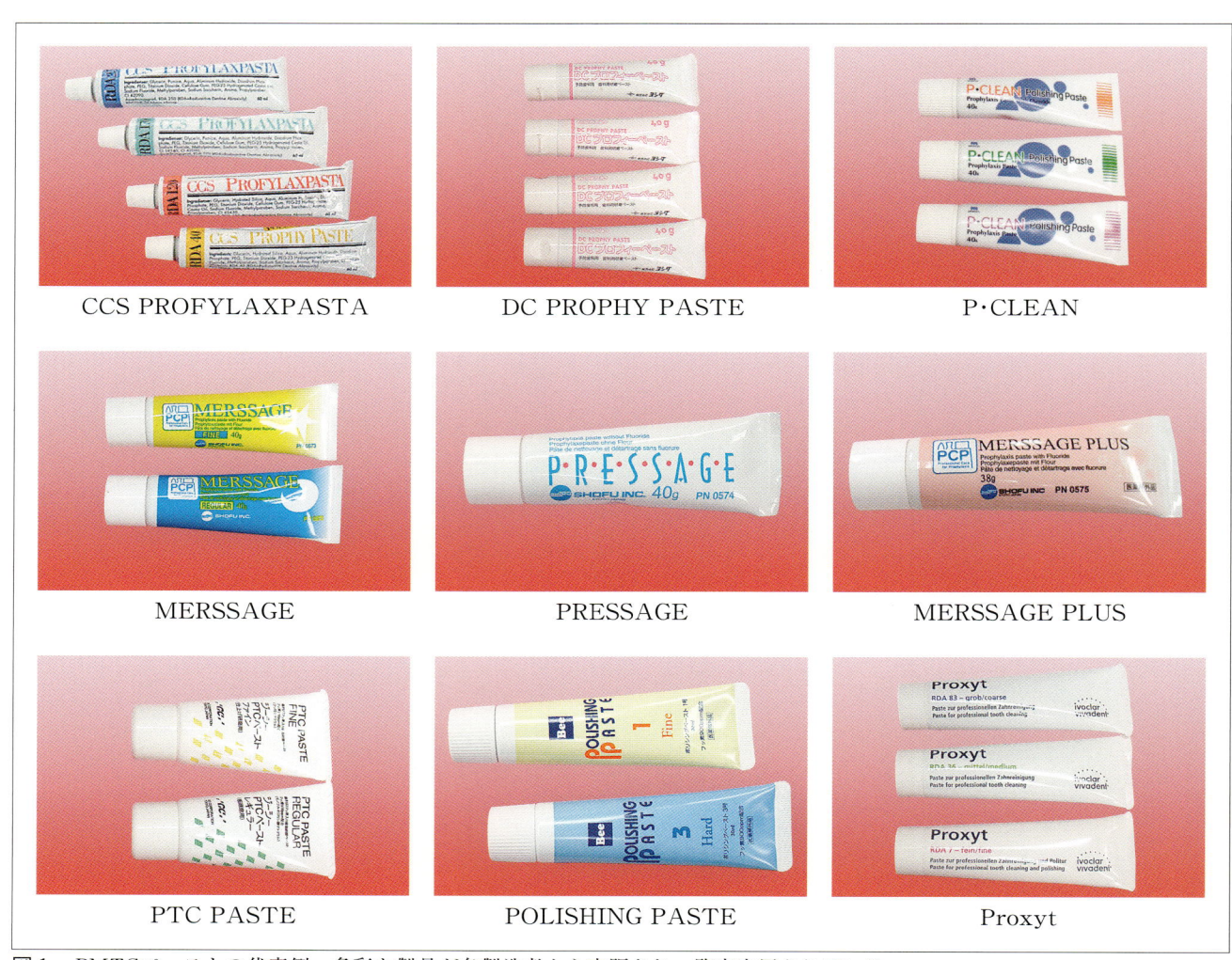

目的別PMTCとオーラルケア／バイオフィルム制御とオーラルケアの到達点

図1　PMTCペーストの代表例．多彩な製品が各製造者から市販され，臨床応用されている．

研磨性の指標

　PMTCペーストの研磨性を示す比較的明瞭な指標として，Radioactive Dentin Abrasion（RDA）を用いて数値化する方法が用いられている．この方法は，ヒト抜去歯に中性子を照射した後，これを研磨試験機で研磨した際に生じる摩耗成分の放射能を測定し，これを研磨性の指標とするものである．しかし，この方法は特殊な施設と装置を要するとともに，測定に比較的時間がかかることなどから汎用性に欠ける側面も有している．また，この方法では歯質の削除量を測定はしているが，研磨後に歯面に生じた傷あるいは着色物の除去量の指標にはならないなどの問題点もある．

　市販のPMTCペースト製品を用いて，ステンレス鋼の研磨量を測定した（表4）．使用したステンレスの表面硬さ（Hk）は309であり，エナメル質の300に近似している．この試験結果からも，研磨効果はペーストの種類によって大きく異なり，また，その製品中で最も粗いペーストを用いた場合では，エナメル質を損傷してしまう可能性が大きいことが示唆されている．

　ペーストの粗さを示す指標としては，RDA以外にレギュラーおよびファインなどの表記が使用されている．しかし，製造者によってその細部は異なり，同じレギュラーという表記であったとしても，製品によって研磨性は異なっており，不用意な使用に

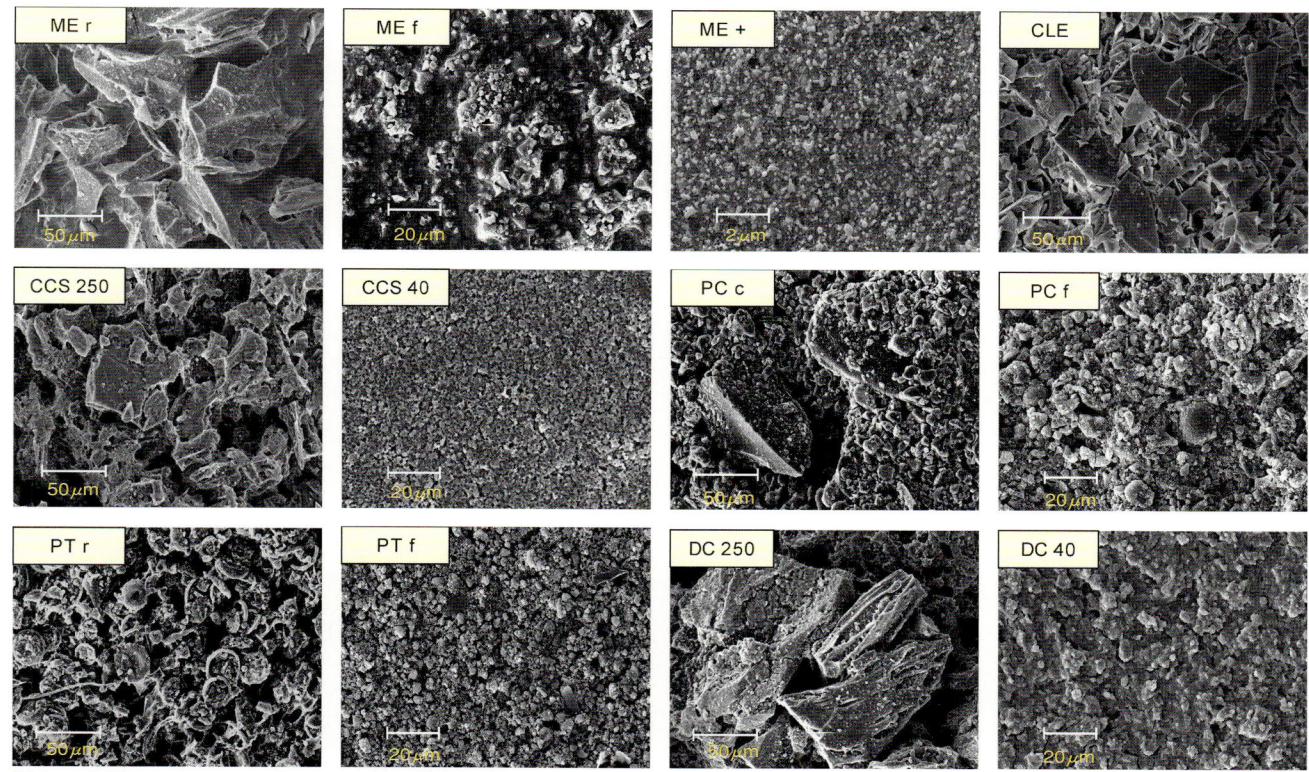

3-2 PMTCペーストの選択ガイド／その理解が予防プログラムを成功させる

図2 各種PMTCペーストのSEM像．粒径が異なるところから，撮影倍率にも違いがあるので，それぞれの写真におけるスケール表示を参照のこと．

表2 実験に使用したPMTCペーストとその略号．

Code	PTC paste	Manufacture
ME r	MERSSAGE REGULAR	松風
ME f	MERSSAGE FINE	松風
ME +	MERSSAGE PLUS	松風
CLE	CLEANIC	Kerr/Hawe
CCS 250	CCS PROFYLAXPASTA RDA250	井上アタッチメント
CCS 40	CCS PROFYLAXPASTA RDA40	井上アタッチメント
PT r	PTC PASTE REGULAR	ジーシー
PT f	PTC PASTE FINE	ジーシー
PC c	P・CLEAN SUPER COARSE	モリタ
PC f	P・CLEAN FD FINE	モリタ
DC 250	DC PROPHY PASTE RDA250	ヨシダ
DC 40	DC PROPHY PASTE RDA40	ヨシダ

表3 PMTCペーストの組成分析の結果（それぞれのペーストにおける成分として，割合が大きなものから順に記載している）．

	>80%	50-80%	20-50%	5-20%
ME r			Si (39)	Ti (22), K (15), Fe (11), S (6)
ME f	Ca (80)			Si (14)
ME +	Si (83)			S (17)
CLE		Si (58)		K (15), Ti (10), Al (6)
CCS 250			Ti (31), Si (24)	K (14), Fe (13), P (10)
CCS 40		Si (59)		P (14), Ti (12), S (8), Al (8)
PT r		Si (73)		S (10), Fe (10)
PT f	Si (83)			S (17)
PC c	Si (91)			S (6)
PC f		Ca (57)	Si (27)	P (13)
DC 250			Si (42), Ti (21)	K (14), Fe (10), P (5)
DC 40		Si (79)		Ti (12), S (5)

表4 PMTCペーストの違いが，ブラシを用いて研磨されたステンレス鋼の研磨重量に及ぼす影響．

研磨材	研磨量
ME r	5.2 (0.8)
ME f	0.4 (0.1)
ME +	0.0 (0.1)
CLE	4.7 (1.3)
CCS 250	3.9 (1.6)
CCS 40	0.0 (0.0)
PT r	4.8 (0.7)
PT f	0.0 (0.1)
PC c	0.3 (0.1)
PC f	0.1 (0.1)
DC 250	4.4 (0.1)
DC 40	4.1 (0.2)

単位：mg（　）：標準偏差

[PMTCペーストが及ぼすエナメル歯面への影響（SEM像）]

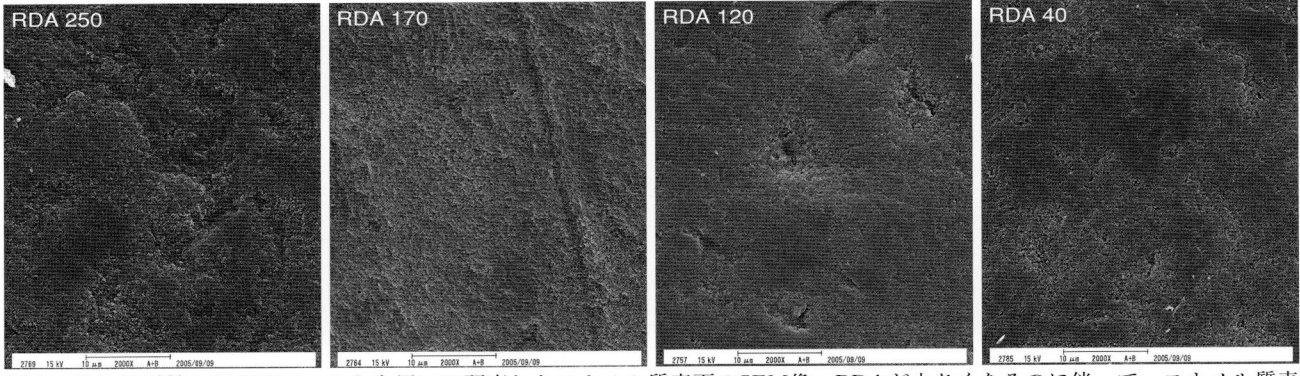

図3 異なる砥粒のPMTCペーストを用いて研磨したエナメル質表面のSEM像．RDAが小さくなるのに伴って，エナメル質表面は平滑になっていく．

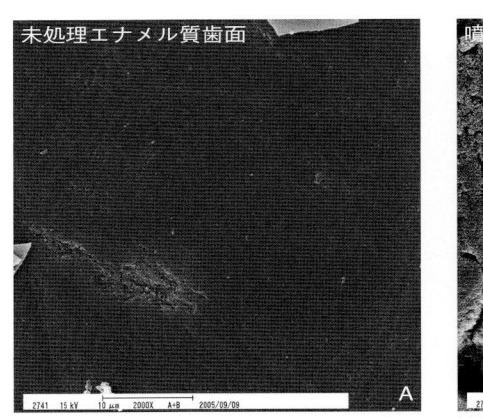

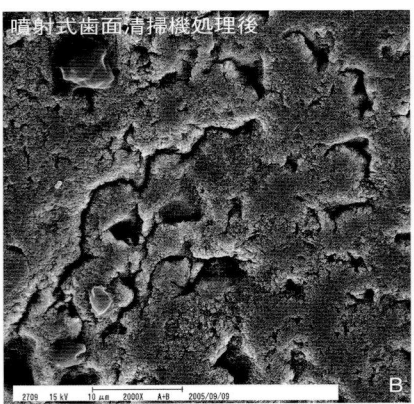

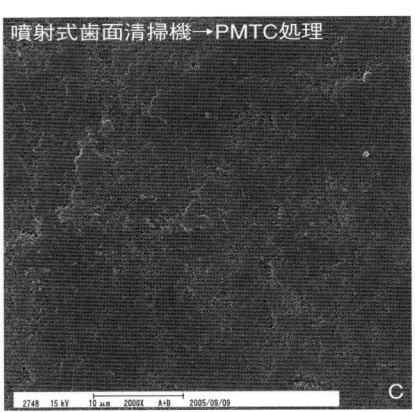

図4 噴射式歯面清掃機を用いて30秒間の噴射を行った後のエナメル質面のSEM像（B）．比較的軟らかい部分が選択に除去され，粗糙観を呈している．これを，PMTCペーストを用いて順次研磨すると，再びスムースな面を獲得できる（C）が，表層のエナメル質が失われていることは確実である．コントロール（A）．

エナメル質への影響

PMTCという操作が，エナメル質表面に損傷をきたす可能性があることを述べた．しかし，口腔内では，表層の変化を肉眼で捉えることは困難であるところから，走査電子顕微鏡（SEM）を用いてこれを観察した．

図3は，エナメル質を異なる砥粒のPMTCペーストを用いて研磨したエナメル質表面のSEM像である．砥粒が粗いほど，エナメル質表面は粗糙観を呈している．

図4は，着色物やバイオフィルムの除去に効果的とされる噴射式歯面清掃機を用いて，30秒間の噴射を行ったエナメル質面のSEM像である．エナメル質表面は粗糙になり，酸を用いてエッチングしたような像を呈した．さらにこの面を，PMTCペーストを用いてていねいに研磨すると，再び平滑な面を獲得することができた．しかし，これはあくまでも粗糙になったエナメル質表層を除去した結果の平滑面獲得であることを忘れてはいけない．エナメル質を守るはずのPMTCという操作が，実は表層のエナメル質を除去する結果ともなりかねないのである．

「研磨」とは汚れの除去を意味しているのに対して，「清掃」は歯が白くなった面積を示している．研磨効果の高いPMTCペーストの選択は，歯質の汚れを除去はするものの，歯質表面のダメージにもつながる可能性がある．現在使用しているPMTC

よっては歯質の損傷を招くことに留意すべきである．

[各種PMTCペーストが，光重合型レジンの表面粗さ（Ra，μm）に及ぼす影響]

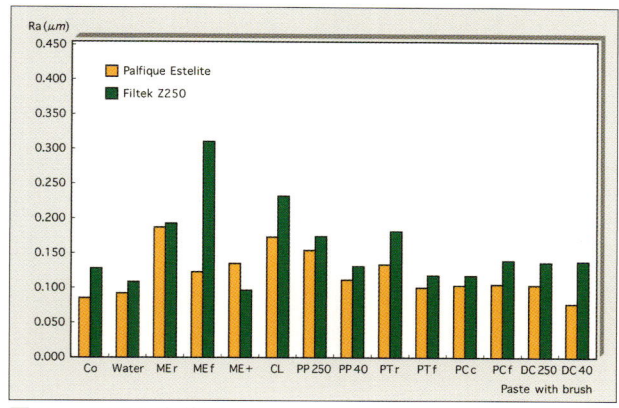

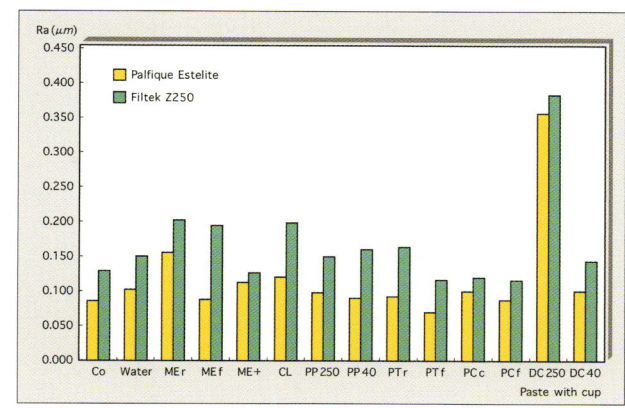

図5a　ブラシを使用．

図5b　カップを使用．

ペーストが，研磨性を重視しているのか，あるいは清掃性を重視しているのか，その判断をした後に臨床使用すべきである．

修復物に及ぼす影響

口腔内には，歯質以外にもその表面硬さ（Hk）が40〜70と，エナメル質に比較して軟らかいコンポジットレジンなどの修復物も多く存在している．とくに，近年の歯頸部疾患の増加に伴って，V級あるいは歯根面の修復処置も増加しているところから，PMTCの影響も少なくはないものと予想される[3]．

前歯部に用いられるコンポジットレジンとして，MFRおよびハイブリッドタイプの2製品を重合硬化させ，その表層をSiCペーパー#600で整えてこれを研削面とした．メルサージュブラシ（松風）あるいはカップを用いて，各種PMTCペーストを用いて30秒間研削し，その表面粗さ（Ra，μm）を測定した．

その結果（図5a，b），いずれのレジンにおいても，粗いPMTCペーストを用いた場合では，その表面粗さも大きくなる傾向を示した．また，ブラシ（図5a）とカップ（図5b）とを比較すると，表面粗さの測定値には一定の傾向は認められなかった．これは，コンポジットレジンはフィラーとマトリクスレジンとから構成されている複合体であるところから，研磨粒子の種類よりも粒径に依存する傾向が高いためであると考えられた．

PMTCの対象とされる歯は，エナメル質，象牙質あるいは歯冠修復物など硬さの異なる部材から構成されている．これらに傷をつけることなくPMTCの目的を達成させるためには，細心の注意を持った器具選択と臨床手技が必要とされるであろう．

PMTCペーストの選択基準

PMTCの目的は，すべての歯面上の歯肉縁上あるいは縁下プラークを除去することで，歯面に付着したステインの除去を行うポリッシングとは明らかに異なることを認識すべきである．したがって，PMTCペーストの選択を行う際には"ステインの除去"と"プラーク，あるいはバイオフィルムの除去"というそれぞれ異なる目的を達成するために，最も効果的な製品は何なのかを十分に考慮することが前提となる．

歯面に固着した沈着物の除去には，エアーポリッシングあるいはRDA値の大きいペースト（RDA170程度）の使用が必要となる．この際，極端に粗い粒子でしかも高い研磨圧で運用すると，歯面を著しく傷つけるので注意が必要である（図3）．また，とくに歯肉縁下を粗いペーストで触れると，再び滑沢面を得ることは困難であるところから可及的にポリッシングを避けるべきであるとともに，粗になった歯

PMTCペースト選択時の考慮事項

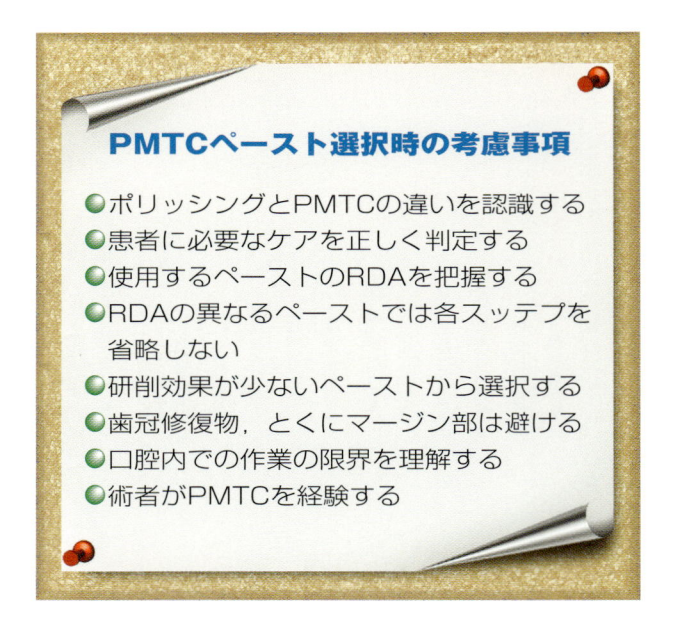

- ポリッシングとPMTCの違いを認識する
- 患者に必要なケアを正しく判定する
- 使用するペーストのRDAを把握する
- RDAの異なるペーストでは各ステップを省略しない
- 研削効果が少ないペーストから選択する
- 歯冠修復物，とくにマージン部は避ける
- 口腔内での作業の限界を理解する
- 術者がPMTCを経験する

面は数段階の粗さの異なるペーストを用いて各ステップを省略することなく仕上げることを心がける．

金属あるいはレジンなどの歯冠修復物に関しては，歯冠部歯質を区別して操作を行う細心の配慮が必要である．この点からは，PMTCなどの臨床を通じて拡大ルーペを用いた臨床が推奨される[4]．

一方，メンテナンス時のバイオフィルムの除去には，研磨粒子の細かいあるいはほとんどこれが含まれていないメルサージュ・プラス®（松風）などを用いる．歯面の着色は，特別な装置を用いなくとも歯磨剤を併用したブラッシングによって十分なステイン除去効果があることが知られている．したがって，ルーティンで行われるPMTCでは，本来の目的を認識して，ハイリスク部位に限って軽圧でしかも短時間のうちにこれを行うことが大切である．

それぞれのペーストは，PMTC後の清涼感を高めるために色調，香りあるいは味などに工夫が凝らされている．爽快感や舌感なども個人差が大きいものだが，メントールやミント類などの香味剤を添加したペーストは概ね好評である．PMTCペーストの選択に際しては，その操作性，研磨効果あるいは薬効などとともに患者のペーストに対する好感度などを考慮し，総合的に判断することが肝要である．そのためにも自身でPMTCを体験し，患者満足度の高い診療について考えることも必要であろう．

PMTCペーストは患者とのコミュニケーションツール

患者自身が「自分の健康は自分で守る」という意識を持つとともに定期的に歯科を受診することは，口腔内の健康の維持と増進のためにも大切である．生活習慣に大きな影響を受けるこれら健康の維持・増進への意識の変容には言葉による伝達も重要ではあるが，PMTCを通して積極的に働きかけることも大切である．この意味では，PMTCペーストは患者とのコミュニケーションツールのひとつともいえるのではないかと考える．その点からも，患者の個々の口腔内の状況あるいは予防のステージを考慮するとともに，歯質にやさしいPMTCペーストを選択することが重要なのである．

謝辞
本稿をまとめるにあたり，株式会社松風研究開発部浅尾および薗井の両氏には，研削の基礎理論についての助言をいただいたことを付記し，ここに感謝の意を表す．

参考文献

1. Axelsson P, Nystrom B, Lindhe J：The long-term effect of a plaque control program on tooth mortality, caries and periodontal disease in adults. Results after 30 years of maintenance. J Clin Periodontol. 2004；31(9)：749-757.
2. Lutz F, Imfeld T：Advances in abrasive technology prophylaxis pastes. Compend Contin Educ Dent. 2002；23(1)：61-63, 64, 66, 68, 70.
3. 宇山 聡，宮崎真至，佐藤 光，佐藤智美，吉田武史，陸田明智，安藤 進，黒田 隆：PTCペーストを用いた研磨が修復物表面粗さに及ぼす影響．歯材器．2005；24(2)：98.
4. Syme SE, Fried JL, Strassler HE：Enhanced visualization using magnification systems. J Dent Hyg. 1997；71(5)：202-206.

目的別PMTCとオーラルケア／バイオフィルム制御とオーラルケアの到達点

3 修復処置とPMTC

東京医科歯科大学大学院　う蝕制御学分野

田上順次

う蝕の原因除去療法としてのPMTC

　う蝕の治療は修復処置と同義であるかのように取り扱われてきた．しかしながら，初期う蝕の段階で歯科的対応が可能となる環境が整ってきたことや，再石灰化療法の普及に伴い，もはやう蝕治療は修復処置と同義ではなくなりつつある．う蝕を疾患として考えれば，当然その原因への対応も重要な治療のプログラムである．それがリスクの改善であり，口腔清掃指導や生活習慣の改善とともに，PMTCはう蝕治療の重要なプログラムとなる．

　修復処置が必要なう蝕の症例においても，う蝕の原因除去療法の一つとしてPMTCは重要である．当然，修復処置に先立ってPMTCを含めたリスクの改善がなされるべきである．再修復の原因として二次う蝕が最も頻度が高いという実態がある．これは原因除去あるいはリスクの改善がなされないまま，単に修復処置が施されてきたことが大きな原因であると考えられる．原因除去なくして，二次う蝕の発生の抑制は不可能である．

　修復時の問題としても，修復対象となる局所の環境の改善は重要である．多くのう蝕は歯肉辺縁付近や，歯の形態として清掃の困難な部位に発生するものであり，当然プラークや沈着物も多い．さらに歯肉辺縁部では炎症が生じていることが多く，出血しやすいため印象採得や接着操作が困難となる．また滲出液の影響も同様である．こうしたことからも，修復処置に際しては，事前にPMTC，口腔清掃指導，生活習慣指導などが必須となる．

　近年，審美的な修復処置が普及し，直接法でもきわめて自然な色調を回復することも可能となってきた．このような場合では，シェード選択や色調適合性の確認のために，術前に歯面の沈着物などを除去しておくのもまた当然の手順である．

　修復後には二次う蝕の予防だけでなく，修復物の審美性の維持のためにもPMTCが有効である．修復物の寿命を長くするための管理プログラムとして，とくに修復物辺縁部の再研磨（リファービッシング）は，非常に効果的である．

　以上のように，う蝕に対する予防処置や再石灰化療法だけでなく，修復処置を要する場合においても，術前から術後の管理にいたるまで，PMTCはその成否に関わるものといえる．

修復前，修復時の局所環境改善とPMTC

　修復の前準備としてのプラークコントロール，歯面清掃，歯周組織の病変の改善は，必須の事項である．しかしながら臨床の場において，これらのことが徹底されているかというと，さまざまな理由により必ずしも十分ではないのが現状である．すべて教

表1 修復物の機能期間と再修復の理由.

平均使用年数（年）		再治療の原因（％）	
レジン	5.2	二次う蝕	33.1
アマルガム	7.4	隣接面う蝕	7.1
インレー	5.4	脱落	17.0
アンレー	8.6	感染根管	13.4
鋳造冠	7.1	歯髄炎	8.4
バンド冠	12.7	破折	5.5
ブリッジ	8.0	その他	15.4

[歯面沈着物]

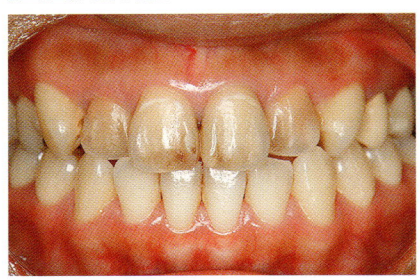

図1 審美性の改善を主訴に来院した患者の初診時の前歯部．表面に着色がある．

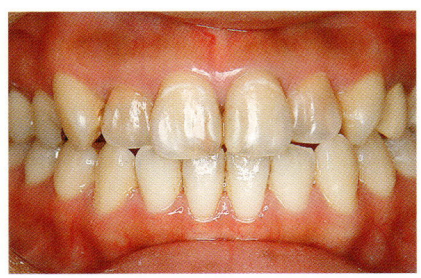

図2 簡単な歯面研磨により表面沈着物が除去された．この状態で治療方針を考えていく．

科書どおりにすすめられればよいが，現実には患者の主訴があり，その主訴に対応した処置をできるだけ迅速に提供することも必要で，口腔清掃状態や環境の改善に期間を費やすことで，患者が通院を中断してしまうことも少なくない．

[修復の質の保証＝修復部位周囲の環境改善]

定期的健診やPMTCのために歯科医院を受診する患者は，残念ながらそれほど多くはなく，多くは何らかのトラブルや不具合が原因で受診する傾向にある．

このような患者に対しては，修復処置を優先させる必要がある．早期の治療を希望する患者が多く，このような課題は残されているが，修復の質を保証するうえでも，修復時には少なくとも修復部位周囲の環境は改善されていなければならない．修復処置という言葉には術前の口腔内環境の改善までを含めるという概念の普及も重要である．

[再修復の多くは二次う蝕が原因]

修復物の機能期間を調査した報告[1]によると（表1），いずれの修復もほとんどが平均10年以内で再修復が行われている．さらに再修復の理由として，二次う蝕が最も頻度が高いことも明らかにされている．歯髄炎や感染根管，さらには脱落なども多くは二次う蝕に関連していることを考えると，再修復のかなりの症例においては二次う蝕が主な理由であることがわかる．う蝕のリスクを改善することなく修復処置を行っても，短期間で修復物辺縁部にう蝕が生じることは自明である．

修復操作を考えても，歯肉側マージン部からの滲出液や出血のコントロールは不可欠であり，とくに最近頻度の高くなってきた接着修復においては，被着面の防湿は接着の絶対条件である．

審美性の改善を希望する患者も急増しているが，歯の色調は歯面沈着物によっても影響を受けている（図1，2）．治療計画の立案やシェード選択に際しても，歯面の沈着物の術前の除去は必須である．また，ホワイトニングを求めて来院した患者も，表面の沈着物を除去しただけで満足することもある．

修復後のPMTC

前出の森田論文[1]から考えれば，修復物の管理で最も留意すべきことは二次う蝕の予防であり，修復物の辺縁部はう蝕の最も発生しやすい部位として認識すべきである．

とくに近年の修復では，審美的な修復治療が主流であり，コンポジットレジンによる修復が急増している．森田論文では，コンポジットレジン修復の平均機能期間は約5年であり，他の修復法と比べて短期間である．再修復の理由として二次う蝕も少なくはないと考えられるが，おそらくは化学重合型のレジンが多用されていたと考えられること，また前歯部の修復が中心であったことから類推すれば，辺縁の着色や変色，またレジン自体の変色による審美的な理由が多くを占めていたものと思われる．

3-3 修復処置とPMTC

[再修復の原因]

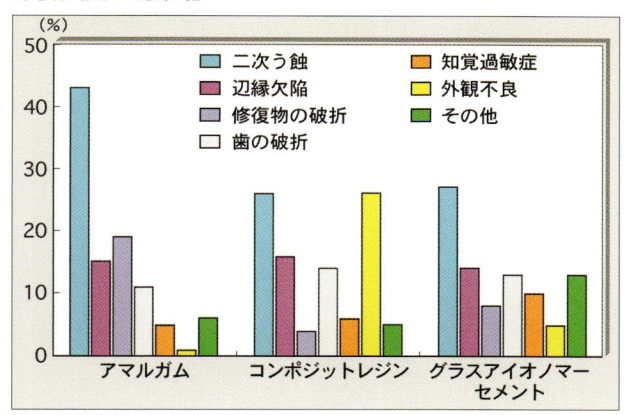

図3 アマルガム，コンポジットレジン，グラスアイオノマーセメントによる修復の再修復の理由．

[修復物辺縁部着色と再研磨]

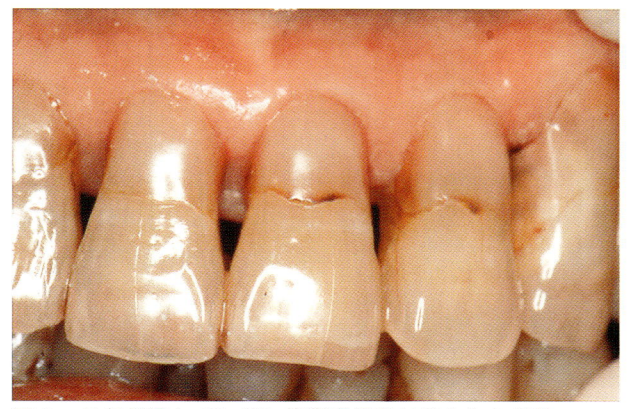

図4 5年経過してレジン修復辺縁部に発生した着色．

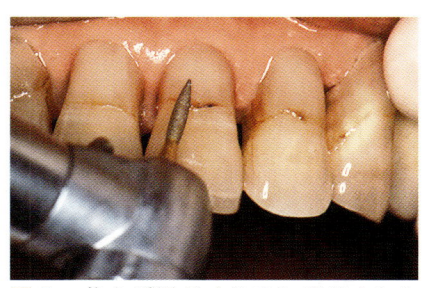

図5 仕上げ用ダイヤモンドポイントによる再仕上げ，レジンのはみ出しの除去を行う．

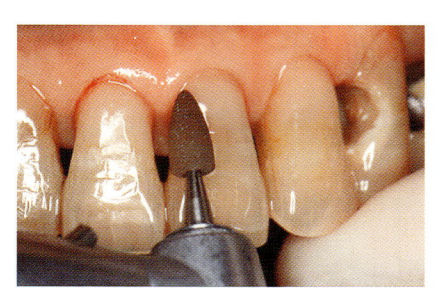

図6 レジンの研磨を行う．

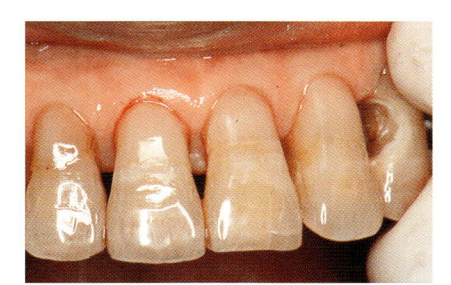

図7 再仕上げと研磨により辺縁着色は除去され，修復直後のような状態になる．

　同様な時期に行われた英国の調査[2]でも傾向は同じであるが，とくにレジン修復に関しては，外観の不良を再修復の理由とした症例が非常に多いことが明らかにされている（図3）．レジン修復に関しては，接着材やコンポジットレジンの開発改良はまさに日進月歩で，現在の材料とこれらの報告の対象となっている材料とでは，その性能はまったく異なるといっても過言ではない．

コンポジットレジン修復の現在

　現在のコンポジットレジン修復で使用される接着材は，セルフエッチングプライマーを用いることが多くなり，コンポジットレジンはほぼすべてが光重合型である．こうした新しい修復材料による修復物の臨床評価に関しては，とくにクリアフィルライナーボンドⅡを用いた修復の10年にわたる長期臨床経過を秋本ら[3]が報告しているが，脱落，摩耗，二次う蝕など，従来の修復物の臨床評価でみられたような所見はほとんどなく，修復物マージンの着色がみられることが特徴的であったとしている．

[修復物辺縁部着色と再研磨]

　さらにこれらの着色は，修復物辺縁部の再研磨により除去されたことから，着色は窩洞内部ではなく，窩洞周囲に溢出して研磨時にも除去されなかったレジンと，窩洞周囲の歯面との間に生じたものであると結論している．

　図4〜7は，レジン修復後5年経過後に修復物周囲の着色が生じたものである．修復時に行うのと同様の研磨により，レジンの窩洞周囲へのはみ出しも除去され，辺縁着色は容易に除去された．定期的なメンテナンスにおいて，修復物の表面や窩洞辺縁部について適切な対応が行われれば，こうした辺縁着色もなくなることが期待される．

[修復物の辺縁着色と二次う蝕予防]

　小松と笹崎[4]は，スーパーボンドを接着材として

[修復物表面性状の滑沢化とプラーク形成量の改善]

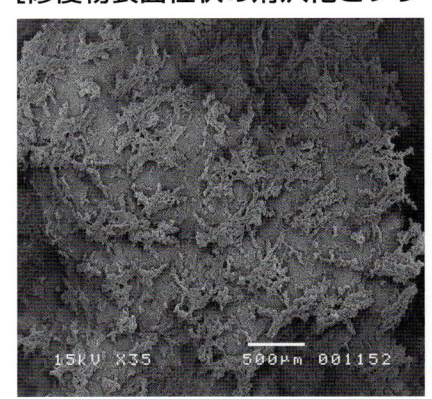

図8 エステニアの表面を#800の耐水研磨紙で仕上げた場合に形成された大量のプラーク．

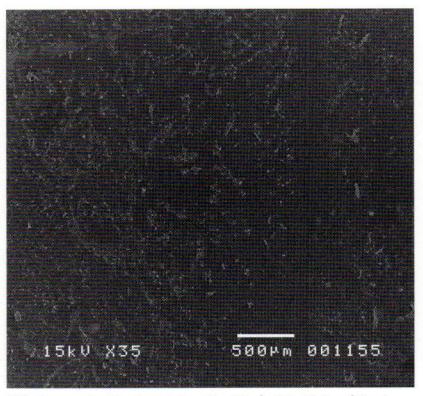

図9 1ミクロンのダイヤモンドペーストで仕上げた面でもプラーク形成がみられる．

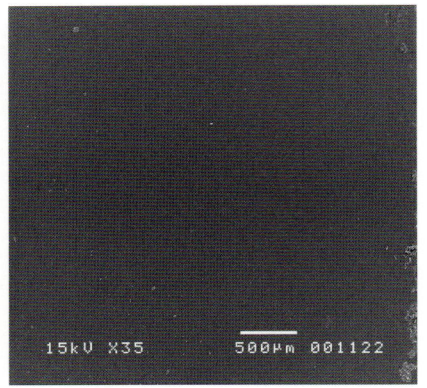

図10 0.25ミクロンのダイヤモンドペーストで仕上げた場合には図8，9の場合と比較してプラークの形成量ははるかに少ない．

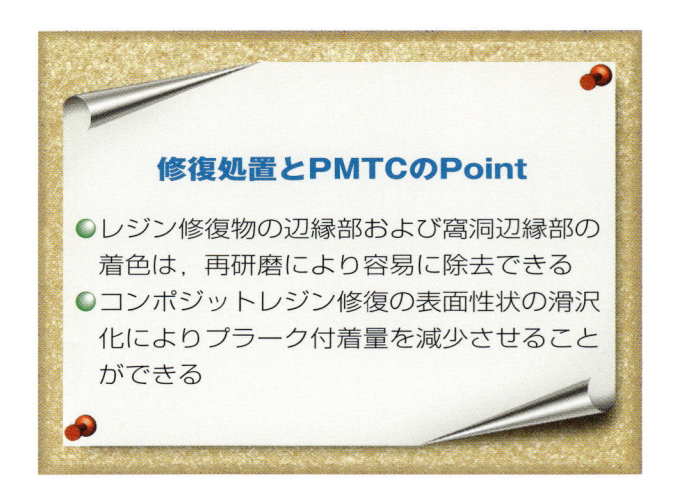

修復処置とPMTCのPoint
- レジン修復物の辺縁部および窩洞辺縁部の着色は，再研磨により容易に除去できる
- コンポジットレジン修復の表面性状の滑沢化によりプラーク付着量を減少させることができる

行ったコンポジットレジンによる歯頸部の修復について，17年の長期にわたり臨床経過を調査している．彼らの報告では，修復物の辺縁着色はみられず，二次う蝕も発生していない．

この臨床評価では，修復物のマージン付近の変化を詳細に観察するために，リコール時にレプリカ模型を制作するための印象採得を行っている．印象採得に際しては修復物表面を過酸化水素水と次亜塩素酸ナトリウムで洗浄を行っている．おそらくはこうした処置が修復物辺縁部の二次う蝕や変色を防ぐのに有効だったものと考えられる．

[修復物表面性状の滑沢化とプラーク形成量の改善]

池田ら[5]は研磨法の違いにより，修復物表面でのプラークの形成量に大きな差が生じることを報告している（図8～10）．この研究は人工口腔装置内にコンポジットレジンをおき，その表面のプラーク形成を比較したものである．近年のコンポジットレジンは研磨性も非常に改良され，容易に滑沢な表面性状が得られる材料が多い．こうしたレジンにより再修復を行うことで，修復物表面やその周囲へのプラーク付着についても改善が期待される．

図11はレジン修復の施されている隣接面であるが，辺縁部にう蝕の発生が認められる．レジン修復物表面はあまり滑沢ではなく，プラークが付着しやすい状況であった．最近のコンポジットレジンは，簡単な研磨により非常に滑沢な表面を得ることができるので，再修復してレジン表面へのプラーク付着を減少させることも有効と思われる．図12では修復物とう蝕を除去したところである．レジン修復を行い十分な研磨により表面を滑沢に仕上げる（図13）．

修復物のマージン

従来の修復法においては，歯肉側のマージンは歯肉縁下に設定されるのが基本であった．歯肉縁下は不潔域でないという古くからの考え方によるものであったが，歯肉縁の位置は変化するのが常であり，歯肉縁下に設定された修復物マージンも，極めて短期間のうちに歯肉が退縮し，修復物辺縁がいわゆる不潔域に位置することになってしまうことも多い

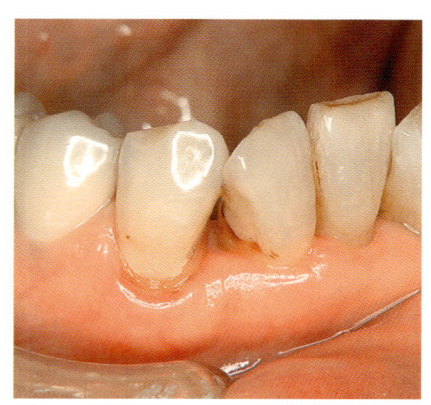

図11 隣接面にレジン修復が施されているが，表面は滑沢でなく，辺縁部歯質にはう蝕が発生している．

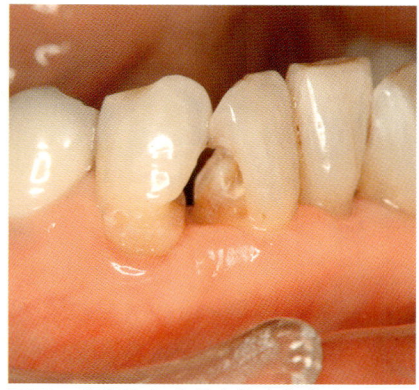

図12 修復物とう蝕を除去したところ．

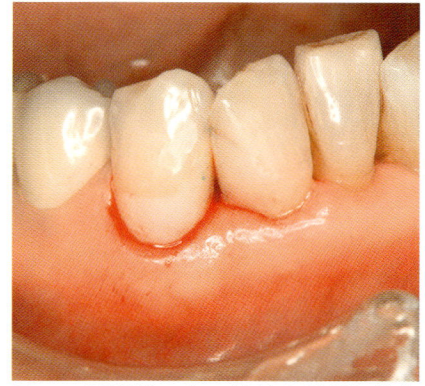

図13 研磨性のよい材料を選択し修復する．

[修復物のマージン]

図14 12年経過した陶材焼付ポーセレン冠．装着当初は歯肉縁下にマージンが設定されていたと思われる．審美性の改善を主訴に来院した．

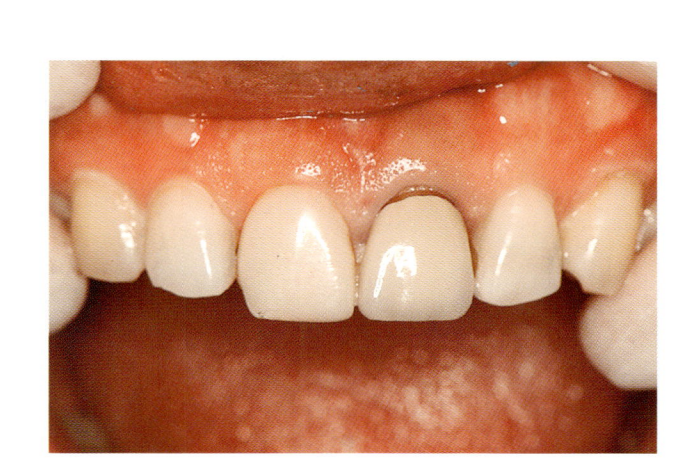

（図14）．

また歯肉縁下にマージンを設定するということは，象牙質内にマージンを設定することになる場合が多く，二次う蝕のリスクはさらに高くなる．また，金属色の修復物の辺縁部では，辺縁に着色があってもその変化を見逃しやすく，二次う蝕がかなり進んで初めて異常に気づくことも多い．

[修復物マージンをエナメル質内に設定]

このような修復物においては，その辺縁部の管理には細心の注意を払うべきである．同時に，修復に際しては，ミニマルインターベンションという概念に則り，必要以上に歯質を切削しない修復法を採用することで，修復物のマージンをエナメル質内に設定することが可能で，術後の管理も容易となる．

参考文献

1. 森田 学，石村 均，石川 昭，小家和浩，渡邊達夫：歯科修復物の使用年数に関する疫学調査．口腔衛生会誌．1995；45：788-793．
2. Wilson NHF, Burke FJ, Mjor IA：(1997). Reasons for placement and replacement of restorations of direct restorative materials by a selected group of oractitioners in the United Kingdom. Quintessence Int. 1997；28：245-248.
3. 秋本尚武，高水正明：セルフエッチングシステム，10年後の臨床成績．日本歯科保存学雑誌．2003；46巻，秋期特別号：82．
4. 笹崎弘己，小松正志：歯頸部レジン修復物の長期臨床成績．日本歯科保存学雑誌．2003；46巻，秋期特別号：83．
5. 池田正臣，マティン・カイルール，二階堂徹，今井 奨，花田信弘，田上順次：硬質レジンの表面性状がバイオフィルムの付着に及ぼす影響，第2報 三種類の連鎖球菌の付着性について．日本歯科技工学会講演抄録．2005；128．

4 健康を維持するための
オーラルサイエンス

4-1　**バイオフィルム制御の考え方と合理的な処方** ─── 124
　　　花田信弘／武内博朗

4-2　**食育と健康** ─────────────────── 131
　　　全身の健康につながる味覚形成と食生活
　　　丸森英史

目的別PMTCとオーラルケア／バイオフィルム制御とオーラルケアの到達点

1 バイオフィルム制御の考え方と合理的な処方

[1] 国立保健医療科学院口腔保健部
[2] 神奈川県綾瀬市開業（武内歯科医院）

花田信弘[1]／武内博朗[1,2]

代理エンドポイントと予防治療

　エンドポイント（Endpoint）とは，臨床疫学の用語で医療を評価するための評価項目を指す．本当に評価したい項目を真のエンドポイント，そこまでに至る過程で便宜的に設定する評価項目を代理エンドポイントという．

　多くの医療で真のエンドポイント（True Endpoint）は死や障害であり，医療介入による死亡率の減少や障害の防止を評価する．しかし死や障害を真のエンドポイントにすると，発症してからでは医師が元に戻せない（回復させられない）ので，そこまでに至る過程で便宜的に代理エンドポイントとして高血圧，高脂血症，糖尿病など検査値の異常を「疾患」と想定し，仮の疾患を治療対象にしている．

　一方，歯科医療では，"歯牙喪失"がこれまでの真のエンドポイントであり，治療の成果（アウトカム）は総義歯であった．そして歯周病治療，保存修復などの歯科治療はいずれ総義歯になる過程（プロセス）にすぎないと思われていた．しかし，8020運動が始まって，80歳になっても歯があるのが当たり前という概念が登場し，総義歯が歯科治療のアウトカムだとする考え方は成立しなくなってきた．

　歯科治療は，すべての患者のライフステージにおいて，う蝕と歯周病にならないことを目指すべきだという大胆な考え方が生みだされてきたのである．そこでう蝕と歯周病の治療学とは別に，う蝕と歯周病の予防的治療（Preventive Treatment）という概念が登場した．う蝕と歯周病の予防的治療のエンドポイントは，う蝕と歯周病を発症させないことである．発症させてしまうと元に戻せない（回復させられない）ので，代理エンドポイント（Surrogate Endpoint）を設定し，代理エンドポイントの治療を行うことが予防的治療となる．

　う蝕と歯周病の代理エンドポイントはMarsh[1]が述べた細菌叢の変化だと思われる（図1）．健康（Health）からエナメル質う蝕（Enamel Caries），根面う蝕（Root Caries）および歯周病（Periodontal Diseases）へ移行する際に細菌叢が変化するので，このような変化を代理エンドポイントと設定し，健康が維持できる細菌叢へ引き戻すことが予防的治療である．

　それでは，健康（Health）を維持する細菌とは何だろうか？　またエナメル質う蝕（Enamel Caries），根面う蝕（Root Caries）および歯周病（Periodontal Diseases）を起こす細菌とは何だろうか？　このことを明らかにするためには，プラーク・バイオフィルムに関する最新の知識を学ぶ必要がある．

4-1 バイオフィルム制御の考え方と合理的な処方

[細菌叢の変化]

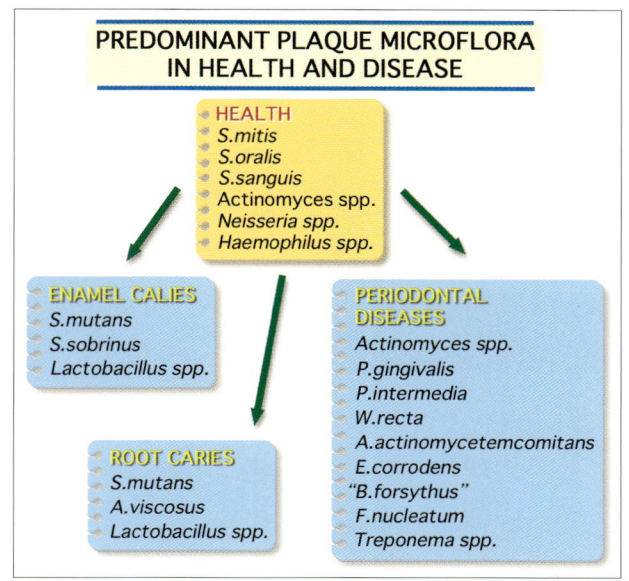

図1 健康（Health）からエナメル質う蝕（Enamel Caries）根面う蝕（Root Caries）および歯周病（Periodontal Diseases）へ移行する際に起きる細菌叢の変化（文献1から引用）.

バイオフィルムとは

　バスタブの水を落とさずにいるとその内壁面に，ぬるりとした感触の粘着物（スライムslime）が生じてくる．これが風呂垢で，住居環境にみられるありふれたバイオフィルム（生物膜）である．バイオフィルムはバスタブに限らず地球環境で水があるところならどこでも生じる．たとえば，台所の流し，まな板，コンタクトレンズ，川の石，花瓶の内部そして動物の歯にもはびこる．微生物は目ではみえないが，バイオフィルムとなってどんどん成熟すれば肉眼で見えるようになってくる．

　地球環境の細菌の大部分は浮遊細菌ではなく，バイオフィルムをつくって生きていることがわかる．バイオフィルムは人間の生活環境においてかならずしも悪者とは限らず有益な場合もある．たとえば，汚水処理プラントは水から汚物を除去するためにバイオフィルムを利用する．しかし，ほとんどの場合バイオフィルムは，人間の生活にとって都合のよい存在ではない．バイオフィルムは水道管のパイプを腐食させ，水フィルターを詰まらせ，医療用インプラントが炎症を起こし，う蝕や歯周病の原因になるからである．

　自然科学でバイオフィルムというときは，ヒトにとっての善悪は関係なく生物膜なら何でもバイオフィルムという．そのためバイオフィルムの概念が少しわかりにくくなっている．しかし，医療の分野でバイオフィルムというときは，ヒトに感染症を引き起こす悪い存在だけを指す．

浮遊細菌とバイオフィルム細菌

　20世紀の細菌学者は主に実験室内の液体培地に発育する浮遊細菌の研究に焦点をあててきた．ところが，自然界では多くの細菌は浮遊細菌ではなく，バイオフィルムを形成した状態で凝集して存在していることが明らかにされ，今では研究の方法をバイオフィルムの実験へと変化させている．浮遊細菌とバイオフィルム細菌とでは同じ菌種であっても性質が非常に異なっている．発現している遺伝子，代謝活性，産生している酵素群，菌の形態にいたるまで，まるで別の種を思わせるほどである．

　歯面のバイオフィルムは唾液中の浮遊細菌の発生源であり，それらの細菌のなかには実験動物に感染や疾患を起こすものが多く含まれる．しかしその感染力や病原性は比較的弱く，急には病気を引き起こさない．細菌がバイオフィルムをつくって同じ部位に長く存在し続けることで，徐々に疾患を引き起こしていくタイプなのである．ミュータンスレンサ球菌も蒸留水を飲んでいる動物には感染せず，砂糖水を飲まされている動物に感染していく．

バイオフィルム成熟までのステージ

　歯磨きやPMTCで歯をつるつるに磨き終えた直後から，歯面には新たなバイオフィルム生成の準備が開始される．歯面のバイオフィルムは学問的に要約すると，以下の5つのステージで成熟し完成していく．

目的別PMTCとオーラルケア／バイオフィルム制御とオーラルケアの到達点

[歯面のバイオフィルム]

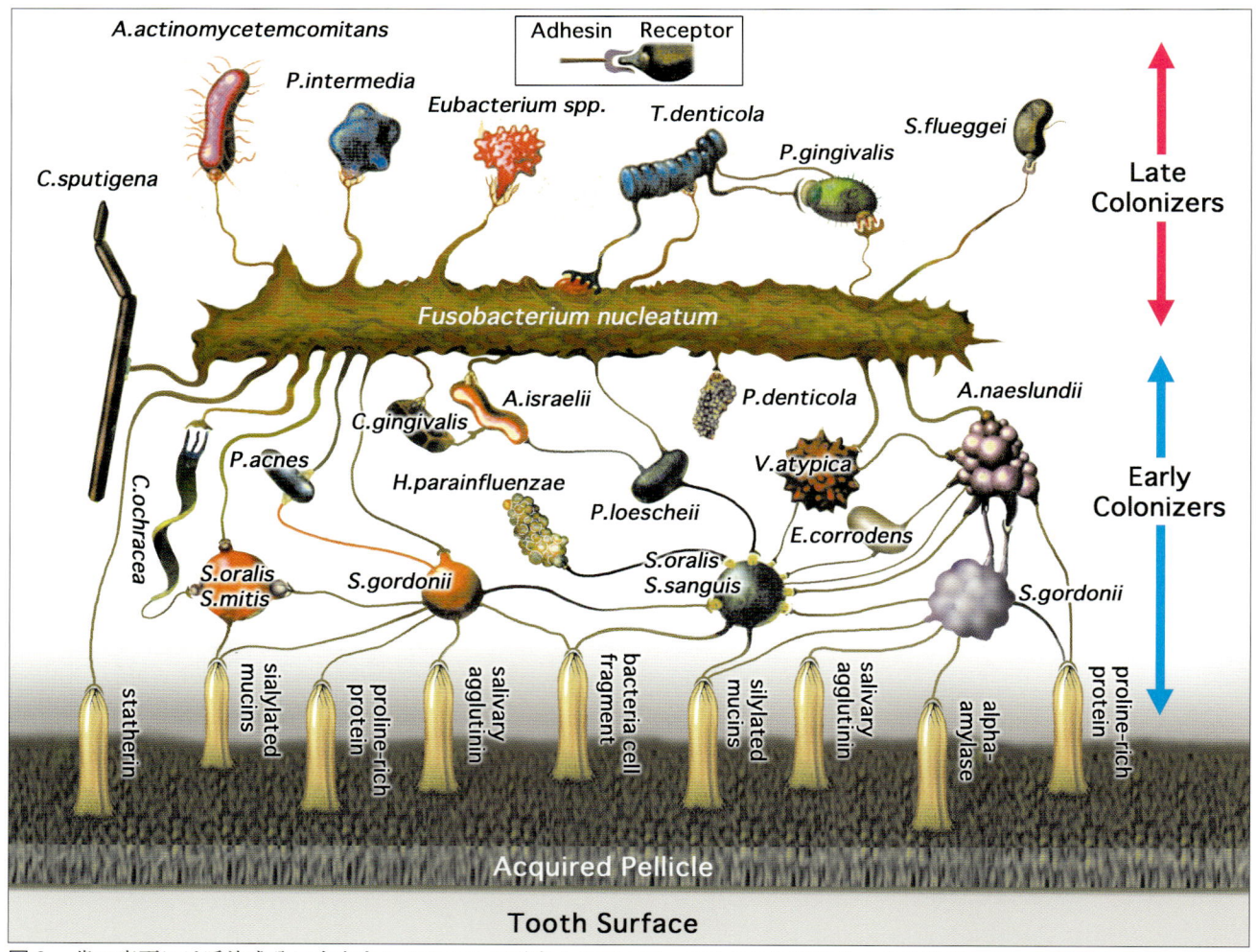

図2　歯の表面には唾液成分に由来するペリクルが形成されていて，ペリクルに親和性のある特定のレンサ球菌が定着する．歯周病菌は初期定着菌群（Early Colonizers）の後からバイオフィルムを形成するので後期定着菌群（Late Colonizers）である[3]．

ステージⅠ
ペリクル形成

　専門的な歯のクリーニングで歯面がぴかぴかに磨かれた後，歯の表面に付着する最初の物質は細菌ではなくて唾液中の有機物である．図2の茶色の突起物が唾液中の有機物を表す．これらをまとめてペリクル（図2ではAquired pellicle）というが，唾液中の有機物が何でも歯に付着してペリクルを形成しているわけではない．エナメル質を構成しているハイドロキシアパタイトに，結合する特定のタンパク質が選択的に歯面に結合して，ペリクルができる．そのような性質を持つタンパク質は複数あるが，スタテリン（statherin）とPRP（proline-rich proteins）はとくにハイドロキシアパタイトへの結合能力が高いことが知られている[2]．

ステージⅡ
初期定着菌群の付着

　歯の表面はかなり粗糙な形をしている．歯の表面はフラクタル表面といって，極度な粗糙を呈し，数学的に表現すると「無限の表面積」を持つ凸凹が形成されている．このような凸凹が存在すると表面荷電が生じる．しかしペリクルが歯の表面にできるので，歯の表面に存在する過剰の表面荷電は中和され，電気的に中性である．

　したがって電気的な力によりランダムに細菌が吸着されることがなくなり，細菌はペリクルを構成する特定のタンパク質をレセプター（receptor）とするアドヘジン（Adhesins；adhesion ligands）を持つか持

たないかの関係で理路整然と結合するようになる（図2）[3]．アドヘジンは細菌細胞壁の表面に存在する特別なタンパク質である．細菌は宿主細胞やペリクルのレセプターに結合してから，細胞表面や歯など物質の表面でコロニーを作るようになる．何かに結合しないとコロニーがつくれない．ペリクルのタンパク質のレセプターに付着してコロニーをつくり始めるのが，初期付着菌群（図2ではEarly Colonizers）と呼ばれる特定の口腔の常在菌である．

また，ヒト口腔粘膜細胞や唾液由来の物質をレセプターとして，アドヘジンが存在する細菌が本来の常在菌である．具体的には*Streptococcus mitis*, *Streptococcus oralis*, *Streptococcus gordonii*, *Streprococcus sanguis*など特定のレンサ球菌が，口腔常在菌のなかの初期付着菌群に該当する（図2）．*S. mitis*, *S. oralis*は歯が生える前の乳児からも高頻度で検出されるので，この2つの菌が本来の口腔常在菌だと考えられる．

なお，初期定着菌群はペリクルを栄養源にしてその表面で増殖すると考えられている．初期付着菌群には無害な細菌が多く，口腔内の優勢菌がつねにこれらの菌群であることが望まれる．予防歯科の立場でいえば，毎日の口腔清掃でステージⅠとステージⅡの間を行き来して，初期定着菌群の健全な育成を図り，歯周病菌など後期定着菌群（Late Colonizers）を多く含むステージⅢへ移行させないことが大切である（図3）．

ステージⅢ 後期定着菌群の出現

歯面がすっかり初期定着菌群のコロニーに覆われると，ペリクルは隠れて見えなくなり，次に初期定着菌群の細菌表面の表層タンパク質をレセプターとして，それに対するアドヘジンを持つ細菌群が結合，増殖する．すると次から次にレセプターとアドヘジンの関係で細菌が定着・増殖していくようになる（図2）．このような機序でプラークが形成された後，ステージⅢでは後期定着菌群によるコロニーができあがってくる．口腔では紡錘菌フゾバクテリウム（*Fusobacterium nucleatum*）がこの中心的な役割を果たしている．

これらの後期定着菌群は，初期定着菌群の代謝産

［プラークコントロール］

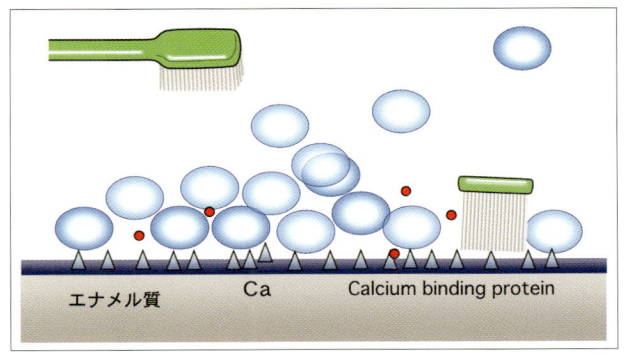

図3　毎日の歯磨き，歯間部清掃でペリクルに付着する初期定着菌群の育成を図り，歯周病菌など後期定着菌群（Late Colonizers）を増殖させないことが大切．

物を利用してさらに代謝を続けると同時に，自分自身の代謝産物を産生し，この代謝産物を他の細菌が順に利用する関係になる．図2の上部に記載されている*A. actinomycetemcomitans*, *P. intermedia*, *P. gingivalis*, *T. denticola*は代表的な歯周病菌である．歯周病菌は歯を磨かないと増殖して出現する細菌であることがわかる．

［歯周病菌を呼び込む*S. gordonii*］

歯周病菌の一つ*P. gingivalis*は，この菌単独での実験的な純培養では歯面にバイオフィルムを形成できず，歯面のペリクル上で初期定着菌群としてコロニーをつくる*S. gordonii*に寄生する形で，独自のバイオフィルムを形成，増殖することが判明している（図4）．

*P. gingivalis*が実験室の純培養ではバイオフィルムを形成せず，*S. gordonii*のバイオフィルムに寄生する形でバイオフィルムを形成し増殖するということは，歯周病対策であっても，予防的に排除するべきものが歯肉縁下プラークの細菌（*P. gingivalis*）ばかりでなく，歯肉縁上プラークの細菌（*S. gordonii*）でもある可能性を示している．歯周病の予防，メインテナンスにPMTCは無関係ではないのである．

また，*S. gordonii*は血小板との結合が分子レベルで明らかになっており，循環器疾患との関連が疑われている．しかし*S. gordonii*は，ミュータンスレンサ球菌（*S. mutans*）と歯面で競合して，ミュータンスレンサ球菌の増殖を妨害しながら歯面に定着するという，ヒトのう蝕予防にとって都合のいい性質も持

[バイオフィルムの形成・増殖過程]

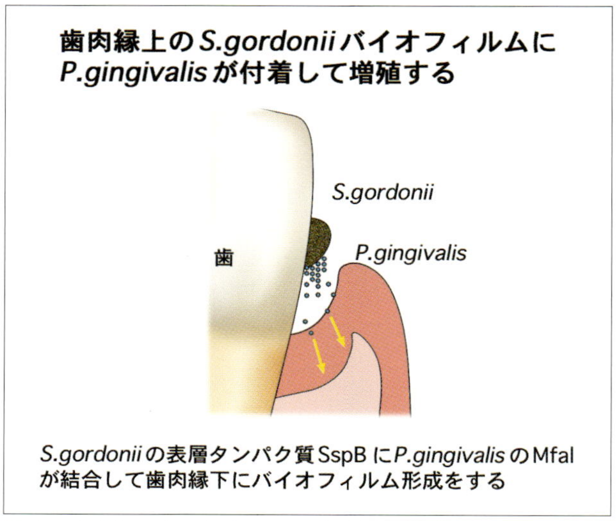

歯肉縁上のS.gordoniiバイオフィルムにP.gingivalisが付着して増殖する

S.gordonii
歯
P.gingivalis

S.gordoniiの表層タンパク質SspBにP.gingivalisのMfaIが結合して歯肉縁下にバイオフィルム形成をする

図4　歯面のバイオフィルム形成におけるS. gordoniiとP. gingivalisの関係を示す模式図.

つ[4].

う蝕を引き起こすミュータンスレンサ球菌の初期付着因子であるPAc（AgI/II,Pともいう）は，唾液中のagglutinin glycoprotein（SAGまたはgp340）をレセプターとしている[5].またPAcは他の細菌の表層にある物質と結合する．おそらく，初期のプラークの表面にコロニーをつくって定着し，砂糖を基質に，glucosyltransferase（GTF）によってグルカンを合成しながら，ステージⅣへと進んでいくのだと考えられる．したがってミュータンスレンサ球菌がコロニーを作らないように，歯磨きは毎日行わなければならない．

従来のデンタルプラークの説明はここで終わってしまうようである．このあとステージⅣで述べる粘着性多糖体，すなわち"スライム"あるいは"バイオフィルム"の形成が始まる，この段階の説明が省略されており，歯磨きで除去可能なステージⅢまでしか細菌学的に紹介されてこなかった．

したがって数日でできるプラークの後は，いきなり1年後の歯石の説明へと飛んでしまう．細菌が死んで1年近くの後，石灰化が進行し，歯石化するまでの間にステージⅢからステージⅣへの変化（マイクロコロニーが粘着性多糖体で覆われる）が存在する．この期間の口腔衛生処置とは，今日でいうディプラーキングに他ならないが，従来はこのステージⅣに対し何もせず，歯石になるまで放置したのである．

それは歯石を除石するのが予防の仕事だと考えたからである．

ステージⅣ
プラークからバイオフィルムの成熟へ

[マイクロコロニーの粘着性多糖体合成"スライム"の形成]

ステージⅢのバイオフィルム細菌は，菌体外高分子物質である粘着性多糖体を合成する性質がある．粘着性多糖体が形成されると，デンタルプラークはぬるりとした"スライム"になり，ステージⅣへ移行する．ぬるりとした"スライム"のなかでは初期定着菌群と後期定着菌群が結合し，歯の表面に糊ができたように細菌が接着している．これが成熟バイオフィルムである．さらに，これらの多糖体は微量栄養素を捕捉し，細菌を洗口剤や歯磨剤に含まれている殺菌・消毒剤の攻撃から保護している．

この粘着性多糖体すなわちグリコカリックスは，医学領域でいうバイオフィルムの基本構造である．グリコカリックスは細菌の付着を容易にするばかりでなく，微量栄養素を唾液から捕捉し濃縮する作用を行う．グリコカリックスが形成されバイオフィルムが成熟したステージⅣ以降は，歯ブラシでは役不足といえ，PMTCの機械やスケーラーの出番となる．

ステージⅤ
成熟バイオフィルムから歯石の形成へ

歯の特定の部位から"スライム"の形成により，移動しなくなった細菌群は，そこに留まり何年でも生き続けることができる．そして成熟バイオフィルムは，あたかも歯の表面上の生物組織のようになり，それぞれが異なる微生物種から構成されているため，複雑で代謝的協同体をなす小宇宙（ミクロコスモス）といえる．異なる菌種がバイオフィルムのなかで親密に生活し，補助的に栄養分などを融通しながら殺菌・消毒剤や抗菌剤に抵抗性を示していく．

ある菌種が産生する毒性のある代謝産物を，その隣で生きている細菌が分解処理してしまうこともあるだろう．ある菌種は仮死状態になって蘇生する日を待っているが，通常の細胞分裂によって独自の速度で広がることもできる．また定期的に細菌が飛び

出して，別の歯にコロニーを作る．バイオフィルムの中で遺伝子交換が起こり，薬物耐性遺伝子を乗せたプラスミドが異なる菌種に導入，拡散することも知られている．

また，バイオフィルムが成熟して厚みを増すにつれて，細菌のなかにはバイオフィルムから剥がれ落ちるものがでてくる．一部は石灰化して歯石になるが，こうしたメカニズムの核心部分は残念ながら不明である．歯石をつくる特殊な微生物がバイオフィルムのなかにいるのかもしれない．

バイオフィルム除去の戦略

歯の表面に形成されたバイオフィルムを除去するためには，少なくとも3つの異なる方法が考えられる．

1つの方法は，歯磨きに代表される物理的・機械的除去方法．この方法は安価・安全で最も効果的な方法だとされている．2つ目は，抗菌剤の全身投与（内服）によって，体液中の抗菌物質濃度を上昇させて，バイオフィルムを除去する化学療法．歯肉溝滲出液の抗菌物質濃度は血液中とほぼ同じと考えられるので，多くの細菌は死滅する．3つ目は，抗菌剤や殺菌消毒剤の局所塗布によってバイオフィルムを除去する方法である．

化学療法や殺菌消毒剤局所塗布の問題点

感染症対策には，化学療法とワクチン療法がある．う蝕と歯周病が感染症であれば，抗菌剤による化学療法と，唾液抗体の産生によるワクチン療法を最初に考えるべきだろう．確かに抗菌剤の全身投与（内服）によって，体液中の抗菌物質濃度を上昇させ，数日かけてバイオフィルムを除去する化学療法が最も強力で簡便な方法である．しかし問題も多く，う蝕と歯周病の予防的治療には使われていない．

化学療法の最大の問題は菌交代現象である．口腔と腸管には常在菌がいるので，化学療法によって常在菌が減り，抗菌剤に感受性のない真菌（カンジダなど）が増殖する．

[バイオフィルムと抗菌物質，抗体の関係]

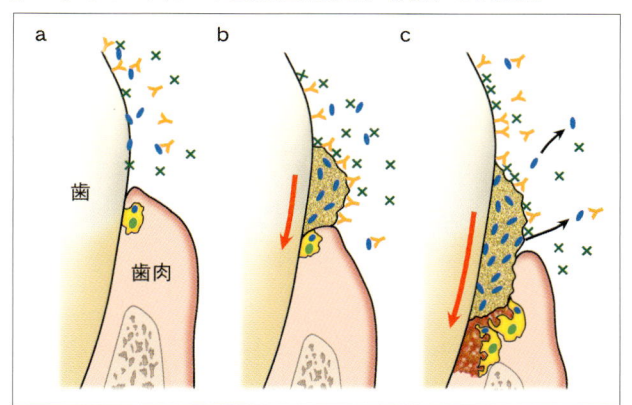

図5 抗菌物質（✕印）と抗体（Y印）は，浮遊細菌（●印）の歯面付着を阻止する（a）．しかし抗菌物質と抗体は，バイオフィルム内部に浸透できず，バイオフィルム中の細菌に影響を与えない（b）．好中球は，一部浮遊細菌を取り込み殺菌するがバイオフィルムには作用しない（c）．炎症が生じた結果，歯肉組織はサイトカインを産生し，周囲組織マトリクスが破壊されていく．生体防御機構は長期的にみるとバイオフィルムからの持続的な攻撃に敗れてしまう（文献6から改変して引用）．

また，一般にバイオフィルムには薬剤が浸透しないため，バイオフィルムの内部の細菌群は薬剤抵抗性を示す（図5）[6]．抗生物質と同様に抗体もバイオフィルム中に浸透できない．

バイオフィルムの内部では細菌間で遺伝子交換が行われているので単独の抗菌剤では，その薬に対する耐性をすぐに菌が獲得してしまう．そこで，バイオフィルムに対しては複数の抗菌剤を併用するか，耐性菌を生じにくい殺菌消毒剤の外用塗布をすることが必要になる．

さらに化学療法には問題点がある．バイオフィルムのなかの細菌は，浮遊細菌の状態と比較して代謝活性が低下しており，薬剤感受性が低くなっている．したがって化学療法では，バイオフィルムよりも浮遊細菌に効果が現れる．そのためにバイオフィルムを形成しやすい細菌が増加するという，皮肉な結果さえ予想されてしまう．

口腔バイオフィルム感染症の化学療法を実施する条件として，バイオフィルムの可能な限りの減量と浮遊細菌の状態にコンディショニングを行っておくことが前提となる．すなわち薬剤感受性が低いバイオフィルムを物理的・機械的に破壊して，薬剤感受性の高い浮遊細菌の状態にすることで，使用薬剤の量を減らし，その効果を増加させることが，化学療

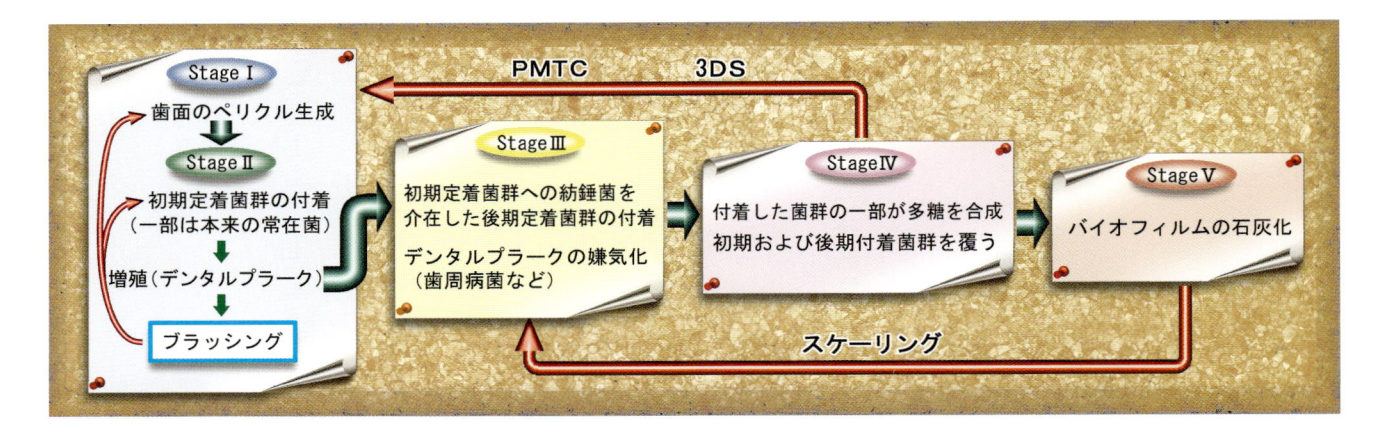

[時間軸からみたバイオフィルム制御]

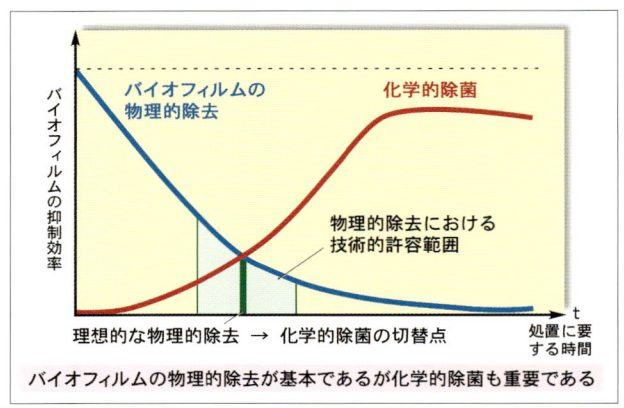

図6 物理的・機械的除去と化学的除菌のバランスの良い組み合わせが大切.

法の前処置として求められる.

　細菌はその生活環境に適応するために，少しずつ変化していく．現代社会では抗菌物質が人間だけでなく食品にする魚や動物にまで広く使われるため，それらに共生している細菌は常に抗菌物質にさらされている．通常の細菌は抗菌剤で死滅するが，抗菌剤の薬剤効果に抵抗性をもつ細菌もでてくる．

　たとえば，人体からしばしば検出される黄色ブドウ球菌は，ペニシリンに強い感受性をもっていたが，常に抗菌剤にさらされているうちに，一部の菌株がペニシリンを分解する酵素をだすようになり，ペニシリンが効かなくなってきた．そこで今度は，分解酵素に耐性を示す別のペニシリンが開発されたが，黄色ブドウ球菌は数年後にはこれにも適応し，改良型ペニシリンまで無効になってしまった．ほかにも多くの細菌が，さまざまな方法で抗菌剤への耐性をもつようになってきた．抗菌剤に耐性のある細菌を発生させないためには，抗菌剤による化学療法は本当に必要なときだけに使い，効果が期待できない疾患には使わないことが大切である．

　以上述べたことから，バイオフィルム制御の合理的な処方の現実的な選択肢は，毎日の歯磨きを基本とするバイオフィルムの物理的・機械的除去だということがわかる．しかし，化学的な除去法も無視することはできない．バイオフィルムの物理的・機械的除去と化学的除菌の関係を模式図で示すと図6のようになる．

　バイオフィルム制御の合理的な処方とは，バイオフィルムの物理的・機械的除去か，化学的除菌かを対立的に考えることではなく，個々の人々の特性に合わせて，専門家がテーラーメイドで処方することだと思われる．

参考文献

1. Marsh PD: Microbiological aspects of the chemical control of plaque and gingivitis. Dent Res. 1992; 71: 1431-8.
2. Lamkin MS, Arancillo AA, Oppenheim FG: Temporal and compositional characteristics of salivary protein adsorption to hydroxyapatite. J Dent Res. 1996; 75: 803-8.
3. Kolenbrander PE, Andersen RN, Blehert DS, Egland PG, Foster JS, Palmer RJ Jr: Communication among oral bacteria. Microbiol Mol Biol Rev. 2002; 66: 486-505.
4. Wang BY, Kuramitsu HK: Interactions between oral bacteria: inhibition of Streptococcus mutans bacteriocin production by Streptococcus gordonii. Appl Environ Microbiol. 2005; 71: 354-62.
5. Jakubovics NS, Stromberg N, van Dolleweerd CJ, Kelly CG, Jenkinson HF: Differential binding specificities of oral streptococcal antigen I/II family adhesins for human or bacterial ligands. Mol Microbiol. 2005; 55: 1591-605.
6. Costerton JW, Stewart PS, Greenberg EP: Bacterial biofilms: a common cause of persistent infections. Science. 1999 May 21; 284 (5418): 1318-22.

目的別PMTCとオーラルケア／バイオフィルム制御とオーラルケアの到達点

2 食育と健康
全身の健康につながる味覚形成と食生活

横浜市開業（丸森歯科医院）

丸森英史

生活習慣病

　歯周病もう蝕もバイオフィルム感染症としてとらえられるようになってきた．ともに病因としての細菌，外的因子としての食事，宿主としての歯質や唾液，歯周組織の状態など多くの因子が相互に複雑に関わる．最近は歯周病と糖尿病，肥満，心血管疾患との関係も指摘されてきている．

　歯周病もう蝕も生活習慣病的な背景がある．歯周病はリスクファクターとして喫煙の重要性が指摘されて「生活習慣病」の一つとしてあげられてきた．「生活習慣病」(Life-style related diseases)の定義は，「食習慣，運動習慣，休養，喫煙，飲酒などの生活習慣が，その発症・進行に関与する疾患群」と規定される．

　そのなかに入るものには，インスリン非依存性糖尿病（2型糖尿病），肥満，高脂血症（家族性を除く），高尿酸血症，循環器疾患（先天性を除く），大腸癌（家族性を除く），高血圧症，肺扁平上皮癌，慢性気管支炎，肺気腫，アルコール性肝障害，歯周病などが含まれる．

　平成8年，公衆衛生審議会成人病難病対策部会でとりまとめられ，従来の「成人病」に代わって，生活習慣に着目した「生活習慣病」という概念が導入された．病名として「生活習慣病」があるわけではなく，一群の疾患を総称する行政用語として使用が定められた．病気は，細菌と宿主の兼ね合いで疾病として発症するのであるから，とくに慢性疾患は必ず生活習慣病的な意味合いがある．歯周病は単に喫煙だけではなく，その他の生活習慣とも深く関係している．

[生活習慣病対策／生活環境への配慮]（症例4-2-1）

　このようなことからカリオロジーとしてのう蝕への取り組みも，単一な取り組みではなくなってきた．それまでのショ糖摂取制限や，ブラッシング一辺倒のアプローチに限界が指摘され，う蝕に対しても感染論的なアプローチが盛んに提唱されてきた．常に脱灰と再石灰が繰り返され，しかも病因としての細菌や宿主も相互作用的に変化して起こる疾病である．

　歯質の強化や細菌学的なアプローチなども提唱されている．しかしショ糖がう蝕の最大のリスクファクターであることには変わりがない．ショ糖の過剰摂取や頻繁に摂取しやすい環境は，単に嗜好の問題ではなく，食生活やその他の生活状況が色濃く反映していることが多い．視点をそこまで深めたとき，う蝕予防も生活習慣病対策が必要になるのである．

[症例 4-2-1] 中高年での根面う蝕発症とその進行停止

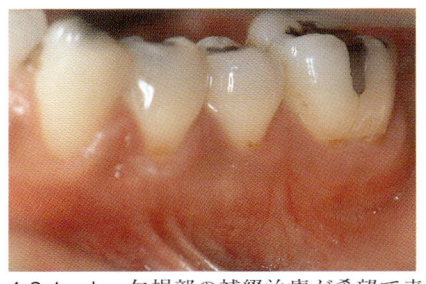

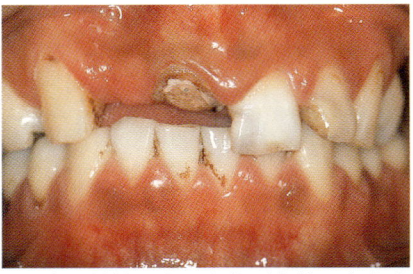

4-2-1a, b 欠損部の補綴治療が希望で来院．31歳，男性．小さな根面う蝕が点在する（1981.5.25）．

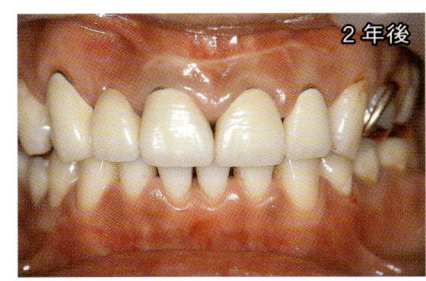

4-2-1c 初診より2年後，良い状態を維持している（1984.7.16）．

禁煙を機会に甘いもの好きに拍車がかかる．

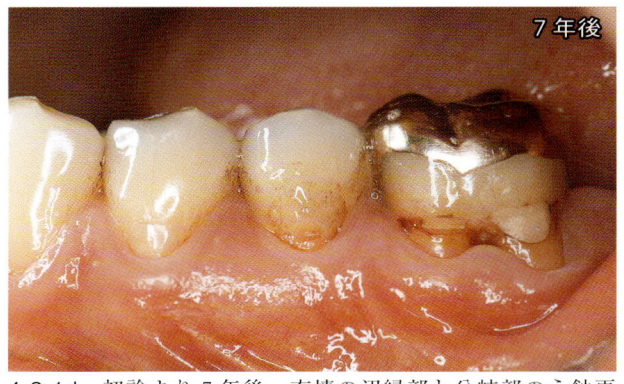

4-2-1d 初診より7年後，充填の辺縁部と分岐部のう蝕再発．家族の意見で禁煙をしたが，口寂しく甘いもの好きに拍車がかかる（1988.6.28）．

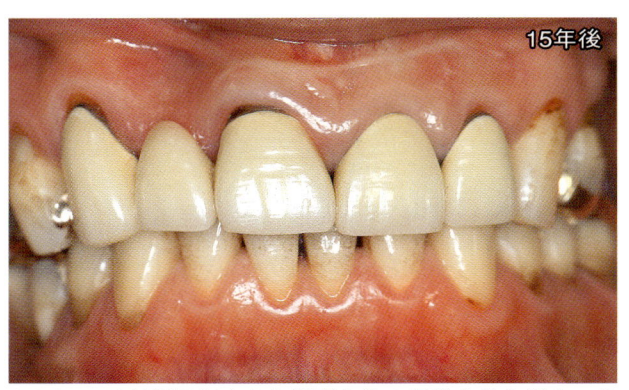

4-2-1e 10年間ほど小さな根面う蝕の再発を繰り返す．その都度決心するが長続きせず．補綴物の辺縁への充填も始まる（1996.7.16）．

体重の増加から，健康に気を使いはじめる．

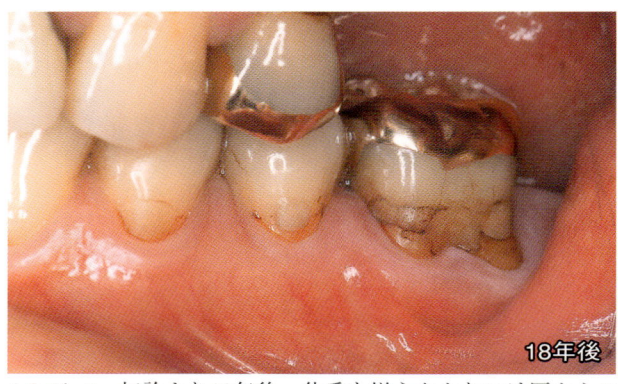

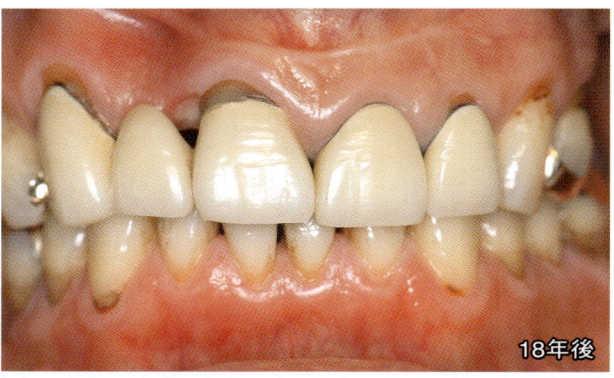

4-2-1f, g 初診より18年後．体重も増えかかりつけ医からの提言もあり，次第に食事に気をつけるようになる．甘いものも限度を超さないようになる．再発が止まってきた頃，健康全般に気を配るようになってきた．ニヤッと「もう年だからね」（1999.10.26）．

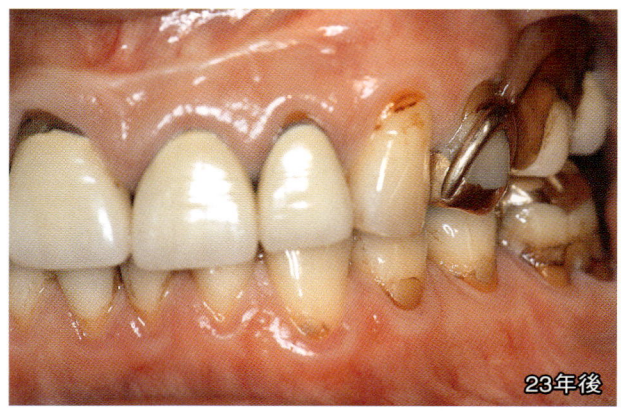

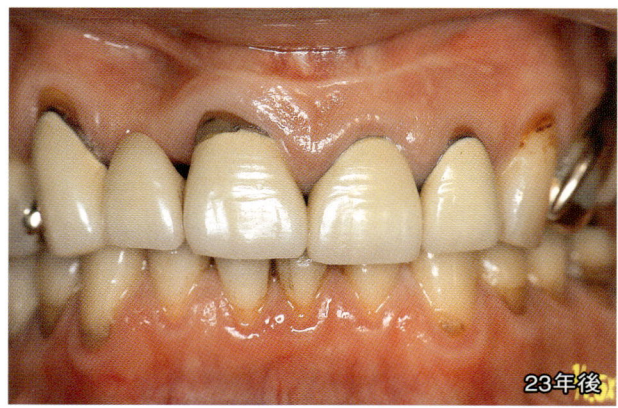

4-2-1h, i 初診より23年後，検診時の状態．良い状態を維持されている．ここ5年ほどう蝕治療はせずにすむ（2004.7.16）．

現代は子どもを砂糖漬け，脂肪漬けにしやすい時代

[ペットボトル症候群／高カロリーの清涼飲料]

「ペットボトル症候群」が1992年5月に開かれた日本糖尿病学会で発表された．10代から30代を中心に糖尿病患者25人を調べたところ，ほとんどが過食の状態で，そのうち22人は清涼飲料水を1日2～3リットルも飲んでいたため，ペットボトル症候群と名づけられた．清涼飲料には，10％程度の糖質が含まれ，体にいいとされるスポーツドリンク類にも糖質は含まれている．そのため本来は中高年の病気である糖尿病が，若いうちに発症してしまう．

もともと糖尿病の素因を持って，軽度の糖尿病の人が糖質を多量に摂取していると血糖値が高くなり，高血糖による喉の渇きから，さらに清涼飲料の摂取が進むという悪循環ができる．そして，糖尿病性ケトアシドーシスという危険な状態に陥るものと考えられている．清涼飲料に使われる異性化糖（ブドウ糖果糖液糖）は，砂糖に比べより甘く値段が安く，体内吸収が早く急激に血糖値が上がる．

本来は中高年に多い運動不足や肥満，ストレスなどによる病気が，中学生や高校生にも見られるようになったのは，多くのいわゆる先進国に共通の現象である．

運動時の水分補給のためのスポーツドリンクが水代わりに飲まれている．ファッションの意味合いもあり，若者を中心に広がっている．運動時には唾液の分泌も抑制されており，糖分摂取の悪影響がコンタクトカリエスの発症の一因と考えられる症例も多い．

アメリカ小児科学会（AAP）は肥満，う蝕，といった健康上の問題から子どもたちを守るため，学区内での甘味飲料の販売を制限することを奨励した（2004年1月）．2005年8月には，「米飲料業界団体である米国飲料協会（ABA）が肥満予防のため，学校で販売する清涼飲料の種類を制限する計画を明らかにした」との報道がなされた．学校内での飲料類の販売について新たな方策として，今後は高カロリーのソフトドリンクの販売を控え，飲料水や低カロリーのソフトドリンクなどの販売に切り替えることを明らかにした．米国の肥満対策として追いつめられた選択である．一次予防には生活環境への配慮が必要なのである．

最近，イラクの国連制裁（UNS）後のイラクにおける砂糖供給の減少が，子どもの著しいう蝕の減少と関連するとする報告がなされている（Hind Jamel, Alphons Plasschaert and Aubrey Sheiham：Int Dent J.2004；54(1)：21-25）．年間砂糖消費量が50kgから12kgへと減り，14～15歳のDMFTは都市1では5.9から2.7へ，都市2では10.7から2.9へと減少している．改めてショ糖というう蝕病原因子の重さを考えさせられる（症例4-2-2）．

若者を襲う肥満　食育，健康への動機づけ

肥満と歯周病

肥満は多くの生活習慣病と関連しているが，最近，歯周炎にも関連することが報告されてきた．体格指数（bodymassindex；BMI）が高いほど，歯周炎の有病率が高いとの報告がある（図1）．

BMIが上がるにつれプラークの付着が増え，BOPの部位が増えポケットの深化とアタッチメン

[各肥満度における歯周炎罹患者の割合]

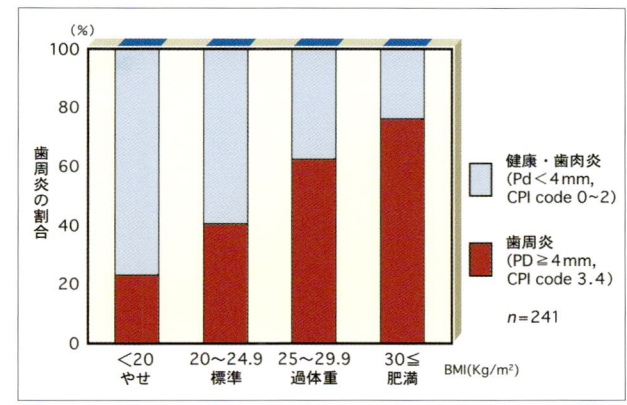

図1　BMIが高いグループほど歯周炎の有病率が高い（齋藤俊行：肥満へのかかわり，歯周病最前線，オーラルケアが守る長寿社会のQOL，日本歯科評論社，2000年）．

目的別PMTCとオーラルケア／バイオフィルム制御とオーラルケアの到達点

[症例4-2-2] 長い人生，病を得てカリエスリスクが高まることがある

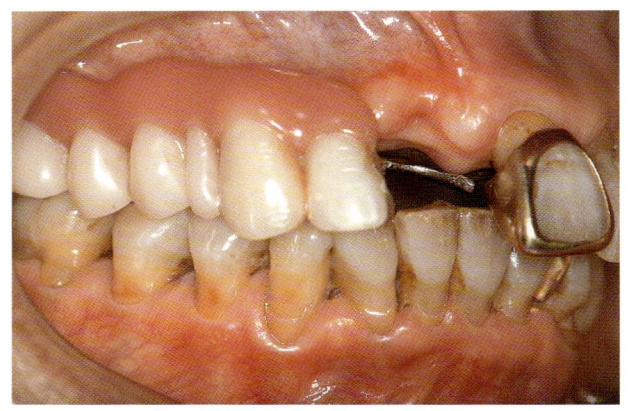

4-2-2a, b　71歳，女性．義歯が壊れて来院（1986. 8. 27）．

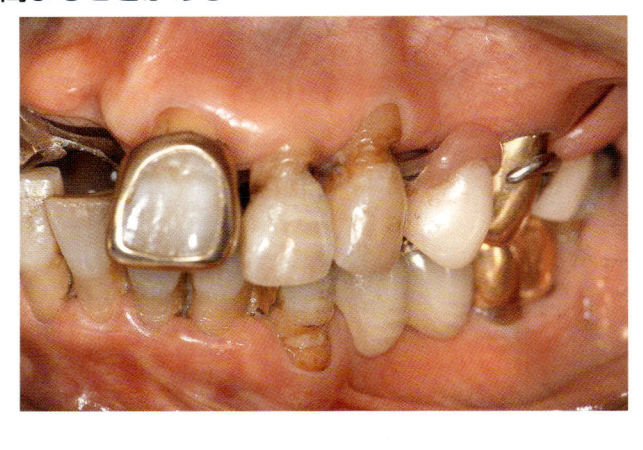

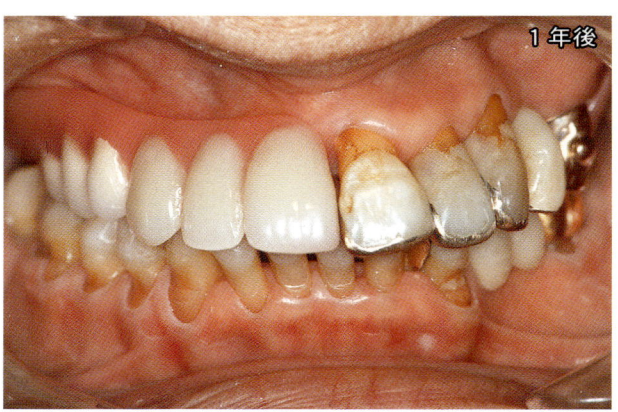

4-2-2c　約1年後よく噛めるようになり，ブラッシングも行き届いている．

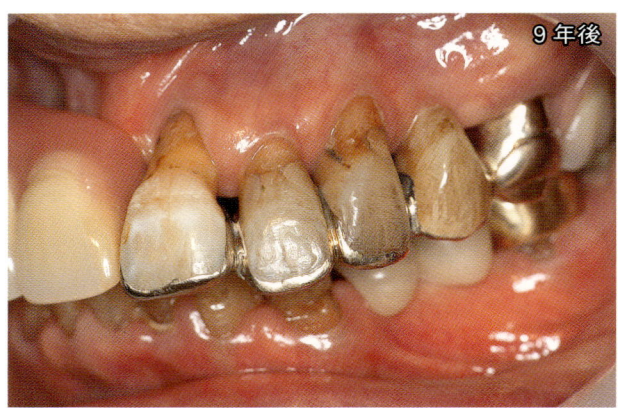

4-2-2d　80歳になり，元気でお嬢さんと検診でこられた．良い状態を保っている（1995. 9. 1）．それからも時折検診に来られていた．

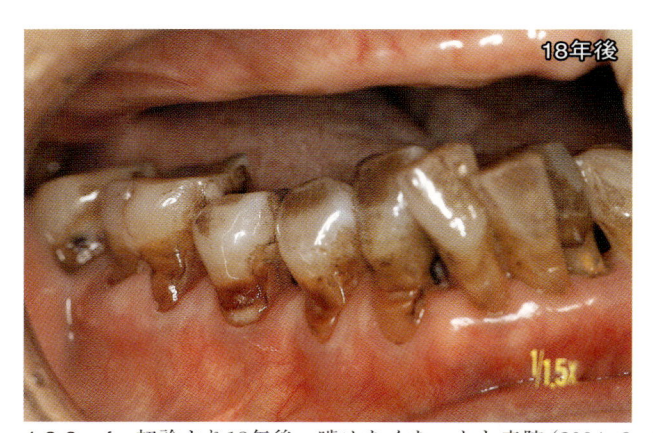

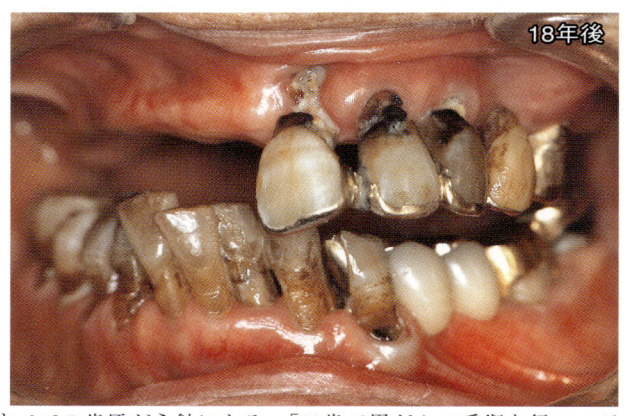

4-2-2e, f　初診より18年後，噛めなくなったと来院（2004. 8. 4）．すべての歯牙がう蝕になる．「89歳で胃がんの手術を行い，ダンピング症状で食が細くなり，蜂蜜を寝ながらなめている」と家族の方が話してくれた．義歯を外しているため咀嚼側のう蝕が目立つ．反対側は比較的う蝕は浅い．

トレベルの喪失が優位に起こってくることが報告されている．またプラーク中の T. forsythia の割合も増え，とくにBMIが35以上であると著明にみられる．これらのデータは太り過ぎが歯周炎に関連する可能性を示唆している（図2a，b）．

[繊維消費量の減少と人工甘味料消費量の増加に伴う2型糖尿病の増加]

典型的なアメリカ人の食事は多糖類の消費が減少して，砂糖類の消費とくにコーンシロップなどの人工的甘味料が増加しており，それにしたがってタン

[肥満と歯周病]

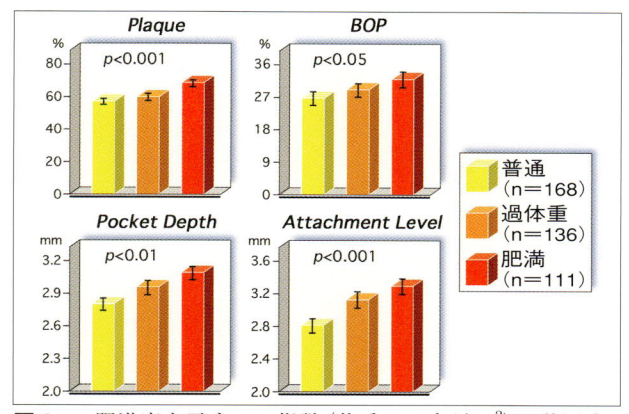

図2a 肥満度を示すBMI指数〈体重kg÷身長m²〉の普通（<25），過体重（25-30），肥満（or*>30）と歯周病のパラメーターを示した．
（Socransky S S. & Haffajee A D：Periodontal microbial ecology．Periodontology 2000；38（1）：135-87）

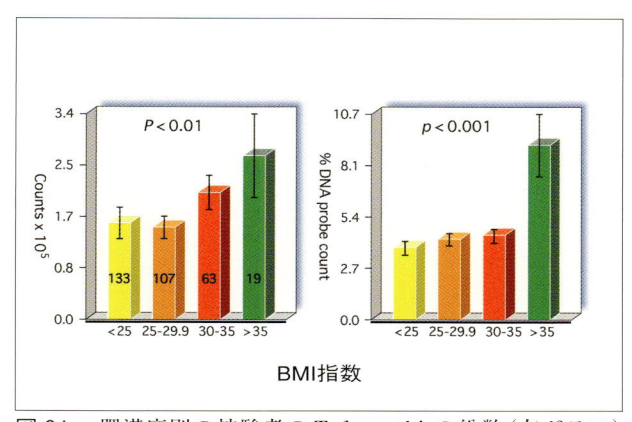

図2b 肥満度別の被験者のT. forsythiaの総数（左グラフ）と比率（右グラフ）．BMI35以上の超肥満ではT. forsythiaの総菌数と割合が突出している（棒内の数は人数）．

パク，脂肪の消費量も増加しているというのが大きな変化であると報告されている．そして，その食生活の変化が肥満，心臓病，ガン，胃腸器系の病気と関連があるといわれている（中本哲夫：口腔から全身へ新しい栄養の視点．the Quintessence．2002；21[9]）．

ハーバード大学公衆衛生大学院（ボストン）のSimin Liuらは，1909年から1997年までの消費と食品構成内容と疾病発病率と比較した（図3a，b／Gross L S, Li L, Ford E A & Liu S：Am J Clin Nutr. 2004；79：774-779）．糖尿病の増加ともっともよく一致しているのは，脂肪あるいはタンパク質の消費ではなく，繊維消費量の減少とコーンシロップ消費量の増大であった．

コーンシロップは，加工食品の甘味料として現在広く用いられており，とうもろこしのでん粉を酵素あるいは酸で分解して作られる．ブドウ糖と果糖の割合で「ブドウ糖果糖液糖」，「果糖ブドウ糖液糖」，「高果糖液糖」と呼ばれ，3種の糖液の総称をコーンシロップいう．

Neff（1967）によれば，さまざまな発酵性炭水化物によるプラークpHの変化を調べ，ブドウ糖，麦芽糖，果糖，ショ糖はすべてう蝕誘発性プラークがあ

胃切除症候群／ダンピング症状

　胃を切った後に胃の働きが低下して起こる全身や腹部の障害を「胃切除症候群」といい，その代表格が「ダンピング症状」と呼ばれる．胸や腹部の不快感，圧迫感，下痢などの症状が同時に現れる．

　高栄養食を少しずつ何回かに分けて食べ，食後横になるように指示されることが多い．食後2～3時間後に起こる後期ダンピングは，急激に食べ物が吸収されることによっての，低血糖による症状で，飴などの糖分をとり安静にすることが対策とされている．

目的別PMTCとオーラルケア／バイオフィルム制御とオーラルケアの到達点

[繊維消費量の減少とコーンシロップ消費量の増加に伴う2型糖尿病の増加]

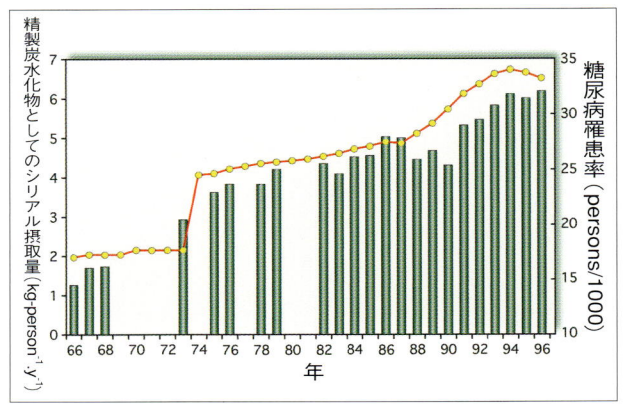

図3a アメリカでは1966年から1997年の間に，全粒粉でない精製された炭水化物を原料にしたシリアルの消費する量（折線グラフ）が増えるにつれて，2型糖尿病の罹患率（棒グラフ）が増加していった．

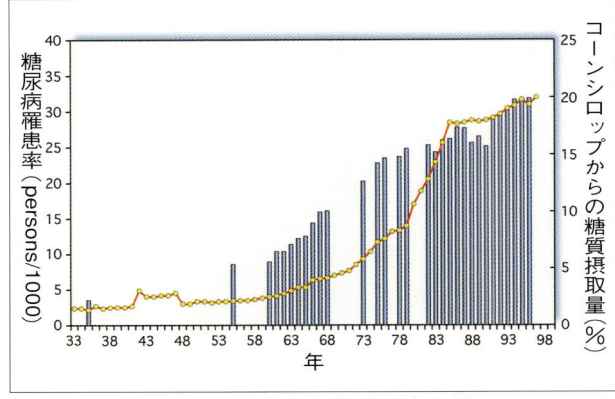

図3b アメリカでは1933年から1997年の間に，コーンシロップによる糖質（炭水化物）の一人あたりの摂取量（折線グラフ）が増加するにつれて，2型糖尿病の罹患率（棒グラフ）が増加した．

(Gross L S, Li L, Ford E A & Liu S：Am J Clin Nutr. 2004；79：774-779)

[炭水化物の種類とプラークpH]

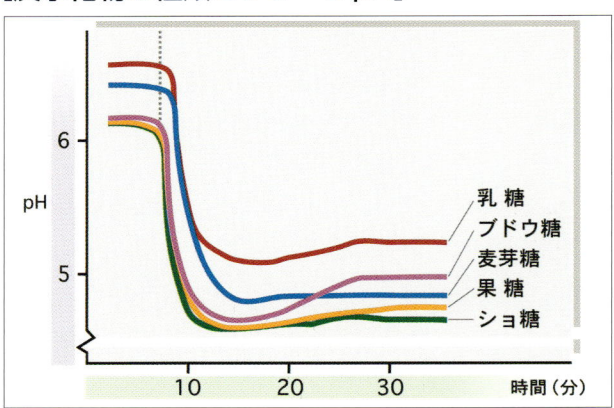

図4 炭水化物の違いによるプラークpHのステファンカーブ（Neff, 1967, Per Axellson著『う蝕の診断とリスク予測』クインテッセンス出版，2003年より）．

れば，エナメル質う蝕が発生する臨界pHまで下がる可能性を示している（図4）．したがってう蝕リスクを高めるようなショ糖などの甘いものの摂取状態は第一に改善されるよう指導されるべきであろう．

たとえそれ抜きに歯質強化によってう蝕のリスクを軽減できたとしても，食べ過ぎによる害は消えない．う蝕リスクを生活習慣病へのリスクへと転化したことにしかならない．したがって甘いもののコントロールは，生活習慣病対策のまず一歩なのである．

[内臓脂肪型肥満と歯周病]　　　（症例4-2-3）

一時は理想的として紹介された日本も，現在は高脂質化が進んでおり，平成13年度の国民栄養調査で

の脂質エネルギー比（エネルギー摂取量に占める脂質からのエネルギー割合）は，適正比率とされる25％を上回っている．さらに糖質も，清涼飲料水などに含まれるブドウ糖や果糖といった単糖類が占める割合が多くなっている．

単糖類は多糖類に比べて消化吸収が速く，肥満増加の一因として指摘されている．さらに日本人はインスリン分泌能力が欧米人に比べ弱く，内臓脂肪型の肥満になりやすい．内臓脂肪組織は，多くの生活習慣病の原因となるホルモンやサイトカインを分泌し，歯周病との双方向性も指摘されている．

[メタボリックシンドローム]

内臓脂肪型肥満によって，さまざまな病気が引き起こされやすくなった状態を『メタボリックシンドローム』といい，日本における診断基準が2005年第102回日本内科学会で発表された．

メタボリックシンドローム診断基準作成の背景には，わが国における少子高齢化と欧米型生活習慣の浸透がある．内臓脂肪蓄積を基盤とした生活習慣病はマルチプルリスクファクター（糖尿病，高脂血症などが一個人に複数併存）としての病態を示し，心筋梗塞や脳梗塞など動脈硬化性疾患の発症要因となる．

診断基準

診断基準は，内臓脂肪蓄積を必須項目として，そのマーカーとしてウエスト周径が用いられた（「CT

4-2 食育と健康／全身の健康につながる味覚形成と食生活

[症例 4-2-3] 次第にいい訳をいわないようになる
甘いもの好きでカリエスリスクがもともと高い．

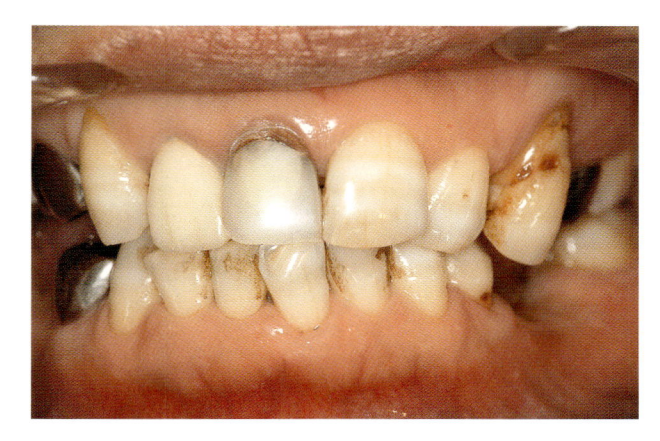

4-2-3a　52歳，女性．奥歯で噛めないと来院（1986. 4. 19）．

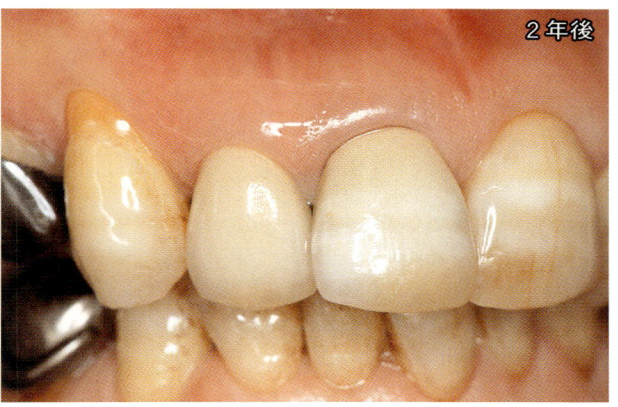

4-2-3b　補綴治療が終わり2年後．ひとまず良い状態が続いている（1988. 3. 22）．

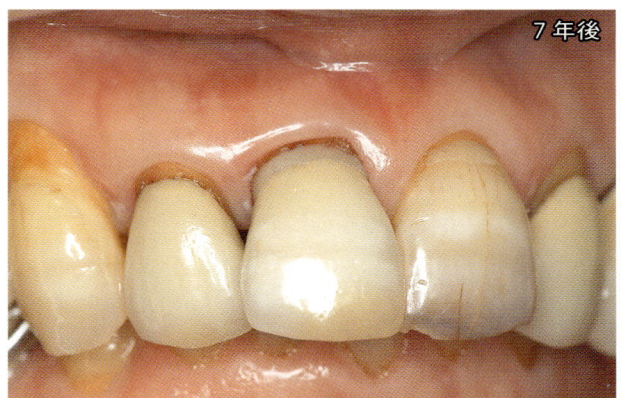

4-2-3c　さらに5年経過する頃から根面う蝕が始まる．お酒はたしなまず，甘いものが大好き．ゴルフのプレー中にもいつも飴をなめている．ブラッシングはほぼ完璧にされているが，根面のう蝕は再発が続く．「キシリトールはどうですか」，「すぐ磨けば良いでしょう」，断ち切れない甘いもの好き．充填が次第に広がっていく（1994. 11. 7）．

中性脂肪の高さを指摘されたことも一因となり健康に気づかうようになる．

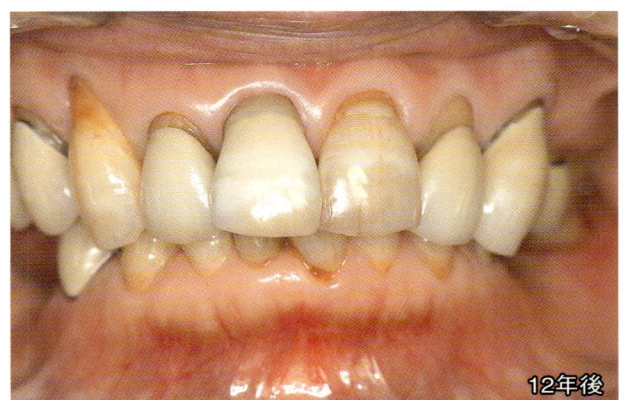

4-2-3d　中性脂肪が高く主治医に怒られたとこぼすこともある．しかし次第に健康への意識が高まるようになる（1998. 6. 24）．下顎前歯部にもう蝕ができはじめる．

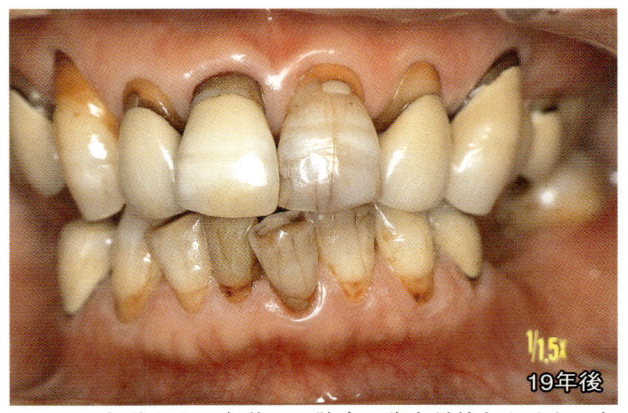

4-2-3e　初診から19年後の口腔内．歯を長持ちさせたいとの思いが強くなり，健康に細かく気を配るようになる．う蝕の再発も止まった（2005. 2. 28）．

スキャンなどで内臓脂肪測定を行うことが望ましい」と注釈がつけられている）．

　これに加えて，

①リポタンパク質異常
②血圧高値
③高血糖

4　健康を維持するためのオーラルサイエンス

目的別PMTCとオーラルケア／バイオフィルム制御とオーラルケアの到達点

[乳幼児期によい生活習慣をつけるポイント]

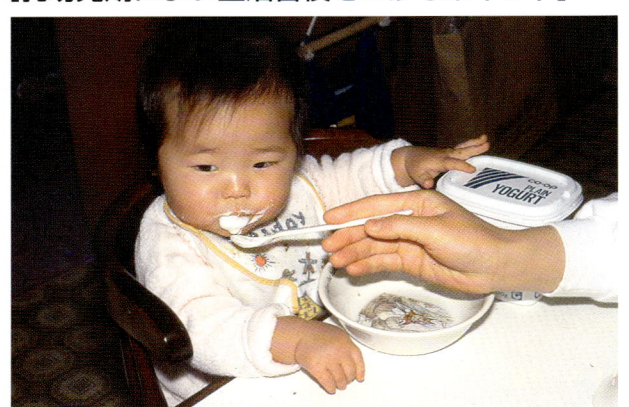

図5　離乳食は食育の一歩．

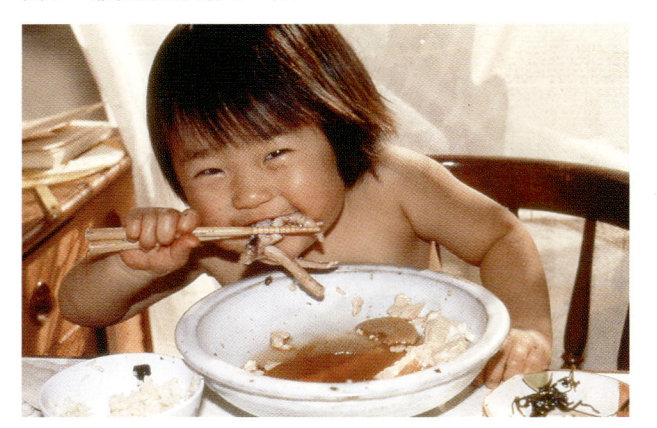

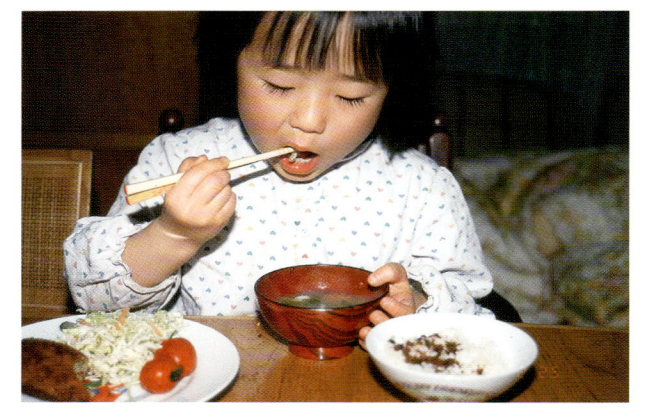

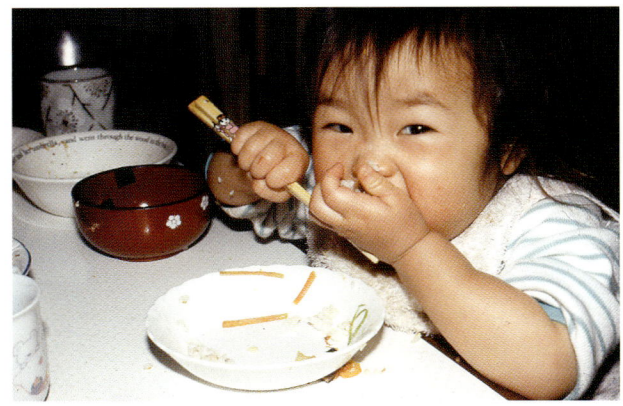

図6　手づかみも大切な一歩．

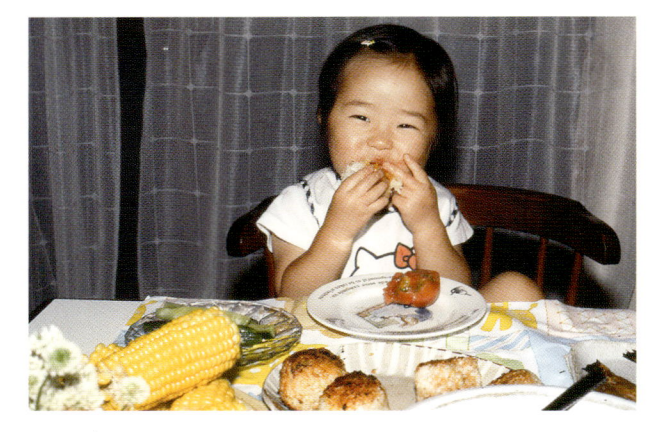

図7　図8
図9

図7　食べることに意欲的に．
図8　楽しい食卓の演出．
図9　お箸も上手に使えるように次第にしつける．

[食育におけるブラッシングの定着]

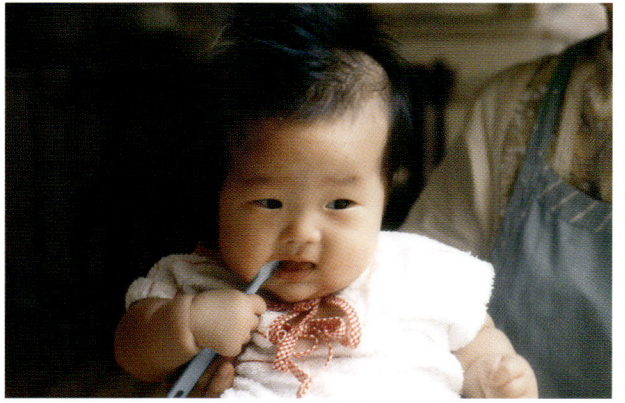

図10　生後3か月前後で自然に歯ブラシに慣れさせる．

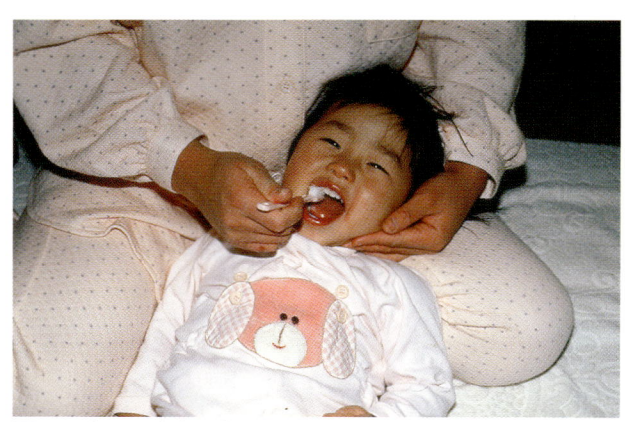

図11　寝かせ磨きは親子のコミュニケーション．

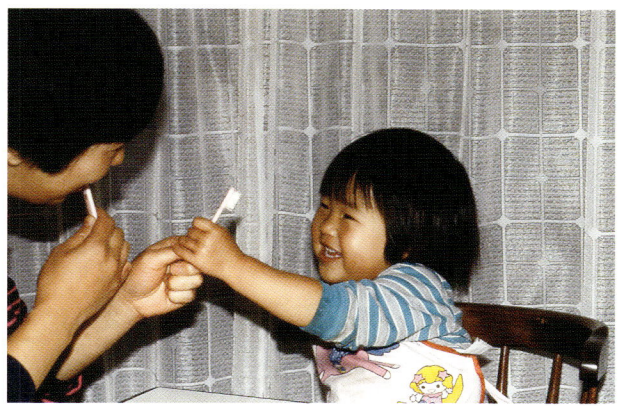

図12　親がブラッシングしていることが大事．大人のまねをしたがる．

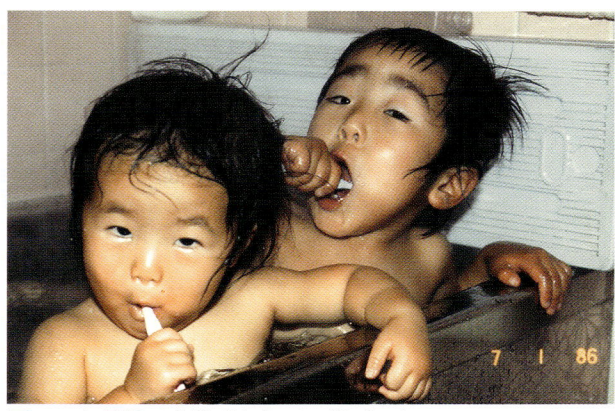

図13　お風呂で水遊びとしての歯ブラシ．

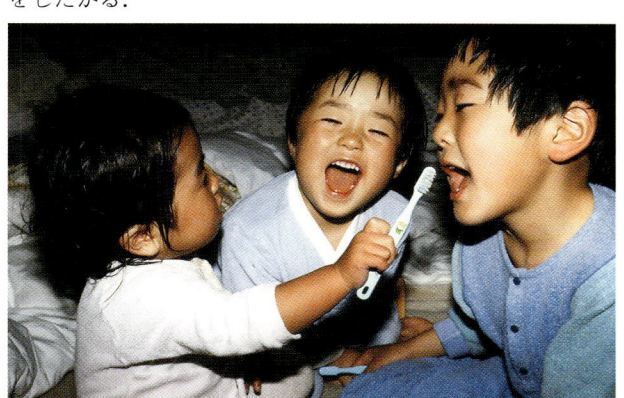

図14　家族中で身につけるブラッシング．

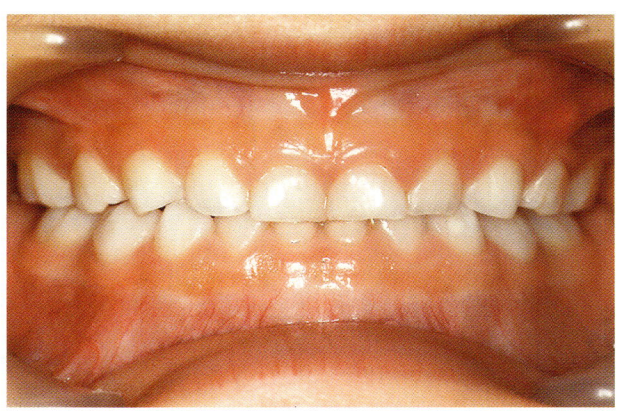

図15　健康な生活でう蝕はできない．

乳幼児期での好ましい食生活へのアドバイス

母乳ではじまり，離乳食への切り替わりは成長の一歩

- 離乳食は食育の一歩（図5）
  プレーンヨーグルトも繰り返すことで食べられるようになる
- 味覚形成
  薄味のもの（塩分，甘味）に慣れる
  甘いものを控えるのがコツ
  食が細くてもあせらず
- 食べることに意欲的に
  手づかみも大事な一歩（図6）
  おなかを空かせることも必要（図7）
  楽しい食卓の演出（図8）
- 食育は文化の伝承
  箸も上手に使いたい（図9）

育児におけるブラッシングの定着

- 自然に口に入れたがる時期がある（図10）
  口や舌の発達で咬んだり，なめたりすることに意欲的になる
- 寝かせ磨きは親子のコミュニケーション
  会話をしながら楽しい時を演出する（図11）
- 大人をまねる（図12）
- 遊びで身につける（図13）
- 楽しい雰囲気を（図14，15）

参考『行動の変容をめざしたこれからの歯科保健指導』丸森賢二・石井直美編著，医歯薬出版，2000年

の3項目のうち2項目以上にあてはまると，メタボリックシンドロームと診断される．

予防対策

メタボリックシンドロームという疾患概念を確立することで，内臓脂肪蓄積を減少させる意義が明確になるという．血糖や血圧が少し高いだけと安心していた患者に対しても，食事に対する見直しや運動を推奨するなどして，効果的な予防対策が期待される．

内臓脂肪がたまりやすい食事は，高脂肪食，高ショ糖食，高カロリー食，低繊維食（緑黄色野菜の不足）そして食べ過ぎである．また，濃い味付けは塩分を摂りすぎ，食欲をそそり，食べ過ぎになることが多い．バランスの良い食事と腹八分目，運動これがメタボリックシンドロームにならない有効な方法であるとされている．

食の入口を担う歯科にも大切な役目がある．

歯周病と動脈硬化症が絡んでいる可能性が指摘されている現在，食事指導が口腔から全身への健康へと広がることが期待される（『食事が変わる・歯肉が変わる』丸森英史・鈴木和子編，医歯薬出版，2004年）．

2型糖尿病の予防

[2型糖尿病の食行動特徴]

2型糖尿病の食行動の特性として，
①摂食への認識が薄い
②1日2食の食パターン
③どか食い
④夕食時刻の遅延
⑤同一表に偏った食事
⑥1ボックス，1パッケージ．なくなるまで食べる
⑦菓子／嗜好飲料の多食多飲
⑧酒類の多飲，外食頻度が高い
ことなどが上げられている（本田佳子：肥満2型糖尿病の食事療法のポイント．PRACTICE．2001：18（1）医歯薬出版）．

[治療方針／生活習慣の特徴から]

また内臓脂肪型肥満者の生活習慣上の特徴から治療指針として，
①1回の食事量を腹八分目にする
②緑黄色野菜を多く摂る
③間食や夜食を控える
④スナック菓子，甘味飲料水を制限する
⑤車の利用を減らし，運動量を増やす
⑥禁煙する
ことが上げられている（徳永勝人：肥満2型糖尿病の特徴と治療戦略．PRACTICE．2001；18（1）医歯薬出版）．

歯科の診療室で出会ううう蝕や歯周病の患者と重なるところが多い．う蝕も歯周病も生活習慣病との関係がここにも見られる．医科は一次予防として生活習慣，食教育の改善にも取り組んでいる．歯科もその一翼を担うべきであろう．

病気から遠ざかろうとするとき，まず管理的な手段が考えられる．本人はとくに努力しなくても病気にならなければこんな良いことはない．本人の意向とは無関係に，病因の一網打尽には公衆衛生的な手段が必要である．しかし教育的な手段が必要なときには，その効果が思ったほど期待できないのは，昔から繰り返されてきた葛藤である．

勢い管理システム的なアプローチに頼りたくなる．しかし教育はさけて通れない問題である．肥満対策にも教育手段は重要課題とされている．

味覚形成は食育とう蝕，生活習慣病予防への基礎

望ましい食生活は強いることでも，強いられるものでもない．「おいしさ」をもとに身につける，それが「食育」であろう．「おいしさ」は味覚が基になるが，その他の五感を基に構成される．外界のセンサーとしての味覚は，単細胞生物にも見られ生きていく源であった．それが五感を育み，人は感性にまで進化させた（都甲潔著『感性の起源』中公新書，2004）．したがって学習できるものであり，するべきものである．

大事なことは，「味覚」はそのときの個人的，社会的状況にも影響される．したがって「おいしさ」を培うためには，それらを包む物語が大事になる．親子の会話や，声かけ，食卓の雰囲気などそのすべてが物語を育み，「おいしさ」を生みだす食育につ

ながってくる．物語は「場」を通して作られる．食育には「場の演出」が必要なのである．

健康な生活ではう蝕はできない

歯科医療の1つの目標は生活の質の向上である．「21世紀における国民健康づくり運動（健康日本21）」は健康寿命の延伸などを実現するために，個人の主体的な健康づくりを支援していくことを目標にした．

そのなかで，歯の健康における幼児期のう蝕予防の目標として「間食として甘味食品・飲料を1日3回以上飲食する習慣を持つ者の割合の減少」を掲げている．肥満対策が急務であるアメリカにおいても，健康な食事がう蝕の発生を抑制している可能性が報告されている（Dye BA et al.：The relationship between healthful eating practices and dental caries in children aged 2-5 years in the United States, 1988-1994. J Am Dent Assoc. 2004 Jan；135（1）：55-66）．

乳幼児を将来の生活習慣病の予備軍としないためにも，歯科において口腔を通した健康増進への役割は大きい．また，食の入口である口腔の健康を担う歯科の重要性を改めて強調したい．

索引

[あ]

アクセルソン博士　18
浅いポケットへの介入　58
遊びとしての歯ブラシ　139
厚いセメントライン　74
厚みのある着色　25
アドヘジンを持つ細菌群　127
アパガードリナメル　95, 98
アパタイト　126
甘いもののコントロールは生活習慣病対策　136
甘いものを控えるのがコツ　139
アメリカ小児科学会　133
粗い研磨材の乱用　102
アレルギー症状出現　95

[い]

医学的なデータ　53
育児におけるブラッシングの定着　139
医師側の物語　50
異性果糖（ブドウ糖果糖液糖）　133
井上信子　52
井庭崇　49
医療のシステム化への取り組み　44
インスリン分泌能力　136

[う]

う蝕型　82
う蝕型ショートカットケアメニュー　81
う蝕原因菌が産出する酸の強さ　80
う蝕原因菌の数　80
う蝕治療は修復処置と同義ではない　117
う蝕とペリオ（矯正治療）の混合型　87
う蝕の予防と管理　26
薄味のもの（塩分，甘味）に慣れる　139
薄い着色の場合　25

[え]

エアーフロー　95, 98
英国NICE　21
衛生士の視点　53
エックス線写真　79
エナメル質表層の滑沢化　16
エナメル質への影響　114
エムドゲイン　86
縁下バイオフィルムの破壊　81
エンドトキシン　33
エンドポイント　124
エンパワーメント教育　41

[お]

おいしさ　140
欧州歯周病会議　18
欧米型生活習慣の浸透　136
オーバートリートメントを避ける　78
オーラルテスター　77
おなかを空かせる　137
オフィスホワイトニング　109
音波歯ブラシの利用　89

[か]

回転数　107
カウンタの豊隆度合い　74
化学療法や殺菌消毒剤局所塗布の問題点　129
各種PMTCペーストのSEM象　113
各種研磨材による天然歯の表面性状の変化　92
過剰なPMTCは象牙細管が開口　107
金子邦彦　49
カリエスリスク　82
カリエスリスクテスト　79
カリエスリスクの高い患者　89
河合隼雄　50
関係性　49
関係の相互性　52
患者が語る物語　50
患者さんとの上手な関わり　54
患者中心の医療　19
患者と医療者を結ぶキーワード　50
患者の語る物語　53
患者の多様な背景を観る眼　54
患者を治療へ参加させる　40
感性の起源　140
神田橋條治　50

[き]

義歯床下粘膜の保護　35
義歯の緩衝緩和　35
強固な外来性着色　95
矯正治療中のホームケア　89
禁煙サポート　63
菌交代現象　129

[く]

楔状欠損　69
クラックに染み込んだステイン　100
グリコカリックス　128
グルカンバリアーをもつプラーク　27
クロルヘキシジン配合のジェルコートF　86

[け]

健康教育　40
健康な生活では虫歯はできない　141
検証　52
現状に妥協してPMTCで現状維持　73
健診システム　56
現代の医療を語るキーワード　40
研磨器材　59
研磨材（ペースト）の選択基準　108
研磨性の指標　112

[こ]

高カロリーの清涼飲料　133
後期定着菌群　126
後期定着菌群の出現　127
抗菌剤塗布　81
抗菌剤に感受性のない真菌　129
抗菌剤に耐性のある細菌　130
抗菌剤の全身投与　129
抗菌薬入り軟膏のポケット内注入　30
口腔常在菌叢　12
口腔爽快感　16
口腔組織のダメージ量　14
口腔内写真　79
口腔内の細菌数チェック　73
口腔内のリスク　82
口腔バイオフィルム感染症の化学療法　129
高血圧症の場合　98
行動変容　44
高濃度フッ化物　64
高齢者援助における相談面接の理論と実際　50
コーンシロップ　135
コクラン・オーラルヘルス・グループ　18
コクランレビュー　19

骨レベルの水平化と咬合の改善　89
子ども期：自立の一歩　44
コミュニケーション　49
コミュニケーション技術の向上　41
コミュニケーション教育　50
コミュニケーションの綾　49
根分岐部病変　73
コンポジットレジン充填後の研磨　59
コンポジットレジン充填している辺縁部　69
コンポジットレジン修復　118
コンポジットレジン修復の現在　119
根面PMTC用にはRDA40〜50前後の製品　107
根面う蝕　26, 102
　――，縁下う蝕の予防　26
　――の進行過程　103
　――の診断とステージ分類　103
　――の発症と進行のステージ　103
　――の予防処置　104
　――のリスク診断　104
　――のリスク判定基準　103
　――のリスク部位　105
　――予防　106
根面のPMTCの留意点　107

[さ]

細菌叢の変化　124
再仕上げと研磨により辺縁着色は除去　119
最終研磨　25, 98
最終研磨で用いるアパガードリナメル　95
再修復してレジン表面へのプラーク付着を減少　120
再修復の多くは二次う蝕が原因　118
再修復の原因　119
再生療法　86
再石灰化　105
再石灰化と歯質の強化　84
再石灰化と知覚過敏予防　84
再石灰化能促進　95
再石灰化療法　103
再石灰化を促進　109
最低でも年に2回のRoutine checkup　63
斎藤清二　50
材料選択の基準　91
サリバチェックSM　104
サリバチェックバッファ　104

[し]

仕上げ研磨後　106
仕上げ用ダイヤモンドポイントによる再仕上げ　119
シーラント　78
ジェル状フッ化物　60, 66
歯科衛生士とクリーニング　70
歯科関連ガイドラインWEB一覧　19
歯科定期健診
　――の間隔　19
　――の定着　22
　――の目的　22
時間軸からみたバイオフィルム制御　130
歯間ブラシ　61
色素沈着物の種類　25
自己覚知　49
歯根吸収　73
歯根表面の比較的軟らかいプラーク　31
歯質強化　77
歯質再石灰化促進ペースト　106
歯質脱灰が始まる臨界pH　102
歯質の微小な亀裂　109
歯周縁下プラークの細菌　127
歯周基本検査　79
歯周外科処置　85
歯周病菌を呼び込むS. gordonii　127
歯周病もう蝕もバイオフィルム感染症　131
歯周病罹患者　59
歯周ポケット内の薬液洗浄　60
歯周ポケット内を薬液洗浄　59
システム的な医療管理の無理　49
歯石　73
歯石除去　58
自然に口に入れたがる時期がある　139
舌ケア　35
しつけ　44
歯肉縁下う蝕　26
歯肉縁下のデブライドメント　31
歯肉縁下プラーク　72
歯肉縁下へのアプローチ　58
歯肉縁上プラークの細菌　127
歯肉溝滲出液の抗菌物質濃度　129
歯肉の退縮した歯頸部　105
市販PMTC製品とその特徴　111
自分の心身の流れを感じる　53
歯面研磨材　64, 66
歯面沈着物　118
歯面に固着した沈着物の除去　115
歯面のくぼみに入り込んだ着色　25
歯面の研磨　58
歯面の酸蝕を予防　59
社会構成主義　51
弱酸性水でポケット内洗浄　89
社内LAN上の歯科予約システム　62
自由記述式とSOAP　52
重度の歯周病患者　58
修復材料の表面性状の変化　93, 94
修復処置とPMTCのPoint　120
修復対象となる局所の環境の改善　117
修復の質の保証　118
修復部位周囲の環境改善　118
修復物
　――に及ぼす影響　115
　――のPMTC　74
　――のオーバーハング　72
　――の機能期間と再修復の理由　118
　――のステイン除去　98
　――の辺縁着色と二次う蝕予防　119
　――の辺縁部　118
　――のマージン　121
　――表面性状の滑沢化とプラーク形成量の改善　120
　――表面の変化　74
　――辺縁部着色と再研磨　119
　――辺縁部の再研磨　117
　――マージンの着色　119
　――マージン部　100
　――マージンをエナメル質内に設定　121
主訴を大事にするとは　41
シュミテクト　89, 109
少子高齢化　134
使用しているツールの紹介　58
小児歯科領域における定期的来院とPTH　77
ショートカットメインテナンス　79
初期定着菌群　126
初期定着菌群の付着　126
職域型PMTCの目的　57
食育，健康への動機づけ　133
食育と健康　131
食育におけるブラッシングの定着　138
食育には「場の演出」が必要　140
食育は文化の伝承　139

食事指導が口腔から全身への健康　140
食習慣の乱れでう蝕　46
食生活の改善　47
ショ糖がう蝕の最大のリスクファクター　131
ショ糖というう蝕病原因子の重さ　133
シリコーンカップ　64, 66
シリコーンポイント　59
自立支援　42
事例研究　52
歯列不正　69
白い歯ブーム　102
人口甘味料消費量の増加　134
人体の免疫系はスーパーシステム　48
真のエンドポイント　124
診療ガイドライン　18, 19
診療室の指導　44
診療室の予防　44

[す]

スーパーシステム　48
スケーラー　58
スケーリング　76
スケーリング後の根面の傷　106
スケーリング後のメタルの傷　106
ステイン除去　58, 59, 81, 91
ステイン除去の技法　91
ステインの再沈着抑制　94
ステインの除去　115
ステインの除去を行うポリッシング　115
ステインバスター　64, 66
ステージⅠ　126
ステージⅡ　126
ステージⅢ　127
ステージⅣ　128
ステージⅤ　128
スプラソンP-MAX　85

[せ]

生活習慣の問題　44
生活習慣病　131
生活習慣病対策　131
生活習慣病はマルチプルリスクファクター　136
生活の質（Quality of life）　41
成熟バイオフィルム　128
成熟バイオフィルムから歯石の形成へ　128

成人期　44
精神療法面接のコツ　50, 52
清掃しにくい歯面　71
清掃できない歯面　71
生命とは何か－複雑系生命論序説　49
生命の意味論　48
生命はComplex System　48
舌苔　34
接着修復　118
セメント質形成不全　73
セルフケア
　自立した――　63
　――3点セット　64, 66
　――支援とクリーニング　56
　――しやすい口腔内環境　85
　――ではプラークコントロールが困難な症例　68
　――とは　15
　――とプロフェッショナルケアの特性　14
　――とプロフェッショナルケアの両立　58
　――能力の向上支援　56
　――の確立　104
　――の効果を確認　58
　――の指導　53
　――の対象　13
　――のレベルアップ　28
　――用ツール　61
　――を効果的にする関わり方　41
　若い人の――　76
繊維消費量の減少　134
前歯部隣接面の着色　25

[そ]

双方向性を大事にするセルフケアの指導　50
粗研磨後　106
ソニックブラシ　64, 66
ソフレックスフィニッシングブラシ　59

[た]

体格指数（BMI）　133
代理エンドポイント　124
対話の技　52, 53
唾液緩衝能　73, 80
唾液緩衝能判定キット　104
多田富雄　48
脱灰が認められる初期う蝕　26
脱灰部位　83

楽しい食卓の演出　138
タフトブラシ　61
食べることに意欲的に　138
炭水化物の種類とプラークpH　136
単糖類　136

[ち]

知覚過敏　25, 31, 33
　――の予防　84
　――への対応　89
　――予防　29
　――を抑制　109
着色の除去　16, 24
中高年での根面う蝕発症　132
超音波スケーラー　85
超音波スケーラーによるイリゲーション　33
超音波スケーラーによるデブライドメント　31
治療の成果　124
艶出しペースト　100

[て]

定期検診のガイドライン　19
定期健診の間隔　21
定期健診の間隔を自己決定するためのチェックリスト　20
低速回転用コントラエンジン　59
ディプラーキング　28, 30, 31
手づかみも大事な一歩　138
デブライドメント　58, 76
デンタルフロス　61
電動歯ブラシ　34
デントカルトLB　80
デントカルトSM　80
天然歯のステイン除去　95
天然歯の表面性状の変化　92

[と]

動揺歯　30
動揺歯のデブライドメント　31
徳永勝人　140
都甲潔　140
ドライマウス用のジェル　35
トリシャ・グリーンハル　51

[な]

内在性色素沈着物　25
内臓脂肪型肥満と歯周病　136
内臓脂肪がたまりやすい食事　140
内臓脂肪組織　136
内臓肥満型の治療　140

内部ステイン　75
中村千賀子　50
中本哲夫　135
納得しながら養生　42
ナラティブ・ベイスト・メディスン／臨床における物語りと対話　51

[に]
二次う蝕　118
二次う蝕の発生の抑制　117
二次う蝕の予防　118
西垣悦代　50
乳歯や幼弱永久歯のクリティカルpH　77
乳幼児期：親の管理　44
乳幼児期での好ましい食生活　139
乳幼児期によい生活習慣をつけるポイント　138

[ね]
寝かせ磨きは親子のコミュニケーション　138
粘着性多糖体　128
粘着性多糖体合成"スライム"の形成　128

[の]
野口裕二　51

[は]
バイオフィルム
　歯面の——　125
　——除去の戦略　129
　——制御の考え方　124
　——制御の合理的な処方　130
　——成熟　12
　——成熟までのステージ　125
　——とは　125
　——の除去　15, 116
　——の総抑制量　13
　——の破壊　85
　——のリスク低減処置　14
　——抑制効果　14, 15
　病原性——　14
バイスティクの7原則　41
ハイドロキシアパタイト　126
ハイブリッド冠　100
箸も上手に使いたい　138
場の流れを感じる　53
場の雰囲気を感じる　53
歯ブラシ　61

パラジウム合金や金合金　100
バランスの良い食事と腹八分目　140
パワースケーラー　58, 64
パワースケーラーとソニックブラシ　58

[ひ]
ヒアルロン酸含有の保湿剤　34
被着面の防湿　118
日野原重明　52
肥満対策　133, 141
肥満と歯周病　133
肥満度別の被験者のT. forsythia　135
表面が凸凹になった修復材料　95
表面荷電　126
表面の滑沢化の確認　100

[ふ]
ファケーションチップ　86
深い骨縁下ポケット　73
深いポケット内のバイオフィルム　86
不完全な修復物の研磨　74
複雑系　49
複雑系入門　49
福原義久　49
フッ化第一スズ含有のジェル　33
フッ化第一スズ含有の歯磨剤　84
フッ化ナトリウム含有のジェル　33
フッ化ナトリウム含有の歯磨剤　84
フッ化物　60, 78
フッ化物と抗菌剤の臨床応用　105
フッ化物塗布　26
フッ化物配合の歯面研磨材　59
フッ素洗口剤　88
フッ素塗布　81, 84
フッ素による歯質強化　105
物理的・機械的除去　129
不適合な補綴物のマージン部　105
浮遊細菌とバイオフィルム細菌　125
プラーク，あるいはバイオフィルムの除去　115
プラークからバイオフィルムの成熟へ　128
プラークコントロール　12, 76, 127
プラークチェックpH　105
プラークの染め出し　73
プラーク判定キット　105
プラーク付着抑制　30
ブライアン・ハーウィッツ　51
フラクタル表面　126

プラチ・ナノテクト　76
ブラッシング一辺倒のアプローチに限界　131
ブラッシングチェック　81
ブラッシングと食生活への気配り　43
ブラッシングの定着　42
ブリッジのポンティック部　38
不良補綴物をチェック　73
フルオール・ゼリー　60
フルオールゼリー　95, 97
フロアーゲル　83
プロケア
　矯正後の——　36
　矯正中の——　36
　口腔乾燥症の——　34
　歯周治療後のメインテナンス時の——　31
　歯周治療時の——　28
　重度歯周病の——　30
　——に求められる3原則　24
　——による消炎効果　28
　粘膜疾患の——　34
　有病者・障害者の——　34
　予防型——　26
プロセスも含めた吟味　53
プロフィーペースト・イエローRDA40　95, 100
プロフィーペースト・グリーンRDA170　95
プロフィーペースト・レッドRDA120　95, 99
プロフェッショナルケア
　小児の——　77
　定期的な——　17
　——とは　15
　——の対象　13
　——のメニュー　24
　——の役割　13
　目的別——　24
分岐部病変　81
分岐部病変には抗菌剤　89
噴射式歯面清掃機　114

[へ]
米国飲料業協会　133
ペットボトル症候群　133
ヘミセクション　86
ペリオ型　84
ペリオ型ショートカットケアメニュー　81

ペリオドンタル・デブライドメント　31
ペリオリスク　82
ペリクル　126
ペリクル形成　126

[ほ]

萌出直後の永久歯のポリッシング　25
萌出直後の歯冠部エナメル質のう蝕管理　26
紡錘菌フゾバクテリウム　127
ポーセレン冠　100
ホームホワイトニング　109
ポケット除去　85
ポケット内洗浄　29, 30, 31, 66, 81
ポケット内洗浄薬液　60
ポケット内塗布薬剤　60
ポケット内の残留物　28
補綴歯の場合　98
補綴物
　　セラミック製――　38
　　取り外しタイプの――　38
　　不適合――　72
　　――に対するPMTC　108
　　――のマージン　38
　　――のメインテナンス時におけるプロケア　38
　　――マージン　102
　　未研磨――　72
哺乳瓶にジュース　45
頬粘膜の圧迫が強い最後臼歯の頬側歯頸部　68
ポリッシング　24
本田佳子　140

[ま]

マーカーとしてウエスト周径　136
マージンの欠損　72
マージン部の不適合　74
毎日のセルフケアが重要　77
慢性疾患時代　40

[み]

味覚形成　139
味覚形成と食生活　131
味覚形成は食育と虫歯，生活習慣病予防　140
ミュータンスレンサ球菌　125
ミラノール　60, 88

[め]

メインテナンス時期の決定　62
メタボリックシンドローム　134
メルサージュ
　　――・ファイン　108
　　――・プラス　108
　　――・レギュラー　108
免疫系　48
免疫の意味論　48

[も]

目的別PMTC　12
物語としてのケア　51
問診　79

[や]

病を得て虫歯リスクが高まる　134

[よ]

予防歯科　16
予防的治療　124
予防に対する意識強化　16
予防プログラム　110

[ら]

ライフステージにおけるう蝕リスク　26

[り]

リスク検査キットシステム　77
リスク判定のための審査項目　79
リスク部位　104
離乳食は食育への一歩　139
リファービッシング　117
粒子の粗いポリッシング・ペースト　25
粒子の細かい研磨用ペースト　84
良好な状態を長く現状維持　71
隣接面う蝕の予防　26
隣接面の着色　25

[る]

ルーティンチェックアップの効果　19
ルートサーフェス・デブライドメント　33
ルートプレーニング　76
ルーペグラス　97

[れ]

レジン自体の変色　118
レジン充填上のステインの除去　100
レジン修復物の辺縁部および窩洞辺縁部の着色　120
レジン修復辺縁部に発生した着色　119
レジン前装冠　100
レジンの窩洞周囲へのはみ出し　119
レジンの研磨　119

[ろ]

露出した根面　25, 28

[わ]

ワクチン療法　129
理由を患者さんと語る　44
渡辺律子　50
悪い生活習慣の理由を理解　44

[A]

A. actinomycetemcomitans　127
agglutinin glycoprotein　128

[B]

Bleeding check　81
BMI指数　135

[C]

CAT21 Buf　80
CAT21 test　80
Check-Up gel　60, 83
Complex System（複雑系）　48
ConCool　60

[D]

DCプロフィーペースト　83
Dye BA　141

[E]

EBM　17
　　――とNBM　51
　　――と書かれた文章の吟味方法　17
EVA-5000 Tips　66

[F]

Ford E A　135
Fusobacterium nucleatum　127

[G]

G. Rutger Persson　48
glucosyltransferase　128
Greenhalgh　51

Gross L S　135

[H]

H. M. Goldman　46

[I]

initial preparation　46

[K]

KAVOイントラマチック　59

[L]

Li L　135
Liu S　135

[M]

Marsh　124
MIペースト　76, 78, 83, 106

[N]

NBM（Narrative Based Medicine）　50
NBMの視点　50
Neff　135
NICEのガイドライン　56
NICEの定期歯科健診ガイドライン　21

[P]

P. gingivalis　127
P. intermedia　127
PAc　128
Periodotal therapy　46
PMTC　14
　う蝕の原因除去療法としての──　117
　う蝕予防のための──　81
　エバチップによる──　29
　セミオーダーメード──　71
　鉤歯・支台歯周囲の──　38
　根面に対する──　102
　歯肉縁下2～3mmの──　29
　修復後の──　118
　修復処置と──　117
　審美のための──　81
　セミオーダーメードの──　70
　プロフィーカップによる──　28
　ペリオ改善のための──　81
　補綴・修復物の表面に対する──　74
　リスク判定に基づく──　79
　MI的な──　109
　──選択時の考慮事項　116
　──前後における歯面の微細形態への変化　106
　──と3DSの併用　75
　──と知覚過敏　108, 109
　──における注意事項　106
　──についての情報の吟味　18
　──の技術論　15
　──の必要最小限の実施　104
　──の目的　15
　──の予防効果　73
　──の臨床的特徴　15
　──ペーストが及ぼすエナメル歯面への影響　114
　──ペーストの研磨効果　110
　──ペーストの選択ガイド　110
　──ペーストの選択基準　115
　──メニュー　64, 66, 84, 85, 88, 95, 99
POS（Problem-Oriented System）　52
POSの基礎と実践／看護記録の刷新をめざして　52
PRINIA　88
PCTペースト　59, 88
PTCペースト・ファイン　108
PTH（Professional Tooth Hardening）　77

[R]

Radioactive Dentin Abrasion（RDA）　112
Routine checkup　56

[S]

*S.m.*判定キット　104
Simin Liu　135
SOAP　52
Sonicare Elite 7800　88
SRP　81
Stefan Renvert　48
Streprococcus sanguis　127
Streptococcus gordonii　127
Streptococcus mitis　127
Streptococcus oralis　127
Supportive periodontal treatment　47

[T]

T. denticola　127
T. forsythia　135
TBI　81

[2]

2型糖尿病の食行動特徴　140
2型糖尿病の食行動の特性　140
2型糖尿病の増加　134
2型糖尿病の予防　140
2.5倍率のルーペグラス　100

[3]

3DS　81

[6]

6̄メタルボンドへのアプローチ　99
6̄パラFCKへのアプローチ　99

[執筆者（五十音順）]

内山　茂（うちやま・しげる）
新潟県出身
1977年　東京医科歯科大学歯学部卒業
1984年　埼玉県所沢市開業　ウチヤマ歯科医院
1998年　東京医科歯科大学臨床教授
〈主な著書と論文〉
「器材からみたオーラルケア」日本歯科評論．2005；5／「PMTCとデブライドメント　ケア型医療からの発想」日本歯科医師会雑誌．2004；10／『PMTC2』医歯薬出版　2003年

宇山　聡（うやま　さとる）
千葉県出身
2001年　日本大学歯学部卒業
現在　　東京都新島村本村国民健康保険　診療所歯科医長
　　　　日本大学歯学部助手（保存修復学講座）

浦口　昌秀（うらぐち　まさひで）
鹿児島県出身
歯学博士
1982年　九州歯科大学卒業
1990年　医療法人社団　聖和会設立
1996年　株式会社プラトンジャパン設立
現在　　聖和会　理事長
　　　　聖和会　銀座聖和歯科・内科院長
〈主な論文〉
「Activation of the WNT Family Expression and Signaling in Sguamous Cell Carcinomas」日本口腔外科学会誌．2003；49／「予防歯科の現状と将来展望」月刊内科治療．南山堂　1999；6

奥田　健太郎（おくだ　けんたろう）
神奈川県出身
2002年　日本歯科大学歯学部卒業
2003年　日本歯科大学研修医修了
2003年　九州大学大学院歯学府　地域口腔保健開発学
同年　　国立保健医療科学院　口腔保健部　研究生
現在　　国立感染研究所　細菌第一部　研究生
〈主な著書〉
『ペリオ・カリエスの予防に活かす抗菌薬・殺菌薬とフッ化物』医歯薬出版　2005年（共著）

鹿島　長門（かしま　ながと）
神奈川県出身
歯科技工士
1994年　横浜歯科技術専門学校卒業
1999年　プラトンジャパン　研究開発室長
2002年　神奈川歯科大学　顎機能総合歯学先端研究センター
　　　　協力研究員
2004年　東京歯科大学　歯科理工学講座　研究生
現在　　（医）聖和会　銀座聖和歯科・内科所属
〈主な著書と論文〉
「インプラントを用いたダイナミックな矯正治療　重篤な叢生および歯周組織の崩壊を伴ったⅡ級ハイアングル開咬症例の口蓋インプラントを利用した歯科矯正的咬合再構成」季刊　歯科医療．第一歯科出版　2004年冬号（共著）／『先端医療シリーズ　歯科インプラント』先端医療技術研究所　2000年（共著）／『Implant Today』医歯薬出版　1999年（共著）

北垣　順子（きたがき　じゅんこ）
兵庫県出身
1998年　大阪歯科学院専門学校　卒業
2002年　福西歯科クリニック　勤務

木藤　奈緒（きとう　なお）
山口県出身
1999年　日本大学歯学部附属歯科衛生専門学校卒業
現在　　日野浦歯科医院勤務

清水　麻理子（しみず　まりこ）
東京都出身
現在　　日野浦歯科医院勤務

園田　麻衣子（そのだ　まいこ）
東京都出身
1993年　日本医学院歯科衛生士専門学校卒業
現在　　日野浦歯科医院勤務

高見澤　俊樹（たかみざわ　としき）
長野県出身
歯学博士
1995年　日本大学歯学部卒業
現在　　日本大学助手（保存修復学講座）

田上　順次（たがみ　じゅんじ）
三重県出身
歯学博士
1980年　東京医科歯科大学卒業
1984年　東京医科歯科大学大学院修了
　　　　東京医科歯科大学歯学部助手
1987年　米国ジョージア医科大学歯学部
　　　　生理学講座留学
1994年　奥羽大学歯学部教授
1995年　東京医科歯科大学教授
1998年　同歯学部附属歯科技工士学校　校長
2005年　同歯学部長
現在　　東京医科歯科大学　大学院教授
　　　　摂食機能保存学講座う蝕制御学分野　歯学部長
〈主な著書〉
　『無髄歯の修復』口腔保健協会　2002年（共著）／『接着歯学』医師薬出版　2002年（共著）／『新しい齲蝕学・修復学を求めて』医歯薬出版　1997年（共著）

豊島　義博（とよしま　よしひろ）
山口県出身
1953年4月　山口県生まれ
1979年　東京医科歯科大学歯学部卒業
1979年　第一生命健康管理診療室　歯科勤務
現在　　第一生命健康増進室主任診療医長
〈主な著訳書〉
　『歯科衛生士のための臨床論文の読み方』クインテッセンス出版　2004年（共同監修）／『EBMをめざした歯科医療』共著　永末書店　2002年／『特別なニーズをもつ人々の口腔ケアガイド』監訳　株式会社エイコー　1998年

西田　佳史（にしだ　よしふみ）
長崎県出身
1995年　鹿児島大学歯学部卒業
2002年　早稲田医学院歯科衛生士専門学校非常勤講師
2004年　プラトン・インプラント公認講師
現在　　東京都多摩市開業
　　　　（医）聖和会　専務理事
　　　　聖和会　永山センター歯科／協同歯科クリニック
　　　　総院
〈主な論文〉
「インプラントと全身管理」インプラントジャーナル．2000；1．ゼニス出版（共著）／「PLATON　臨床医とともに歩むImplant System」インプラントジャーナル．1996；3（5）．国際臨床出版（共著）

日野浦　光（ひのうら　こう）
岩手県出身
1979年　日本大学歯学部卒業
1983年　日本大学大学院歯学研究科修了
1983年　日本大学助手
1984－86年　米国インディアナ大学歯学部客員研究員
現在　　東京都中野区開業　日野浦歯科医院
〈主な著書〉
『初期う蝕のマネージメント　う蝕を進行させないために』クインテッセンス出版　2004年（共著）／『使いこなそうコンポジットレジン』医歯薬出版　2004年（共著）／『接着歯学Minimal Interventionを求めて』医歯薬出版　2002年（共著）

深川　優子（ふかがわ　ゆうこ）
神奈川県出身
1983年　日本女子衛生短期大学卒業
現在　　第一生命　日比谷診療所　主任歯科衛生士
〈主な著書と論文〉
「予防歯科時代におけるう蝕治療」歯科衛生士．2003；27（8）：29－44／「LANを活用した遠隔教育の試み－KEEP YOUR SMILE」日本歯科衛生士会学術雑誌．2002；31（2）：26－34／『オーラル・サポーティブ・プログラム』医歯薬出版 2001年（共著）

福西　一浩（ふくにし　かずひろ）
大阪府出身
1986年　大阪大学歯学部卒業
1997年　大阪府大阪市開業　福西歯科クリニック
2000年　大阪大学歯学部非常勤講師（口腔総合診療部）
2001年　医療法人　福西歯科クリニック　開設
2004年　審美歯科サロン　デンタルクリニック　デコール開院
〈主な著書〉
『う蝕治療のミニマルインターベンション　象牙質-歯髄を守るために』クインテッセンス出版　2004年（共著）／『こうして無菌の根管をつくった』永末書店　2004年（共著）／『治癒の歯内療法』クインテッセンス出版　2000年（共著）

丸森　英史（まるもり　ひでふみ）
横浜市出身
1974年　東京歯科大学卒業
1990年　横浜歯科臨床座談会代表
〈主な著書〉
　『食事が変わる・歯肉が変わる　歯科臨床における食事指導』丸森英史・鈴木和子編，医歯薬出版　2004年／『X線写真は語る　歯科臨床 長期経過160症例』鈴木祐司・丸森英史編，医歯薬出版　2000年／『行動の変容をめざした　これからの歯科保健指導』丸森賢二・石井直美編著，医歯薬出版　2000年．

宮崎　真至（みやざき　まさし）
秋田県出身
歯学博士
1987年　日本大学歯学部卒業
1991年　日本大学大学院歯学研究科修了
1991年　日本大学助手（歯学部保存学教室修復学講座）
1994－96年　米国インディアナ大学歯学部留学
2003年　日本大学講師（歯学部保存学教室修復学講座）
2005年　日本大学教授（歯学部保存学教室修復学講座）
現在　　日本大学教授　歯学部保存学教室修復学講座主任
〈主な著書と論文〉
　『今日からはじめるPMTC』デンタルダイヤモンド社　2005年（共著）／「次世代ナノテクノロジーを導入したコンポジットレジン　フィルテック™シュープリームの臨床応用」the Qintessence. 2004；23（7）：204－210／『接着歯学 Minimal Interventionを求めて』医歯薬出版　2002年（共著）

山本　信一（やまもと　しんいち）
三重県出身
1995年　新潟大学歯学部卒業
2004年　福西歯科クリニック　勤務

吉山　昌宏（よしやま　まさひろ）
大阪府出身
歯学博士
1982年　徳島大学歯学部卒業
1986年　徳島大学大学院歯学研究科終了
現在　　岡山大学医歯薬学総合研究科生体機能再生・再建学
　　　　講座歯科保存修復学分野教授
〈主な著書〉
　『う蝕治療のミニマルインターベンション　象牙質-歯髄を守るために』クインテッセンス出版　2004年（監修）／『現代の治療指針　全治療分野とカリオロジー』クインテッセンス出版　2003年（共著）／『接着歯学』医歯薬出版　2002年（共著）